中医外科基层医生读本

ZHONGYI WAIKE JICENG YISHENG DUBEN

主　编　刘仍海　张董晓

审　定　张燕生

副主编　代红雨　曹建春　薛雾松

编　委　（以姓氏笔画为序）

马建华　王成李　王华超

王艳涛　玄权哲　刘　薇

孙连祺　李　薇　杨静哲

何秀兰　余　青　郁　强

鄂海燕

U0308582

中国中医药出版社

·北　京·

图书在版编目（CIP）数据

中医外科基层医生读本 / 刘仍海，张董晓主编. —北京：中国中医药出版社，2020.8

ISBN 978-7-5132-5505-9

Ⅰ.①中…　Ⅱ.①刘…　②张…　Ⅲ.①中医外科学　Ⅳ.①R26

中国版本图书馆 CIP 数据核字（2019）第 049019 号

中国中医药出版社出版

北京经济技术开发区科创十三街 31 号院二区 8 号楼

邮政编码　100176

传真　010-64405750

三河市同力彩印有限公司印刷

各地新华书店经销

开本 880×1230　1/32　印张 10.5　字数 239 千字

2020 年 8 月第 1 版　2020 年 8 月第 1 次印刷

书号　ISBN 978－7－5132－5505－9

定价　49.00 元

网址　www.cptcm.com

社 长 热 线　010-64405720

购 书 热 线　010-89535836

维 权 打 假　010-64405753

微信服务号　zgzyycbs

微商城网址　https://kdt.im/LIdUGr

官 方 微 博　http://e.weibo.com/cptcm

天猫旗舰店网址　https://zgzyycbs.tmall.com

如有印装质量问题请与本社出版部联系（010-64405510）

内 容 提 要

　　本书从概述、疮疡、乳房疾病、瘿病、肛肠疾病、泌尿男科疾病、周围血管病、中医皮肤保健与美容八个章节展开，对中医外科临床基础知识及临床常见病进行阐述。临床常见病在病因病机、诊断、病证鉴别、分证论治的基础上，介绍常用中成药、单验方、针灸治疗、手术操作方法、名医经验、医案精选等内容，更加贴合临床实际。本书实用性强，指导性强，能够较好地为中医外科临床医生提供参考。

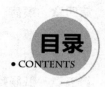

目录
• CONTENTS

第一章　概述 ……………………………………………… 1

　第一节　中医外科学发展概况　……………………… 1

　第二节　中医外科范畴、疾病命名及名词术语解释 …13

　第三节　中医外科疾病的病因病机　………………… 19

　第四节　中医外科临床的辨病与辨证　……………… 28

　第五节　中医外科治法　……………………………… 50

第二章　疮疡 ……………………………………………… 81

　第一节　疖 ……………………………………………… 81

　第二节　疔 ……………………………………………… 88

　第三节　痈 …………………………………………… 119

　第四节　有头疽 ……………………………………… 138

　第五节　走黄与内陷 ………………………………… 146

　第六节　窦道 ………………………………………… 157

第三章　乳房疾病 ……………………………………… 163

　第一节　乳痈 ………………………………………… 163

　第二节　粉刺性乳痈 ………………………………… 175

　第三节　乳癖 ………………………………………… 179

　第四节　乳疬 ………………………………………… 183

　第五节　乳岩 ………………………………………… 186

　第六节　乳核 ………………………………………… 192

第四章　瘿病……………………………………………195

　　第一节　气瘿　………………………………………195

　　第二节　肉瘿　………………………………………201

第五章　肛肠疾病………………………………………208

　　第一节　痔　…………………………………………208

　　第二节　肛裂　………………………………………226

　　第三节　肛痈　………………………………………235

　　第四节　肛瘘　………………………………………245

　　第五节　便秘　………………………………………254

第六章　泌尿男科疾病…………………………………272

　　第一节　子痈　………………………………………272

　　第二节　男性不育症　………………………………277

　　第三节　精浊　………………………………………284

　　第四节　精癃　………………………………………289

第七章　周围血管病……………………………………296

　　第一节　股肿　………………………………………296

　　第二节　血栓性浅静脉炎　…………………………301

　　第三节　筋瘤　………………………………………304

　　第四节　臁疮　………………………………………307

　　第五节　脱疽　………………………………………310

第八章　中医皮肤保健与美容…………………………317

　　第一节　常用中药保健与美容方法　………………317

　　第二节　常用药膳美容法　…………………………322

　　第三节　常用针灸按摩保健与美容方法　…………325

第一章 概 述

第一节 中医外科学发展概况

中医外科学历史悠久，几千年来，中医外科自身经历了经验的积累、理论的形成与发展、临床治疗方法的建立与完善等过程，并受到所处时代科学技术水平、中医学整体发展及西医外科学等外部大环境的影响，其学科体系逐渐成熟，学科特色更加鲜明，成为中医学的重要组成部分。

一、中医外科学发展简史

中医外科学的起源要追溯到遥远的过去。在原始社会，人们在劳动和生活中与野兽搏斗，与气候抗争，不可避免地会出现各种创伤，从而产生了用植物包扎伤口、拔去体内异物、压迫伤口止血等最初的外科治疗方法。以后，发展到用砭石、石针刺开排脓治疗脓肿。殷商时期出土的甲骨文已有外科病名的记载，如"疾自""疾耳""疾齿""疾舌""疾足""疾止""疥""疕"等。周代《周礼·天官》中所载"疡医"即指外科医生，主治肿疡、溃疡、金创和折疡。《五十二病方》是我国现存最早的医书，书中已有痈、疽、金疮、痔疾、皮肤病等许多外科病的记载，并叙述了砭法、灸法、熨法、熏法、角法、按摩等疗法。

《黄帝内经》(以下简称《内经》)是中医药学的第一部经典，为中医药学建立了系统的理论基础。《内经》涉及的外科疾病近 30 种，包括《素问》中的丁、痤、疿、痔、口疮、疝、疠风、瘕等及《灵枢》中人体不同部位的痈疽 17 种。书中阐述的痈疽疮疡的病因病机，现仍是外科疮疡类疾病证治的理论基础，如《素问·生气通天论》中的"膏粱之变，足生大丁（丁与疔同）"等。书中还记载了针砭、按摩、猪膏外敷等多种外治方法，并最早提出用截趾手术治疗脱疽。

汉代张机的《伤寒杂病论》对中医外科的贡献较大。书中建立的辨证论治理论，对外科疾病的证治同样具有重要的指导意义。书中对肠痈、寒疝、蛔厥等外科病证的诊治进行了比较详细的论述，所载大黄牡丹皮汤、薏苡附子败酱散、乌梅丸等，至今仍为临床所采用。汉末华佗是我国历史上最著名的外科医生，他第一个应用麻沸散作为全身麻醉药，进行死骨剔除术、剖腹术等，堪称外科鼻祖。西汉前后出现我国第一部外科专著《金疮瘈疭方》，惜已亡佚。

两晋、南北朝时期，龚庆宣撰《刘涓子鬼遗方》是我国现存第一部外科专著。书中主要内容是痈疽的鉴别诊断与治疗，载有内治外治处方 140 个。该书最早记载了用局部有无"波动感"辨脓，并指出破脓时，切口应选在下方。首创用水银膏治疗皮肤病，比其他国家早了 6 个世纪。葛洪所著《肘后备急方》，记载了许多简易有效的医方与外治方法。他提出用海藻治瘿，是世界上最早应用含碘食物治疗甲状腺疾病的记载。提出用狂犬脑组织外敷伤口治疗狂犬咬伤，开创了用免疫法治疗狂犬病的先河。

隋代巢元方所著《诸病源候论》是我国现存最早论述病因病机的专著，书中对许多外科疾病包括四十余种皮肤病的病因病理进行了阐述，如指出疥疮由虫引起，对炭疽的感染途径已经认识到"人先有疮而乘马乃得病"。

唐代孙思邈的《备急千金要方》是我国最早的一部临床实用百科全书，书中记述的手法整复下颌关节脱位，与现代医学的手法复位相似；而其用葱管导尿治疗尿潴留的记载，比1860年法国发明橡皮管导尿早1200多年。该书记载的脏器疗法如食用动物肝治疗夜盲症等经验被后世医家证实了其科学性及有效性。此外，王焘的《外台秘要》载方6000余首，其中有不少是外科方剂。

宋代对外科学贡献较大的有王怀隐的《太平圣惠方》，书中记载了痔、痈、皮肤、瘰疬等外科病证治，确立和完善了判断外科疾病转归及预后的"五善七恶"学说，提出扶正祛邪、内消托里等内治法则。该书还记载了用砒剂治疗痔核的方法。

金元时期，医学思想异常活跃，出现了金元四大家，这对当时的外科学发展也有较大的影响。这一时期外科学的代表著作有：

蔺道人的《仙授理伤续断秘方》，成书于841~846年。书中对骨伤科常见的跌打损伤、关节脱臼、手法复位，手术缝合、牵引固定、扩创填塞等具体治疗方法均有叙述，全书简明实用，是我国现存最早的骨伤科专著。

东轩居士《家传卫济宝书》，系宋代医家东轩居士将家藏《痈疽方论》22篇增注而成。因其方论精微，图证悉具，可以传之无穷，而为卫家济世之宝，故题名《家传卫济宝书》，后世通称《卫济宝书》。原书已佚，现存本系据《永乐大典》辑出的两卷本，收在《四库全书》中。书中对肿瘤形状特征描述较详，首用"癌"字为病名，所载方剂均为名家经验方，片言只字皆不妄发，是较为重要的外科专著。

李讯《集验背疽方》，成书于 1196 年。原书已佚，现存本系从《永乐大典》中编辑而成，收在《四库全书》中。论述背疽发源、审证施治、补药捷径、用药大纲、预后禁忌等；载方 30 首，具有验便的特点，书中提倡清洁疮口，减少污染，介绍隔蒜、隔淡豆豉、隔乳香灸法，用加减八味丸治疗痈疽发渴等，均有较高实用价值。

陈自明《外科精要》，成书于 1263 年。陈自明参考李讯《集验背疽方》、伍起予《外科新书》及曾孚先等外科名家著作，采撷群言，自立要领，删繁就简，附以己见，撰成《外科精要》。书分三卷，强调痈疽有阴阳表里、深浅缓急之分，提倡整体辨证，内外结合治疗。引用前贤论述多标明出处，博采精华，简明实用。朱丹溪曾将此书阐述发挥，名为《外科精要发挥》；明代薛己于 1547 年删节陈氏原著，精简各论小标题文字，在每论之后增加薛氏按语，以及大量治验医案，书末增附"疮疡隐括关键处治之法"。薛氏注本收入《薛氏医案全书》中，流传较广。后世书商曾将薛氏注本题为《外科宝鉴》。

齐德之的《外科精义》（成书于 1335 年）为外科整体观念的建立做出了贡献。指出外科病是阴阳不和，气血凝滞所致；首次把 26 部脉象变化和外科临床紧密结合起来，主张对疮肿之临诊需脉证合参及虑其全身症状，量其阴阳强弱、虚实深浅进行辨证论治。因而治疗方法上要求以证遣方，内外兼治，采用"针烙""内消""托里""砭镰""灸疗"等多种疗法。并强调早期治疗的重要性。《四库全书总目》称其"于疮疡科中最为善本"。

危亦林的《世医得效方》（成书于 1337 年）是一本创伤外科专著，对伤科的发展有很大贡献，其提出的对脊柱骨折采用悬吊复位法比西方提出悬吊复位法要早 600 多年。

明清时期，中医外科学进入自身发展的黄金时期。此时，外科专著大量涌现，名医辈出，学术思想活跃，出现了不同的学术流派，最有代表性的外科三大主要学术流派为：以陈实功的《外科正宗》为代表的正宗派，以王洪绪的《外科全生集》为代表的全生派，以高秉钧的《疡科心得集》为代表的心得派。此外，汪机的《外科理例》，主张外科病治疗"以消为贵，以托为畏"，并首创玉真散治疗破伤风。陈司成的《霉疮秘录》是我国第一部梅毒病专著，书中指出梅毒由性交传染且可遗传，并详细记录了应用砷、汞剂治疗梅毒的方法。此外，吴谦等著《医宗金鉴·外科心法要诀》，余听鸿著《外科医案汇编》等，至今仍是学习外科的重要参考书。

近代外科方面有代表性的专著如吴尚先的《理瀹骈文》，该书集外治法之大成，主张以外治法通治内、外诸病，载方1500 余首，以膏药疗法为主，治病范围遍及内、外、妇、儿、伤、五官等科。此外，还有马培之的《外科传薪集》及张寿颐的《疡科纲要》等十几种外科专著。

二、中医外科学主要学术流派

中医外科学历史上最具影响的学术流派是明清时期的正宗派和全生派、心得派。

（一）正宗派

正宗派以明·陈实功为代表。陈实功，字毓仁，号若虚，明代崇川（今江苏南通人）。生于嘉靖三十四年（1555 年），卒于崇祯九年（1636 年），享年 81 岁。

陈氏幼年多病，因而究心医理，传说他少遇异人，授以刀圭之术，遂后乃肆力于医。他临证经验丰富，尤对外科专注，曾先后用了 40 年时间，精研明以前有关外科的专著，治病辨证精细，用药切当，巧施刀圭，屡试屡效，大江南北赖以全活者无数，遂成为明代著名外科医家。陈氏的功名成就与他的治学方法是分不开的。他在《医家十要》篇中说："一要先知儒理，然后方知医业，或内或外，勤读先古名医确论之书，须旦夕手不释卷，一一参明融化，机变印之在心，慧之于目，凡临证时自无差谬矣。"对待同道，他"谦和谨慎"，对"年长者恭敬之，有学者师事之，骄傲者逊让之，不及者荐拔之"。对待病家一视同仁，对贫苦者，除给其治病送药外，甚至还量力微赠，以解决其生活困难。他提出的医家"五戒""十要"，被尊为外科医生医疗道德行为的准则。范凤翼在《序》中说："吾里若虚陈君，慷慨全然诺，仁爱不矜，不张言灾祸以伤人心，不虚高气岸以难人之请，不多言夸严以钩人贿，不厚求拜谢以殖己之私。"可见陈氏不愧为品德高尚的民间医生。

陈实功所著《外科正宗》内容丰富，条理清晰，体现了明以前外科学的主要成就，清代医家徐灵胎对之有"列证最详，论治最精"的评价，并指出此书为学习外科的"入门之书"，对中医外科学的发展影响很大。其重视脾胃，指出："盖脾胃盛则多食而易饥，其人多肥，气血亦壮；脾胃弱，则少食而难化，其人多瘦，气血亦衰。故外科尤以调理脾胃为要。"主张应用外治法和进行外科手术，外治法有熏、洗、熨、照、湿敷等，并记载手术方法 14 种。倡导的"内外并重"，药刀结合的外科治疗思想，师古不泥，敢于开拓创新，推动了中医外科学的发展。清代祁坤《外科大成》、吴谦《医宗金鉴》、马培之《医略存真》等，均宗陈氏学术思想理论与经验而发扬之，遂形成中医外科史第一大学派"正宗派"。嗣后出现全生派、心得派。三派虽学术主张不同，但无不渗透着陈氏的诸多经验。

（二）全生派

全生派以清·王洪绪的《外科全生集》为代表。王洪绪（1669—1749年），字维德，别号林屋散人，江苏吴县（今属苏州）人。晚年撰有《外科证治全生集》，初刻于1740年。

其主要学术思想为"阴虚阳实"论，创立了外科证治中以阴阳为核心的辨证论治法则，指出："红肿乃阳实之证，气血热而毒沸；白疽乃阴虚之证，气血寒而凝。"对阴疽的治疗，提出以"阳和通腠，温补气血"法则，并主张"以消为贵，以托为畏"，反对滥用刀针。创立了阳和汤、阳和解凝膏、犀黄丸和小金丹等治疗阴疽名方，至今仍广为运用。

1. 阴阳辨证 分（痈）阳证、（疽）阴证两大总纲。并以形态、大小、色泽为依据。认为痈乃阳实之证，气血热而毒滞；疽乃阴虚之证，气血寒而毒凝。对痈疽的病机明确分类，强调痈疽之证截然两途，不可混称。

2. 以消为贵 将病患消散于初萌是历代医患的共同愿望。王氏消法中，有辛散开腠的夺命汤、赤荆汤、银芎汤等，温补开腠的阳和汤（丸）、桂姜汤等，清热解毒的败毒散、犀黄丸、醒消丸、三黄丸、梅花点舌丹等，蠲痰逐饮的加味二陈汤、子龙丸等。中期脓未成而根周还硬者，仍可施"内消"法，此即"以大变小之法"也。

3. 以托为畏 实指王氏针对误用或早用者而言，若误（早）用托法，会使邪毒留恋。王氏力主出脓后，痈有热毒未解，宜托；疽有寒凝未解，宜温；已溃而阴血干枯，非滋阴温阳，又何能滋脓浆；血虚不能化毒，尤宜温补排脓。可见，王氏不单是"以托为畏"，而且偏侧重于"以消为贵"。此外，不主张用刀针与升、降丹药，其曰："世之宗其法者，尽属创徒。"此论显然保守，亦白璧之瑕也。王氏论治阴疽，创名方"阳和汤"，温补开腠解凝，是中医外科史上的飞跃。

（三）心得派

以清·高秉均《疡科心得集》为代表。高秉均（1755—1827年），字锦庭，江苏无锡人。师从范圣学、杜云门，习经方，晓脉理，兼通内外两科，以疡医名。有感俗医不识疮疡发病根源，药不对症，往往误治，于是集三十余年临床经验心得在1805年编成《疡科心得集》，又名《疡科临证心得集》。高氏的学术思想为"外疡实从内出论"，对外科病病因病机的阐释，注重外证与内证的关系，指出："夫外疡之发，不外乎阴阳、寒热、表里、虚实、气血、标本，与内证异流而同源者也。"高氏在"例言"中说："是书系究病因，用药不执板法，虽曰外科，实从内治。窃以为得古圣贤之心法，故名之曰心得。"

1. 创类证鉴别 "不循疡科书旧例，每以两证互相发明，有两证而同一治者，亦有两证而治各异者"。堪称是中医外科学鉴别诊断之先声。

2. 创疡科三部病机论 按人体（上、中、下）三部为序例，以疗疮疡热痰，若属"虚寒"阴疽，则以温补开腠为法。在上部者，俱属风温、风热，风性上行故也；在中部者，多属气郁、火郁，以气火俱发于中也；在下部者，俱属湿火、湿热，水湿下趋故也。审部求因论治头面、项颌诸痈及痰核、乳蛾等，疏风清热化痰；胸、腋、胁肋之蛇丹，脐腹之热毒疮疡等，清肝泻火；下肢丹毒，湿疮等，清热渗湿。

3. 创三陷变局 谓火陷、干陷、虚陷也。盖"三陷"与"走黄"，皆属毒入营血之危候，现代统称脓毒败血症。

4. 将温病治法熔为一炉 初期则辛凉清解；邪盛则清热解毒或通腑泄热；邪毒入营则凉血解毒，酌予银花解毒汤、犀角地黄汤、清营解毒汤等。风温上受，治以辛凉，予牛蒡解肌汤；湿热中阻，治以苦辛，予黄连泻心汤；疔毒走黄，治以护心，予紫雪丹、至宝丹、犀角地黄汤等，皆温病习用之方（药）。显见，高氏积平生之学，将温病伏邪学说吸收进《疮疡治法》之中，是中医外科学发展史上的一大实践与发挥。

三、中华人民共和国成立以来的重大成果

中华人民共和国成立以后，随着中医事业的发展，中医外科学也进入了一个新的历史发展时期。在队伍建设、人才培养、科学研究、专科专病建设等方面都取得了可喜的成就。

1. 队伍建设 1954 年首先在北京成立中医研究院。1956年，各地相继建立了中医学院，聘请了一批著名的中医外科专家到中医学院任教，开始较为全面系统地教授中医外科理论知识和临床经验。1988 年南京中医学院创办了中医外科专业，在中医外科学本科教育方面做了有益的尝试。近年来，许多中医研究单位或医疗机构都设有中医外科，有些地方还成立了中医外科的专病研究所或医院，为中医外科的临床实践及科学研究提供了基地。此外，中华全国中医外科学会设有疮疡、皮肤、肿瘤、周围血管、乳房病、胶原病、男性病、蛇伤、小针

刀等专业委员会，为广泛开展中医外科学术交流，促进中医外科学术的繁荣创造了条件。

2. 教材建设和人才培养 几十年来，在总结历代医家外科专著的基础上，专家学者对中医外科学的理论体系及临床常见疾病的辨证论治规律进行归纳、总结，逐渐产生了中医外科学的系列教材。从1960年中医研究院编著的《中医外科学简编》，到1960年与1964年上海中医学院主编的《中医外科学》讲义，直至1980年广州中医学院主编的《外科学》（中医专业用），逐渐产生了全国中医院校中医外科学的统编教材。中医院校使用的几个不同版本的《中医外科学》教材，各具千秋，带有各个不同时期、不同地方的风格，均为中医外科学的发展与中医人才培养做出了重要贡献。目前，全国已有中医外科专业博士培养点6个和博士后流动站3个，为培养中医外科高层次人才奠定了基础。

3. 临床进展 主要体现在一些特色鲜明、优势明显的专科专病的建设上，有些科研成果已达到世界先进水平。

自20世纪50年代开始，以中医为主的中西医结合防治急腹症得以广泛开展，取得了一定成绩。如应用清热解毒、活血化瘀、通里攻下的方药，结合针灸、电针、穴位注射、耳穴贴压等方法，治疗急性阑尾炎、急性上消化道穿孔、肠梗阻等均取得了肯定的疗效。随着医学科学的进展，中医中药作为一种治疗手段，有机地施用于某些急腹症的各型各期中，成为非手术综合治疗中的主要组成部分。

慢性骨髓炎的中医药和中西医结合治疗取得了显著成绩，尤其对于已形成死骨、骨腔积脓、形成窦道者，局部以升丹为主的药捻蚀管祛腐，剔除小型死骨，中西药液冲洗，并配合内服清热解毒、祛瘀通络、补髓养血的中药，可将治疗化脓性骨髓炎总有效率提高到80%以上。

乳房疾病比较有代表性的是对浆细胞性乳腺炎的临床研究，上海龙华医院将治疗肛瘘的挂线疗法运用于乳晕瘘管的治疗，手术简便，疗效好，并且大多可以保持乳房外形。中医中药防治乳腺增生病取得了较大进展，以北京东直门医院研制的乳块消为代表，陆续出现了乳癖消、乳康片等。实验研究表明，中药治疗乳腺增生病可能是通过调整性激素水平、平衡内分泌功能而发挥作用。

中医治疗周围血管疾病利用外治与内治的综合优势，如内服中药，静脉注射中药，外敷、药熏、药熨、药浸、药浴、针刺、艾灸等，必要时与手术、介入疗法并用，取得了较好的疗效。不仅对疾病早期治愈率高，而且对疾病后期的有效率也比较理想，降低了复发率和致残率。实验研究证实，中药有改善血管弹性、抗凝、溶栓等作用。

对烧伤的研究主要体现在中药制痂法和湿润暴露疗法的研究方面，中药制痂疗法使多数病例得以在痂下愈合，为深Ⅱ度烧伤的治疗提供了简便有效的方法；烧伤湿润暴露疗法是利用中药湿润烧伤膏，使烧伤创面保持在暴露的、湿润而不浸渍的环境内修复，不仅具有抗感染、减少渗出、消炎止痛的作用，而且由于外敷药形成屏障，有防止创面再感染的作用，并有促进创面愈合和上皮再生，减少瘢痕形成的作用。

中医治疗肛门痔瘘疾病取得了较大发展，采用切开挂线法解决了高位肛瘘的难治之点；外剥内扎术是治疗混合痔的改进手术，不仅疗效显著，而且防止了西医环切术后所导致的肛门狭窄、黏膜外翻等后遗症；消痔灵硬化剂注射治疗内痔效果满意，并得以推广。

中医诊治泌尿男科疾病也取得了很大进展。20世纪70年代初对尿石症采用中西医结合总攻疗法，提高了排石率，缩短了疗程。对慢性前列腺炎的临床研究表明，瘀阻、湿热及肾虚为其主要病理改变，治疗上以祛邪为主，或攻补兼施，并配合按摩、热敷、灌肠给药等综合疗法，取得很好的治疗效果。在治疗男性不育症、性功能障碍的临床和实验研究方面，也取得了可喜成绩。

应用中医药治疗肿瘤具有延长生存期、提高生存质量及调整机体免疫功能等作用。中医药配合手术、放疗、化疗，可以促进术后恢复，减轻不良反应，提高治疗效果。基础实验研究表明，中药具有直接杀伤癌细胞、双向调节免疫功能、抗转移及诱导细胞分化等作用。

在皮肤病的治疗方面也取得了可喜的成果，应用中医药提高了真菌病、湿疹、皮炎的临床疗效。在中医药治疗系统性红斑狼疮等结缔组织疾病中，雷公藤制剂的运用对改善症状、调节机体免疫功能均有很好的作用。

自20世纪80年代以来，性传播疾病开始在我国再度传播与蔓延。从中草药中筛选抗艾滋病毒药物，以期有效地改善艾滋病患者症状，提高生存质量，延长生存时间，将有着广阔的发展前景。

随着中医药现代化战略的实施，我们相信中医外科学将会与时俱进，取得更大的成就。

第二节　中医外科范畴、疾病命名及名词术语解释

一、中医外科的范畴

传统中医外科的范畴，虽然随着历代医事制度的变革而有所变化，但主要是发于人体体表，一般肉眼可见，有形可征及需要以外治为主要疗法的疾病。如疮疡、肛肠、皮肤、男性前阴、乳房、外周血管、瘿、瘤、岩、口、眼、耳、鼻、咽喉等部位的疾病及跌仆闪挫、金刃损伤、水火烫伤、虫兽咬伤等。

由于学术的不断发展，学科之间的相互交叉和渗透，确切地对现代中医外科学的范围进行界定有一定难度。根据国务院学位办公室下发的有关文件，中医外科学属于中医学的二级学科，是以中医药理论为指导，阐述外科疾病证治规律和预防保健的一门临床主干学科。结合近几十年的临床实际和学科发展，现代中医外科学的范畴在原来的基础上又有所更新和变化，其范畴除了疮疡、乳房疾病、瘿、瘤、岩、皮肤、肛肠、男性前阴、周围血管及其他外伤性疾病外，还应包括内痈（如肝痈、肠痈等）、急腹症、疝、泌尿生殖和性传播疾病等。

当然，学科范围的界定不是一成不变的，随着社会的进步、学术的发展，各个学科都在不断分化，新的学科逐步产生。因此，伴随着学科之间的渗透和融合，中西医互相取长补短，学科的内涵也会随着社会的发展而有所变化和调整。

二、疾病的命名原则

外科疾病的命名虽然繁多，但从其命名原则来看，还是有

一定规律可循。一般是依据其发病部位、穴位、脏腑、病因、形态、颜色、特征、范围、病程、传染性等分别加以命名的。

以部位命名者，如颈痈、背疽、脐痈、乳痈、子痈、对口疽等。

以穴位命名者，如人中疔、膻中疽、环跳疽、委中痈等。

以脏腑命名者，如肺痈、肝痈、肠痈等。

以病因命名者，如破伤风、冻疮、漆疮等。

以形态命名者，如蛇头疔、鹅掌风等。

以颜色命名者，如白驳风、丹毒等。

以疾病特征命名者，如烂疔、流注、湿疮等。

以范围大小命名者，如小者为疖，大者为痈等。

以病程长短命名者，如千日疮等。

以传染性命名者，如疫疔等。

三、名词术语解释

疮：疮者，创也。广义的疮是一切外科疾病的统称。狭义的疮指皮肤体表有形可见的各种损害性疾病，如有丘疹的粟疮、疥疮，有脓疱的黄水疮，有红斑的猫眼疮，有糜烂的水渍疮等。

疡：又称外疡，是一切外科疾病的总称。疡科即外科，外科医生称为疡医。

疮疡：广义上是指一切体表外科疾患的总称。狭义地说，是指感染因素引起体表的化脓性疾病。

肿疡：指体表外科疾病尚未溃破的肿块。

溃疡：指一切外科疾病溃破的疮面。

痈：有内痈、外痈两大类。内痈是生于脏腑的脓肿，如肺痈、肠痈；外痈是生于体表部，"痈者，壅也，壅肿状"。凡皮肉之间的急性化脓性炎症，局部具有红、肿、热、痛的特征（少数初起皮色不变），一般范围在 6～9cm 者称痈。

疽：分有头疽和无头疽两类。有头疽多发生在肌肤间，相当于西医的痈。初起即有粟粒状脓头，焮热、红肿、胀痛，易向深部及周围扩散。溃破之后，形如蜂窝，范围较痈为大，常超过 9cm 以上，甚至大逾 30cm。其生于背部的称发背疽；生于项部的称脑疽；生于其他部位的统称有头疽，或俗称疽毒。无头疽是指多发于骨骼或关节间等深部组织的化脓性疾病，如附骨疽、环跳疽、足踝疽等。这类疽病，因初起时无头，皮色不变，故定名为无头疽。古代文献中的无头疽，包括流注、附骨疽、脱疽、乳疽等，大多属于慢性外科疾病，这些病的性质各不相同。相当于西医的骨髓炎、骨结核、化脓性关节炎等。

瘰核：当某部位感染时，引起下颌部、腋窝部或腹股沟等部位出现的大小不等硬结，称为瘰核。其表现光滑、质硬，按之作痛等。相当于西医学的淋巴结炎。

痰毒：痰毒是感受风热湿毒，气血被毒邪壅塞于皮肉之间，继而炼液成痰，痰毒互阻，结块而肿的急性化脓性疾病。本病包括颈痈、腋痈、胯腹痈。相当于急性化脓性淋巴结炎。

根盘：指肿疡基底部周围之坚硬区，边缘清楚。根盘收束者多为阳证，平塌者多为阴证。

根脚：指肿疡之基底根部。一般多用于有粟粒状脓头，如钉丁之状的疔的基底根部的描述。根脚收束多为阳证，根脚软陷为成脓，根脚散漫或塌陷者，多提示可能发生走黄。

护场：是指在疮疡的正邪交争中，正气能够约束邪气，使之不至于深陷或扩散所形成的局部作肿范围。有护场说明正气充足，疾病易愈；无护场说明正气不足，预后较差。

应指：指患处已化脓（或有其他液体），用手按压时感觉内有波动感。

疮顶：指肿疡之顶部。视其高耸或平塌、颜色的改变程度等分析其属性为阴证或阳证。

疮面：指肿疡破溃后所形成的溃疡面。因其疾病的性质不同，疮面的形态及颜色亦有不同。

疮腔：指外科疾病肿疡溃破后，病灶局部皮肤以下至疮底之间的空间。

坏死：由于各种原因，导致组织失去气血、津液的濡养，失去活性并不能复原的病理改变，称为坏死。

坏疽：机体的大块组织、器官或肢体缺血失养而发生的坏死。

死肌：指机体大块组织、器官或肢体的坏死。

袋脓：溃后疮口缩小，或切口不当，致使空腔较大，有如口袋之形，脓液不易排出而蓄积袋底，即为袋脓。

缸口：慢性溃疡长期不愈，疮口不收，边缘增厚，犹如大缸环口之状者，称为缸口。如臁疮周边多有缸口。

腐肉：疮疡热盛成脓溃破后，疮面所呈现的腐败蚀烂的组织，称腐肉。应施以祛腐治疗令其溶解脱落。

肉芽：指溃疡坏死组织脱落，腐去脓净后，疮面新生的嫩肉。是判断溃疡愈合过程的重要指标。正常肉芽红活有生机，乃气血充足之象；肉芽苍白，宣浮松脆，无颗粒者为肉芽水肿，乃气血不足或阳气虚弱之象。

胬肉：疮疡溃破后，出现过度生长高突于疮面或暴翻于疮口之外的腐肉，称为胬肉。需要说明的是，中医眼科所讲的胬肉攀睛（即翼状胬肉）与外科所指的胬肉不尽相同。

疮痨：凡久患疮疡而正气虚弱，状似痨病者，可称疮痨。现指西医之由结核杆菌感染所致的外科病，如乳房结核中医称乳痨，骨结核中医称骨痨等。

结核：即结聚成核、结如果核之意。是泛指一切皮里膜外浅表部位的病理性肿块。非指西医之结核病。如形容瘰疬肿大之淋巴结为"结核累累，有如串珠"，描述乳房内肿块性疾病之"乳中结核，形如梅李"等。

乳头风：又称为"乳头破碎"。指乳头、乳颈及乳晕部皮肤浸淫，湿烂破裂的病证。多因肝火不能疏泄，肝胃湿热蕴结而成。其症乳头破碎、裂开、疼痛剧烈、揩之出血或流黏水，或结黄痂，容易继发外吹乳痈。哺乳期不易治愈。

瘤：瘤者，留滞不去之义。凡瘀血、痰滞、浊气停留于人体组织之中，聚而成形所结成的块状物，称为瘤。相当于西医的体表良性肿瘤。其特征是随处可生，发于皮肉筋骨之间，多数不痒不痛，推之移动，生长缓慢。一般分为气瘤（神经纤维瘤）、筋瘤（静脉曲张）、血瘤（海绵状血管瘤）、肉瘤（脂肪瘤）、骨瘤（骨瘤、骨肉瘤）、脂瘤（皮脂腺囊肿）。

岩：病变部肿块坚硬如石，高低不平，固定不移，形似岩石，破溃后疮面中间凹陷较深，状如岩穴，故称之为岩（岩与癌相当）。常见有乳岩（乳腺癌）、肾岩（阴茎癌）等。

舌菌：舌菌一名，首见于《沈氏尊生书》。多发于舌两侧或舌尖的下方，初期肿物如豆，头大蒂小，色红紫疼痛，不久溃破，向深部及四周蔓延，边缘隆起如鸡冠，触之易出血有恶臭，坚硬，渐大如菌状。后期舌本缩短，痛不可忍，极易出血不止。相当于西医学的舌癌。

茧唇：首见于《疮疡经验全书》，是指发生在口唇部位的岩。肿物外形如蚕茧，质地较硬，故名茧唇。相当于西医学的唇癌。

失荣：首见于《外科正宗》，是指发生在颈部的（原发或转移性的）岩。常发于颈部两侧或耳之前后，肿块坚硬如石，推之不移。因本病后期患者面容憔悴，形体消瘦，状如树木枝枯皮焦，失去荣华者，称为失荣。

肾岩翻花：首见于《疡科心得集》，是指发生在阴茎头部的岩。因阴茎属肾，而且其溃后如翻花状，故名肾岩翻花。其特点是：阴茎头部表面为丘疹、结节、疣状物等，质地坚硬，溃后如翻花状。好发于马口（尿道口）及冠状沟。发病年龄大多在 40 ~ 60 岁。

胼胝：又称"骈胝"，俗称"茧子"。是由于摩擦而引起的局限性表皮角质增生，以掌指、足跖部位常见。《诸病源候论·手足发胼胝候》记载："人手足忽然皮厚涩而圆短如茧者，谓之胼胝。"其特点是摩擦部位皮肤增厚，触之较硬，表面光滑，呈黄白或淡黄色，多无自觉症状。可因外伤（如木刺）或挤压太甚而发生感染，局部顽硬肿痛，甚则不能行走者，又称之为"牛程蹇"。

沿肛痔：沿肛门外皮肤上出现的扁平样隆起，呈乳白色或灰白色，渗出臭秽黏液，时有瘙痒或刺痛，严重者可延及外阴、龟头，相当于现代医学的尖锐湿疣或梅毒感染等。

脱囊：又名囊托、脱壳囊痈。其特点是阴囊红肿，皮肤迅速坏死脱落，睾丸暴露。相当于西医学的阴囊皮肤坏疽。

肝痈：肝发生的脓疡称为肝痈。其临床表现特点：发热恶寒，右上腹疼痛，肝大，右季肋部饱满，有时可见局限性隆起，有明显的触痛及叩击痛，严重者可出现黄疸，B超、CT

可明确具体病变部位。本病相当于西医学的肝脓肿。

关格："关者不得出也，格者不得入也"。肠腔内容物不能顺利通过肠道者称之为关格。其临床表现主要有腹痛、呕吐、腹胀、便闭（不排气、排便）。相当于西医学的肠梗阻。但因目前中医内科对肾功能不全的病证也称为"关格"，为避免混淆，临床也有称为"肠结"者。

第三节　中医外科疾病的病因病机

外科各类疾病大多生于体表，易于诊断，但每一种外科疾病都有其不同的致病因素，病因不同，发病机制也不相同。中医学历来主张"审因论治"，不同的病因病机，治疗方法也不同，因此，掌握病因病机对诊治外科疾病有着重要的指导意义。

一、致病因素

外科疾病的发生，大致有外感六淫、情志内伤、饮食不节、外来伤害、劳伤虚损、感受特殊之毒、痰凝血瘀等 7 个方面的因素。

（一）外感六淫

在长期医疗实践中，历代医家逐渐认识到六淫邪毒能直接或间接地侵害人体，从而发生外科各类疾病。《外科启玄》云："天地有六淫之气，乃风寒暑湿燥火，人感受之则营气不从，变生痈肿疔疖。"六淫致病因素只有在人体抗病能力低下时，才能成为发病的条件。但有时因六淫邪毒的毒力强盛，超过了人体正常的抗病能力，也能造成外科疾病的发生和发展。且六淫邪毒所致的疾病大多具有一定的季节性。

1. 风　风为阳邪，善行而数变，故发病迅速，多为阳证；风性燥烈，风性上行，多侵犯人体上部，如颈痈、头面丹毒等病。风邪致病特点，其肿宣浮，患部皮色或红或不变，痛无定处，走注甚速，伴恶风、头痛等全身症状。

2. 寒　冬季多寒，具有"寒主收引""寒胜则痛"的特征，且侵袭人体易致局部气血凝滞，血脉流行失常，故易生冻疮、脱疽、流痰等；寒为阴邪，其病一般多为阴证，常侵袭人体的筋骨关节，患部特点多为色紫青暗，不红不热，肿势散漫，痛有定处，得暖则减，化脓迟缓，常伴恶寒、四肢不温、小便清长等全身症状。

3. 暑　夏季多暑热，且暑必夹湿，由于暑热外受，蕴蒸肌肤，汗出过多，或汗出不畅，以致暑湿停留，易发生暑疖，甚至形成暑湿流注。同时皮肤经常处于潮湿的环境，不仅影响阳气通达于肌表，而且降低局部的抵抗力，更易为外邪所侵。暑为阳邪，具有热微则痒、热甚则痛、热胜肉腐等特征，故其致病多为阳证。患部焮红、肿胀、灼热、糜烂流脓或伴滋水，或痒或痛，其痛遇冷则减，常伴口渴胸闷、神疲乏力等全身症状。

4. 湿　湿性趋下，重浊黏腻。或冒雨涉水，或居地潮湿等均可感受湿邪。在外科疾病中，湿热相兼尤为多见。外科疾病发于身体下部者，多与湿邪有关。如湿热流注于下肢，可发臁疮、脱疽、急或慢性下肢丹毒等病。湿热下注于膀胱，则见尿频、尿急、尿痛、尿血等症，如血淋、石淋等。湿侵肌肤，郁结不散，与气血相搏，可发生湿疮、水疱、脓疱疮、渗液等损害。

5. 燥　秋季多燥，燥有凉燥与温燥之分。秋风初凉，西风肃杀，感之者，多病凉燥。若久旱无雨，天时风热过胜，感之者，多为温燥。在外科的发病过程中，以温燥者居多，燥邪易致皮肤干燥皲裂，外邪乘机侵袭，易致生痛或引起手足部疗疮等病；燥邪易伤人体阴液，侵犯皮肤，致患部干燥、枯槁、皲裂、脱屑等，常伴口干唇燥、咽喉干燥或疼痛等全身症状。

6. 火　火邪的特征是属热，热为火之轻，火为热之重，两者仅在程度上有差别，其患病大多由于直接感受温热之邪所引起，如疗疮、有头疽、痈、药毒、丹毒等。火为阳邪，其病一般多为阳证，患部特点多为发病迅速，来势猛急，焮红灼热，肿势皮薄光泽，疼痛剧烈，容易化脓腐烂，或有皮下瘀斑，常伴口渴喜饮、小便短赤、大便干结等全身症状。

总之，六淫邪毒均可成为外科疾病的致病因素。在发病过程中，由于风、寒、暑、燥诸邪毒均能化热生火，所以外科疾病的发生，尤以"热毒""火毒"最为常见。

（二）感受特殊之毒

特殊之毒除虫毒、蛇毒、疯犬毒、药毒、食物毒外，尚有疫毒。外科疾病中，可因虫兽咬伤，感受特殊之毒而发病，如毒蛇咬伤、狂犬病；接触疫畜如牛、马、羊而感染疫毒的疫疗；因虫螫咬伤后引起的虫咬皮炎；某些人由于禀性不耐，接触生漆后而发漆疮，或服用某种食物后中毒；或因禀性不耐而引起某些皮肤病等。此外，凡未能找到明确致病的病邪者也称为毒，如无名肿毒。由毒而致病的特点，一般发病迅速，有的可具有传染性，常伴有疼痛、瘙痒、麻木、发热、口渴、便秘等全身症状。古代医家在长期的医疗实践过程中，观察到某种致病因素不能概括在六淫之中，而另创立了毒邪发病学说，这也是病因学方面的一大发展，为后世提供了辨证和治疗的依据。

（三）外来伤害

凡跌仆损伤、沸水、火焰、寒冻及金刃竹木创伤等一切物理和化学因素都可直接伤害人体，引起局部气血凝滞，郁久化热，热胜肉腐等，导致瘀血流注、水火烫伤、冻伤、外伤染毒等外伤性疾病。同时也可因外伤而再感受毒邪，发生破伤风或手足疔疮等。或因损伤后，致脉络瘀阻，气血运行失常，筋脉失养而发生脱疽等。

（四）情志内伤

情志是指人体的内在精神活动，包括喜、怒、忧、思、悲、恐、惊，故又称七情。由于长期的精神刺激或突然受到剧烈的精神创伤，超过了人体生理活动所能调节的范围，可使体内的气血、经络、脏腑功能失调，而发生外科疾病。如郁怒伤肝，肝气郁结，郁久化火，肝郁伤脾，脾失健运，痰湿内生，以致气郁、火郁、痰湿阻于经络，气血凝滞，结聚成块，形成痰核或引起疼痛等。又如肝主疏泄，能调节乳汁的分泌，若产妇过度精神紧张，易致肝胃不和，使乳汁积滞，乳络不畅，瘀久化热、邪热蕴蒸，以致经络阻塞，气血凝滞，导致乳痈的发生。又如瘿病，由于忧恚郁怒，情志内伤，以致肝脾气逆，脏腑失和而生。至于肿瘤的发病更与情志内伤有关，朱丹溪指出：乳岩是由于"忧怒郁闷，朝夕积累，脾气消阻，肝气横逆"所致。总之，由情志内伤所致的外科疾病，常有循行肝经部位夹郁夹痰的表现特点。

（五）饮食不节

恣食膏粱厚味、醇酒炙煿或辛辣刺激之品，可使脾胃功能失调，湿热火毒内生，同时感受外邪则易发生痈、有头疽、疔疮等疾病，故《素问·生气通天论》说："膏粱之变，足生大丁。"而且由于饮食不节，脾胃火毒所致的痈、有头疽、疔疮等病，较之单由外邪所引起的更为严重，如消渴病合并有头疽。至于内痔的发生，也与饮食不节、过食生冷有关，故《素问·生气通天论》说："因而饱食，筋脉横解，肠澼为痔。"皮肤病中的粉刺、酒渣鼻的发生，多与过食醇酒炙煿、辛辣刺激之品有关，也属发病因素之一。

（六）劳伤虚损

主要是指过度劳力、劳神、房事过度等因素，导致脏腑气血受损，阴阳失和，使正气亏损而发生疾病。如肾主骨，肾虚则骨骼空虚，风寒痰浊乘隙入侵，而生流痰；肾阴不足，虚火上炎，灼津为痰，痰火凝结，而生瘰疬，且瘰疬治愈之后，可因体虚而复发，尤以产妇更为多见。肝肾不足，寒湿外侵，凝聚经络，闭塞不通，气血运行不畅而成脱疽，或致阳痿。劳力过度，久立久行使肌肉劳损，可引起下肢筋瘤等。

（七）痰饮瘀血

痰饮瘀血都是脏腑功能失调的病理产物，在一定的条件下，又能作用于某些器官导致新的病理变化，产生继发病证。即所谓由致病因素所引起的结果，反过来又能转化为另一病变的原因。临床上痰与瘀常相兼致病，互为因果。外科之痰，主要指凝聚于肌肉、经络、骨节之间，有征可凭的有形之痰，致病具有起病缓慢，病程较长，早期症状多不明显等特点。至于具体表现，因痰凝部位和所致病证的不同而各异。痰阻阳明、少阳之经，而致瘰疬；痰凝乳络，而生乳核、乳癖；痰凝肌肤，则肢体结节肿块；痰留骨节，而发为流痰等。总之，由于某些外科疾病是由痰引起的，所以则直接以痰命名，如子痰、流痰、阴茎痰核等；还有一些疾病虽非以痰命名，但其发病与痰有关者，如气瘿、肉瘿、石瘿、气瘤、肉瘤、骨瘤等；西医学所称的一些囊肿性病变，如甲状腺囊肿、腱鞘囊肿、坐骨结节囊肿等，中医认为也与痰有关。

临证中凡外伤出血，血热妄行，脾虚失统或寒客经脉，热与血结，气虚不运，气滞不行等，均可造成血瘀。其致病范围广，病种多，症状复杂，涉及人体内外上下、脏腑经络、皮肉筋脉。除具有疼痛、结块、出血紫暗或夹有血块、面唇青紫、舌质紫暗或瘀斑、瘀点，脉涩或迟、沉、弦、结、代等一般特点外，还因瘀血所在部位不同，而各具特点。瘀阻皮肤，可发生白疕、油风、瓜藤缠、中药毒等；血阻肌肤，营气不从，逆于肉里，乃生痈肿、疮疡等症；瘀阻趾端，血行闭塞，可发生脱疽；脉络滞塞不通，则发恶脉、胸痹；瘀血滞留肛门不散，脉络曲张，则发为痔；下焦蓄血，瘀阻膀胱，则致癃闭；瘀血阻于肠胃，血热相结，而发肠痈、肠结。此外，男子前阴病中之子痈、囊痈、阴茎痰核等，因瘀血引起者亦为常见。肾岩、乳岩等恶性肿瘤，瘀血更是重要致病原因。

以上各种致病因素可以单独致病，也可以几种因素同时致病，并且内伤和外感常常相合而成。所以对每一种外科疾病的致病因素，应该具体分析，分别对待。

二、发病机制

外科疾病的主要发病机制可归纳为邪正盛衰、气血凝滞、经络阻塞、脏腑失和 4 个方面。

（一）邪正盛衰

外科疾病与其他任何疾病一样，自始至终都存在着邪正斗争的基本矛盾，它不但决定疾病证候"邪气盛则实""精气夺则虚"的特性，而且还直接影响着疾病的预后与转归。正气旺盛，临床多为阳证、实证，发展顺利，预后良好。全身症状有高热，烦躁，便结，溲赤，苔黄，舌红，脉实有力等；局部症状因病而异，如邪实正盛的阳证疮疡，局部高肿根束，焮热灼痛，脓出稠厚，易溃易敛。正气不足则表现为阴证、虚证；正虚邪实，正虚邪恋，容易逆变，预后不良。全身症状见面黄神倦，或潮热盗汗，舌红或淡，脉虚无力等；局部多见患处色白、平塌或坚硬结肿，不红不热，不痛或微痛，溃后脓水清稀淋漓，久不收口，迁延难愈，或毒盛内陷脏腑而为败证。外科疾病过程中，邪正盛衰的变化受治疗用药的影响较大，如阳证疮疡初期，一味内服大剂量寒凉克伐药物，常使正气内伤，气血凝滞而毒聚不散。又如疮疡脓成，无论阳证、阴证，不用托法，或溃后排泄不畅，不及时切开引流均可致毒留肌肤、筋骨，甚而内攻脏腑；重症或久病伤正之后，或热毒伤阴，或脓泄大伤气血，阳证实证可转为阴证虚证，从而导致正邪关系的本质发生动态变化。

（二）气血凝滞

气血凝滞是指气血生化不及或运行障碍而致其功能失常的病理变化。疾病的发生和发展为动态的变化，因此，病理过程也是不断地发展和变化。当致病因素造成了局部气血凝滞之后，可出现疼痛、肿胀、结节、肿块、出血、皮肤增厚、紫斑等。气血阻滞于人体，因部位不同，而各具临床特征。如阻于肺则咳喘咯血；阻于肝则胁痛；阻于脾胃则呕吐腹胀；阻于膀胱则淋浊、癃闭、血尿；阻于肌肤则刺痛、肿胀、瘀斑、血肿；阻于筋骨则酸胀疼痛；阻于经脉则肢体拘急活动不利，甚则麻木冷痛。气血凝滞，郁而化热，热胜肉腐，血肉腐败，则酝酿液化为脓。

外科疾病的发生与否，与人体的气血盛衰有着密切的关系。气血盛者，即使外感六淫邪毒，内伤七情也不一定发病；反之则易发病。此外，气血的盛衰直接关系着外科疮疡的起发、破溃、收口等，对整个病程的长短有着一定的影响。如气血充足，外科疮疡不仅易于起发、破溃，而且也易于生肌长肉而愈合；气虚者则难于起发、破溃；血虚者则难以生肌收口。气虚下陷可致脱肛；血虚不润可致皮肤干燥、脱屑、瘙痒。可见气血的盛衰，与外科疾病的预后和治疗都有着密切关系。

（三）经络阻塞

局部经络阻塞是外科疾病总的发病机制之一，同时身体经络的局部虚弱，也能成为外科疾病发病的条件。如外伤瘀阻后形成瘀血流注，头皮外伤血肿后，常可导致油风的发生等，所谓"最虚之处，便是客邪之地"。此外，患处部位所属经络，与外科疾病的发生发展也有着重要的关系。如有头疽生于项的两侧者，为足太阳膀胱经所属，该经为寒水之经，也为多血少气之经，所以难以起发。臁疮本属难以愈合之病，而外臁与内臁相比，外臁较易于收口，因外臁为足三阳经所属，为多气多血之经；内臁为足三阴经所属，为多气少血之经。经络也是传导毒邪的通路，它具有运行气血，联络人体内外各组织器官的作用，故体表的毒邪可由外传里、内攻脏腑，脏腑内在病变可由里达表，均是通过经络的传导而形成的。由此可见，经络与外科疾病的发生、变化有着密切的联系。

（四）脏腑失和

人体是一个完整统一的有机体，外科疾病虽然绝大多数发于体表的皮、肉、脉、筋、骨的某一部位，但与脏腑有着一定的联系。如脏腑功能失调，可以导致疮疡的发生，《素问·至真要大论》说："诸痛痒疮，皆属于心。"《外科启玄》亦云："凡疮疡，皆由五脏不和，六腑壅滞，则令经脉不通而生焉。"因此，外科疾病的发生与脏腑功能失调有关。

脏腑内在的病变可以反应于体表，而体表的毒邪通过经络的传导也可以影响脏腑而发生病变。如有头疽、颜面疔疮、疫疔、毒蛇咬伤等可因热毒、疫毒、蛇毒的毒邪炽盛，或因体虚正不胜邪，而使毒邪走散，内攻脏腑。如毒邪攻心，蒙闭心包，扰乱神明，则出现神昏谵语；毒邪犯肺可见咳嗽、胸痛、血痰等，形成走黄、内陷危证。故古代医家有"五善""七恶"的精辟论述。

总之，从外科疾病的发生、发展、变化的过程来看，它与气血、脏腑、经络、正气的关系是极其密切的。局部的气血凝滞，营气不从，经络阻塞，以致脏腑功能失和等，虽是总的发病机制，但概括而言，脱离不了阴阳的平衡失调或偏胜，因为阴阳平衡失调是疾病发生、发展的根本原因。气血、脏腑、经络均是寓于阴阳之中。气为阳，血为阴；腑属阳，脏属阴；

经络之中有阳经、阴经之分，它们之间相互依存，相互制约和相互转化。由于各种致病因素破坏了这种关系，造成了阴阳的平衡失调，就能导致疾病的发生。因此，临床病象尽管千变万化，总是能以阴阳来分析疾病的基本性质，属阴证或阳证，为阴虚或阳虚。在"审证求因"过程中要抓住八纲辨证中的总纲，才不致有误。

第四节　中医外科临床的辨病与辨证

一、辨病

辨病，就是认识和掌握疾病的现象、本质及其变化规律。例如均为疔疮，疫疔、手足疔疮、颜面疔疮的症状表现、施治方法和预后转归等是不同的。

那么，在外科临床过程中如何准确地进行辨病呢？

首先，必须具备扎实的理论知识。临床中辨病失误者，多数情况是由于没有掌握好每种疾病的基本理论知识，特别是没有抓住疾病的特殊表现，在临证过程中，茫茫然不知如何去辨病，找不出相似疾病间的不同之处，所以不能准确辨病。

其次是详细、全面、认真的诊察亦是辨病的重要一环。临床中一般具有典型表现的疾病，多可迅速明确地做出辨病，而疑似的疾病则往往不易做出辨病。因此，详细、全面、认真的诊察，是辨病的关键。

虚心学习，不断积累临床经验。吸取前人或他人的经验和教训，对提高辨病水平亦非常重要，上级医师之所以能很快做出准确辨病，其中一个原因，就是具有诊治该病的临床经验。

具备西医学及相关检查知识，是准确辨病的重要条件。从事临床工作者，如果没有扎实的西医知识基础，是不可能做到准确辨病的。特别是在目前病名尚不统一、规范的情况下，容易出现误诊或漏诊。

具备上述条件，临床辨病须按以下程序进行。

（一）详询病史

主要是从本次发病的原因或诱因开始，细致而有重点地询问发病的过程，疾病的变化，从中抓住可以决定或提示诊断的关键线索，为辨病提供依据。对过去的病史（包括个人生活史）、诊断、治疗的经过和效果，亦应加以询问，以资参考。例如，有足癣的病人，突然出现下肢红肿，多数为丹毒。

（二）全面体检

在询问病史的同时，对每位病人均进行全面体检，既可以了解病人的一般状况，又可以全面搜集临床体征，以增加分析、判断的资料，避免漏诊或误诊，从而达到准确辨病。如对乳房肿块的患者，细致诊查全身和乳房局部情况以及区域浅表淋巴结的变化，有助于乳癖和乳岩的鉴别。

（三）注重局部

外科疾病的最大特点是局部症状与体征，不同的疾病，局部表现各异，同一种疾病不同阶段，表现不一，因此，重点诊察局部特征是辨病的关键。局部表现对确定是否属于外科病，是哪种疾病，处于哪一阶段都是至关重要的。同时详查局部又可积累外科临床经验、验证疗效。

（四）选用新技术和必要的辅助检查

新技术是四诊的发展和延伸，并可提供疾病微观状态不同侧面的真实情况，合理选用新技术和辅助检查对辨病和辨证是必要的。当然，有些新技术的特点是有创性、价格昂贵，而且需要具备一定的条件等；因此，临床选用时必须了解新技术的原理、目的、适应证、注意事项、不良反应等。

（五）综合分析

辨病时，运用望、闻、问、切四诊的方法，取得临床第一手资料，这些资料的完整、全面、准确与否，直接影响辨病的准确性。临床中由于原始资料的不完备、不准确导致误诊、漏诊病例较多，有时即使四诊资料准确，临证时也会错辨疾病，为什么？这是由于分析、综合的方法不正确。片面强调、忽略细节、主观臆断是造成这一结果的常见原因，对于学识渊博、经验丰富、思维严谨的人，往往对四诊资料能做到全面分析，细致入微，丝丝入扣。可以说全面分析、准确辨病是一种能力。其受医学知识、临床经验、思维方法的影响和制约，只有在这三方面刻意锻炼，才能最终提高辨病水平。

二、辨证

（一）阴阳辨证

1. 阴阳是外科疾病辨证的总纲　阴阳是八纲辨证的总纲。一般讲，在辨清疾病的表、里、寒、热、虚、实之后，即可判明是阴证或阳证，或半阴半阳证。但外科在辨别阴阳属性上还有自己的特点：即根据疾病的发生、发展、症状和转归等各方面的相对性，可直接辨认其为阳证或阴证。《外科正宗》《外科大成》《医宗金鉴》等外科重要文献，着重论述阴证阳证，而略于表里、寒热、虚实，而《外科证治全生集》更仅以阴阳为辨证论治法则，从而说明外科疾病的阴证、阳证确有一定的独立性。所以，后世医家将阴证阳证放在外科八纲辨证的第一位。如《外科正宗》中的"痈疽阳证歌""痈疽阴证歌"等，则明确系统地把阴阳学说作为外科疾病的辨证总纲；《疡医大全·论阴阳法》则更加强调："凡诊视痈疽，施治，必须先审阴阳，乃医道之纲领，阴阳无谬，治焉有差。医道虽繁，而可以一言蔽之者，曰阴阳而已。"进一步指出阴阳在外科疾病辨证方面的重要性。所以，阴阳不仅是八纲辨证的总纲，也是一切外科疾病辨证的总纲。

2. 辨阴证阳证　中医外科疾病的阴阳辨证重点在于局部症状，兹将辨别要点分列于表 1-1。

表 1-1　中医外科疾病阴阳辨证要点

	阳证	阴证
发病缓急	急性发作	慢性发作
皮肤颜色	红赤	苍白或紫暗或皮色不变
皮肤温度	焮热	凉或不热
肿胀形势	高肿突起	平塌下陷
肿胀范围	根盘收束	根盘散漫
肿块硬度	软硬适度	坚硬如石或柔软如绵
疼痛感觉	疼痛剧烈、拒按	疼痛和缓、隐痛、不痛或酸麻
病变部位	皮肤、肌肉	血脉、筋骨
脓液质地	脓质稠厚	脓质稀薄
溃疡形色	肉芽红活润泽	肉芽苍白或紫暗
病程长短	病程比较短	病程比较长

续表

	阳证	阴证
全身症状	初期常伴形寒发热、口渴、纳呆、大便秘结、小便短赤、溃后渐消	初期无明显症状，或伴恶寒症状，酿脓时有虚热症状，溃后虚象更甚
舌苔脉象	舌红，苔黄，脉有余	舌淡，苔少，脉不足
预后顺逆	易消、易溃、易敛多顺	难消、难溃、难敛多逆

3.阴阳辨证要点

（1）局部和全身相结合　虽然阴阳辨证以局部症状为主，但不能孤立地以局部症状为依据，还要从整体出发，全面地了解、分析、判断。以乳疽为例，由于病位深在，初期时表现多似阴证，实属阳证。

（2）辨别真假　不能只从局部着眼，要深入分析，抓住疾病的实质，才不会被假象所迷惑。如流注，初期多为局部色白、漫肿、隐痛，到了化脓时才微红微热，容易误作阴证。其实流注病灶深在肌肉，红热虽不显露，但化脓很快，脓质稠厚，溃后也易收口，同时伴有急性热病的全身症状。

（3）消长与转化　疾病在发展变化过程中阴证和阳证之间是可以互相转化的，这是由于阴阳与病位之深浅、邪毒之盛衰有关；或是疾病的自身转化，如寒化为热、阴转为阳的瘰疬，脑疽之实证阳证，转化为虚证阴证。还可见治疗后的转化，如本属阳证，若临床上给服大量苦寒泻火之剂，外敷清凉消肿解毒之药（或者使用大量抗生素后），红、热、疼痛等急性症状消失，炎症局限，逐渐形成一个稍红、微热、隐痛的木硬肿块，消之不散，亦不作脓，这是阳转为半阴半阳证的表现。本属阴证类疾病，也有通过治疗而后转化为阳证者。如脱疽，皮肤苍白、冰凉、疼痛、喜热而恶冷，属于寒证阴证，用温经活血之剂后，寒凝得散，气血流通，肢体皮肤转为温暖，此为阴证而转化为阳证。总之，阳证由于失治或误治而转化为阴证或半阴半阳证，是应极力避免的。临证中凡不属典型阴证或阳证的，即介于两者之间表现者，称之为半阴半阳证。

（二）部位辨证

所谓部位辨证，是指按外科疾病发生的上、中、下部位，进行辨证的方法，又称"外科三焦辨证"。外科疾病的发生部位，不外乎上部（头面、颈项、上肢）、中部（胸腹、腰背）、下部（臀、下肢）。部位辨证的思想，源于《素问·太阴阳明论》："伤于风者，上先受之。伤于湿者，下先受之。"《灵枢·百病始生》也说："风雨则伤上，清湿则伤下。"而清代高锦庭在《疡科心得集》例言中云："盖疡科之证，在上部者，俱属风温风热，风性上行故也；在下部者，俱属湿火湿热，水性下趋故也；在中部者，多属气郁火郁，以气火之俱发于中也。其中间有互变，十证中不过一二。"首先归纳上、中、下三部的发病特点，进而提出外科病位辨证的思想，以上、中、下 3 个部位作为探讨其共同规律的出发点，与其他辨证方法相互补充、相互联系，对临床应用具有简洁而有效的指导作用。部位辨证既与内科三焦辨证相联系，又具有鲜明的外科特点，从而进一步完善了外科辨证方法。其具体辨证内容如下。

1. **上部辨证** 从三焦功能看，"上焦如雾"，而人体上部生理特点是属于阳位，阳气有余，阴精不足，卫阳固护，营阴内守，营卫互相为用，始自上焦，宣达布散于全身。

发病部位：头面、颈项、上肢。

病因特点：风邪易袭，温热多侵。风邪易袭阳位，温热其性趋上，故病因多风温、风热。

发病特点：上部疾病的发生，一般来势迅猛，因风邪侵袭常发于突然之间；而起病缓慢者，风邪为患则较少。

常见症状：发热恶风，头痛头晕，面红目赤，口干耳鸣，鼻燥咽痛，舌尖红而苔薄黄，脉浮而数。局部红肿宣浮，忽起忽消，根脚收束，肿势高突，疼痛剧烈，溃疡则脓稠而黄。

常见疾病：头面部疖、痈、疔诸疮；皮肤病如油风、黄水疮等；颈项多见痈、有头疽等；上肢多见外伤染毒，如疖、疔等。

证型特点：常见风热证、风温证，实证、阳证居多。病变可涉及心、肺等脏。

2. 中部辨证　人体中部是五脏六腑所居之处，也是十二经所过部位，是人体气机升降出入的枢纽，也是气血化生、运行、转化的部位。发于中部的外科疾病，绝大多数与脏腑功能失调关系密切。

发病部位：胸、腹、胁、肋、腰、背。

病因特点：七情内伤、五志不畅可致气机郁滞，过极则化热生火；或由于饮食不节、劳伤虚损、气血郁阻、痰湿凝滞而致脏腑功能失和。多为气郁、火郁。

发病特点：中部疾病的发生，常于发病前有情志不畅的刺激史，或素有性格忧郁。一般发病时常不易察觉，一旦发病，情志变化可影响病情。

常见症状：中部症状比较复杂，由于影响脏腑功能，症状表现轻重不一。概括之主要有：呕恶上逆，胸胁胀痛，腹胀痞满，纳食不化，大便秘结或硬而不爽，腹痛肠鸣，小便短赤，舌红，脉弦数。

常见疾病：乳房肿物、腋疽、胁疽、背疽、急腹症、缠腰火丹，以及癥瘕积聚等。

证型特点：初多气郁、火郁，属实，破溃则虚实夹杂，后期正虚为主，其病多涉及肝、胆、脾、胃等脏腑。

3.下部辨证　人体下部其位居下，阴偏盛、阳偏弱，阴邪常袭。

发病部位：臀、前后阴、下肢。

病因特点：寒湿、湿热多见，由于湿性趋下，故下部疾病者，多夹湿邪。

发病特点：起病缓慢，缠绵难愈，反复发作。

常见症状：患部沉重不爽，二便不利，或肿胀如绵，或红肿流滋，或疮面紫暗、腐肉不脱、新肉不生。

常见疾病：臁疮、脱疽、股肿、子痈、子痰、水疝等。

证型特点：一般初起多表现为阴证，后期虚证为主，多兼夹余邪，病变涉及脾、肾等脏。

（三）经络辨证

经络是体表组织与脏腑器官之间的重要联络渠道。经络辨证的目的在于更好指导诊断与治疗，一是探求局部病变与脏腑器官之间的内在联系，以了解疾病传变规律。体表病变，在多数情况下，它是脏腑病变的反应，可谓"有诸内者，必形诸外"，如肝病见少腹痛，胃火见牙痛等。据此，通过经络辨证，从体表局部症状，测知脏腑功能盛衰。二是依据所患疾病部位和经络在人体的循行分布，根据局部症状循经了解脏腑的病变，在经络循行的部位或经气聚集的某些穴位处存有明显压痛或局部形态的变化，反映了不同脏腑的病变，亦有助于诊断。如胆囊炎在右肩胛处压痛，肠痈在阑尾穴压痛。三是经络气血的多少与疾病的性质密切相关，气血盛衰关系疾病的发生与转归，依据疾病所属经络，结合疾病发展特点、性质等情况，可以明确地指导用药原则。如《灵枢·官能》谓："察其所痛，左右上下，知其寒温，何经所在。"有头疽好发于颈部，此乃足太阳膀胱经循行之处，多血少气，血多则凝滞必甚，气少则外发较缓，故治疗时注重破血，注重补托。

1. 常见发病部位所属经络

头部：正中属督脉经；两旁属足太阳膀胱经。

面部、乳部：属足阳明胃经（乳房属胃经，乳外属足少阳胆经，乳头属足厥阴肝经）。

耳部及前后：属足少阳胆经和手少阳三焦经。

手、足心部：手心属手厥阴心包经；足心属足少阴肾经。

背部：总属阳经（因背为阳，中行为督脉之所主，两旁为足太阳膀胱经）。

臀部：总属阳经。

腿部：外侧属足三阳经；内侧属足三阴经。

腹部：总属阴经（因腹为阴，中行为任脉之所主）。

其他：如生于目部的为肝经所主；生于耳内的为肾经所主；生于鼻内为肺经所主；生于舌部为心经所主；生于口唇的为脾经所主。

2. 十二经络气血之多少　手足十二经脉有气血多少之分，手阳明大肠经、足阳明胃经为多气多血之经；手太阳小肠经、足太阳膀胱经、手厥阴心包经、足厥阴肝经为多血少气之经；手少阳三焦经、足少阳胆经、手少阴心经、足少阴肾经、手太阴肺经、足太阴脾经为多气少血之经。

凡外疡发于多血少气之经，血多则凝滞必甚，气少则外发较缓，故治疗时注重破血，注重补托。发于多气少血之经，气多则结必甚，血少则收敛较难，故治疗时要注重行气，注重滋养。发于多气多血之经，病多易溃易敛，实证居多，故治疗时要注重行气活血。如乳痈所患部位属足阳明胃经，治宜行气通乳；瘰疬属足少阳胆经，治宜行滞、滋养等。

3. 循经用药　古人通过长期的临床实践，观察到某些药物对某些脏腑、经络有着特殊治疗作用，揭示了引经药的用药规律，从而创立了"药物归经"的理论，进一步丰富了中医辨证与治疗学的内容。

由于疮疡所发生部位和经络的不同，治法就有分别，须结合经络之所主的一定部位而选用引经药物，使药力直达病所，从而收到显著的治疗效果。如手太阳经用黄柏、藁本；足太阳经用羌活；手阳明经用升麻、石膏、葛根；足阳明经用白芷、升麻、石膏；手少阳经用柴胡、连翘、地骨皮（上）、青皮(中)、附子(下)；足少阳经用柴胡、青皮；手太阴经用桂枝、升麻、白芷、葱白；足太阴经用升麻、苍术、白芍；手厥阴经用柴胡、牡丹皮；足厥阴经用柴胡、青皮、川芎、吴茱萸；手少阴经用黄连、细辛；足少阴经用独活、知母、细辛。

（四）局部辨证

外科疾患最显著的特征就在于局部病灶的存在，一般都有着比较明显的外在表现。主要包括红肿、发热、疼痛、成脓、麻木、溃疡、结节、肿块、瘙痒、功能障碍以及皮肤部位的各种损害等。由于局部病灶存在的直观性，有效地提供了临床辨证的客观依据。也有某些全身性疾病，其病灶反应却在局部。由于疾病的病因不同，程度各异，因而转归顺逆，相差甚远。因此，外科辨证虽多从局部病变着手，以局部症状为重点，但也绝不能孤立地以局部症状为依据，只有从整体观念出发，局部与全身辨证相结合，外在表现与五脏六腑相结合，辨证求因，全面分辨疾病的性质，综合起来进行辨证，抓住证候的主要致病因素，才能为施治提供可靠的依据。

1. 辨肿 肿是由各种致病因素引起的经络阻隔、气血凝滞而形成的体表症状。而肿势的缓急、集散程度，常为判断病情虚实、轻重的依据。由于患者体质的强弱与致病原因的不同，发生肿的症状也有所差异。

（1）肿的性质

①热肿：肿而色红，皮薄光泽，焮热疼痛，肿势急剧。常见于阳证疮疡，如疖疔初期、丹毒等。

②寒肿：肿而不硬，皮色不泽，苍白或紫暗，皮肤清冷，常伴有酸痛，得暖则舒。常见于冻疮、脱疽等。

③风肿：发病急骤，漫肿宣浮，或游走无定，不红微热，或轻微疼痛。常见于痄腮、大头瘟等。

④湿肿：皮肉重垂胀急，深按凹陷，如烂棉不起，浅则光亮如水疱，破流黄水，浸淫皮肤。常见于股肿、湿疮。

⑤痰肿：肿势软如棉，或硬如馒，大小不一，形态各异，无处不生，不红不热，皮色不变。常见于瘰疬、脂瘤等。

⑥气肿：皮紧内软，按之凹陷，抬手即起。似皮下藏气，富有弹性，不红不热，或随喜怒消长。常见于气瘿、乳癖等。

⑦瘀血肿：肿而胀急，病程较快，色初暗褐，后转青紫，逐渐变黄至消退。也有血肿染毒、化脓而肿。常见于皮下血肿等。

⑧脓肿：肿势高突，皮肤光亮，焮红灼热，剧烈跳痛，按之应指。常见于某些疾病感染所致，如外痈、肛痈等

⑨实肿：肿势高突，根盘收束，常见于正盛邪实之疮疡。

⑩虚肿：肿势平坦，根盘散漫，常见于正虚不能托毒之疮疡。

（2）肿的病位与形色　由于发病部位的局部组织有疏松和致密的不同，肿的情况也有差异。发生在表浅部位，如皮毛、肌肉之间者，赤色为多，肿势高突，根盘收束，肌肤焮红，发病较快，并易脓、易溃、易敛；手指部因组织致密，故局部肿势不甚，但其疼痛剧烈；病发手掌、足底等处，因病处组织较疏松，肿势易于蔓延；在筋骨、关节之间，发病较缓，并有难脓、难溃、难敛的特点；病发皮肉深部，肿势平坦，皮色不变者居多，至脓熟仅透红一点；大腿部由于肌肉丰厚，肿势更甚，但外观不明显；颜面疔疮、有头疽等显而易见，若脓未溃时，由红肿色鲜转向暗红而无光泽，由高肿转为平塌下陷，可能是危象之候。

2. 辨肿块、结节　肿块是指体内比较大的或体表显而易见的肿物，如腹腔内肿物或体表较大的肿瘤等。而较小触之可及的称为结节，主要见于皮肤或皮下组织。

（1）肿块

①大小：一般以厘米为测量单位，测量其大小可作为记录肿块变化、观察治疗效果的客观依据。选择具体测量方法时，特别要注意肿块覆盖物的厚度，或哑铃状及其他形状的肿块，体表虽小体内却很大。有些囊性变或出血性肿块随时间变化而增大，要随时观察其大小。B超测量可准确提示其有意义的数值。

②形态：常见的肿块形态特征有扁平、扁圆、圆球、卵圆、索条状、分叶状及不规则形态等。表面是否光滑可协助判断其性质，良性肿瘤因其有完整包膜，触诊时多表面光滑，而恶性肿瘤多无包膜，所以表面多粗糙，高低不平，且形状不一。

③质地：从肿块质地的软硬可判断其不同性质。如骨瘤或恶性肿瘤质地坚硬如石；脂肪瘤则柔软如馒；囊性肿块按之柔软等。但若囊性病变囊内张力增大到一定程度时，触诊也很坚硬，临证时注意这些辨证要点，则不难鉴别。

④活动度：根据肿块活动度一般可确定肿块的位置。如皮内肿块可随皮肤提起，推移肿块可见皮肤受牵扯；皮下肿块用手推之能在皮下移动，无牵拉感等。总的原则是良性肿块多活动度好，恶性肿块活动度较差。但是，有的肿块不活动或活动度极小，却不一定是恶性。如皮样囊肿，早年镶嵌在颅骨上，致颅骨成凹，推之难移。

⑤位置：有些肿块特别需要确定其生长的位置，以决定其性质和选择不同的治疗方法。如蔓状血管瘤看似位于体表，却多呈哑铃状，很可能外小内大，深层部分可以延伸到人体的骨间隙或内脏间隙，术前诊断不清，术中往往措手不及。肌肉层或肌腱处肿块，可随肌肉收缩掩没或显露，如腱鞘囊肿、腘窝囊肿等。再有平卧位触摸不清或比较深在的腹部不易判断的肿块，检查时应选择不同体位，让患者平卧位抬头，这时腹肌紧张，可清楚触及肿块，说明肿块位在腹壁；若肿块消失说明肿块位于腹肌之下或腹腔内。所以，对某些肿块则需要借助仪器检查。

⑥界限：指肿块与周围组织间的关系。一般认为非炎症

性、良性肿块常有明显界限。而恶性肿块呈浸润性生长，与周围组织融合，无明显界限。炎性肿块或良性肿块合并感染，或良性肿块发生恶性变时，均可由边界清楚演变到边界不清，临证中应综合分析，予以鉴别。

⑦疼痛：一般肿块多无疼痛，恶性肿块初期也很少疼痛。只有当肿块合并感染，或良性肿瘤出现挤压症状，或恶性肿瘤中、后期出现破溃或压迫周围组织时可有不同程度的疼痛。

⑧内容物：由于肿块来源及形成或组织结构的区别，肿块内有着不同的内容物。如某些肉瘿（甲状腺囊肿）含淡黄色或咖啡色液体；水瘤（淋巴管瘤）为无色透明液体；胶瘤（腱鞘囊肿）为淡黄色黏冻状液体；结核性脓肿内为稀薄暗淡夹有败絮样物质；脂瘤（皮脂腺囊肿）内含灰白色豆腐渣样物质等。为了明确内容物的性质，有时需针吸穿刺或手术病理证实。

（2）结节　相对肿块而言，大者为肿块，小者为结节。其大小不一，多呈圆形、卵圆形、扁圆形等局限性隆起，亦可相互融合成片或相连成串，亦有发于皮下，不易察觉，用手才能触及。结节疼痛多伴有感染；生长缓慢，不红无肿的结节，多考虑良性结节；对不明原因增长较快的结节，应尽快手术治疗，必要时应做病理检查。由于发生部位及形态不同，成因及转归各异，特别需要仔细辨认。

3. 辨痛　痛是气血凝滞，阻塞不通的反应。通则不痛，不通则痛。痛为疾病的警示，也是疮疡最常见的自觉症状，而疼痛增剧与减轻又常为病势进展与消退的标志。由于患者邪正盛衰与痛的原因不一，以及发病部位的深浅不同，而疼痛的发作情况也有所不同。因此，欲了解和掌握疼痛的情况，还应从引起疼痛的原因、发作情况、疼痛性质等几方面进行辨证，必要时痛肿合辨。

（1）疼痛原因

①热痛：皮色焮红，灼热疼痛，遇冷则痛减。见于阳证疮疡。

②寒痛：皮色不红，不热，酸痛，得温则痛缓。见于脱疽、寒痹等。

③风痛：痛无定处，忽彼忽此，走注甚速，遇风则剧。见于行痹等。

④气痛：攻痛无常，时感抽掣，喜缓怒甚。见于乳癖等。

⑤湿痛：痛而酸胀，肢体沉重，按之出现可凹水肿或见糜烂流滋。见于臁疮、股肿等。

⑥痰痛：疼痛轻微，或隐隐作痛，皮色不变，压之酸痛。见于脂瘤、肉瘤。

⑦化脓痛：痛势急胀，痛无止时，如同鸡啄，按之中软应指。多见于疮疡成脓期。

⑧瘀血痛：初起隐痛，胀痛，皮色不变或皮色暗褐，或见皮色青紫瘀斑。见于创伤或创伤性皮下出血。

（2）疼痛类别

①卒痛：突然发作，病势急剧，多见于急性疾患。

②阵发痛：时重时轻，发作无常，忽痛忽止。多见于石淋等疾患。

③持续痛：痛无休止，持续不减，连续不断。常见于疮疡初起与成脓时或脱疽等。

（3）疼痛性质

①刺痛：痛如针刺，病变多在皮肤，如蛇串疮。

②灼痛：痛而烧灼，病变多在肌肤，如疖、颜面疔、烧

伤等。

③裂痛：痛如撕裂，病变多在皮肉，如肛裂、手足皲裂较深者。

④钝痛：疼痛滞缓，病变多在骨与关节间，如流痰等。

⑤酸痛：痛而酸楚，病变多在关节间，如鹤膝痰等。

⑥胀痛：痛而紧张，胀满不适，如血肿、癃闭等。

⑦绞痛：痛如刀割，发病急骤，病变多在脏腑，如石淋等。

⑧啄痛：痛如鸡啄，并伴有节律性痛，病变多在肌肉，常见于阳证疮疡化脓阶段。

⑨抽掣痛：痛时扩散，除抽掣外，伴有放射痛，如乳岩、石瘿之晚期。

（4）痛与肿结合辨

①先肿而后痛者，其病浅在肌肤，如颈痈。

②先痛而后肿者，其病深在筋骨，如附骨疽。

③痛发数处，同时肿胀并起，或先后相继者，如流注。

④肿势蔓延而痛在一处者，是毒已渐聚。肿势散漫而无处不痛者，是毒邪四散，其势鸥张。

4. 辨痒　痒是皮肤病主要的自觉症状，且多有不同程度的局部表现，如皮肤脱屑、潮红、丘疹、水疱、风团块等，在疮疡的肿疡、溃疡阶段也时有发生。中医认为"热微则痒"，即痒是因风、湿、热、虫之邪客于皮肤肌表，引起皮肉间气血不和，郁而生微热所致，或由于血虚风燥阻于皮肤，肤失濡养，内生虚热而发。由于发生痒的原因不一，以及病变的发展过程不同，故痒的临床表现也各异。

（1）辨病因

①风胜：走窜无定，遍体作痒，抓破血溢，随破随收，不致化腐，多为干性，如牛皮癣、白疕、隐疹等。

②湿胜：浸淫四窜，黄水淋漓，最易沿表皮蚀烂，越腐越痒，多为湿性，如急性湿疮；或有传染性，如脓疱疮。

③热胜：皮肤隐疹，焮红灼热作痒，或只发于裸露部位，或遍布全身。甚则糜烂滋水淋漓，结痂成片，常不传染，如接触性皮炎。

④虫淫：浸淫蔓延，黄水频流，状如虫行皮中，其痒尤甚，最易传染，如手足癣、疥疮等。

⑤血虚：皮肤变厚、干燥、脱屑，很少糜烂流滋水，如牛皮癣、慢性湿疮。

（2）辨病变过程

①肿疡作痒：一般较为少见，如有头疽、疔疮初起，局部肿势平坦，根脚散漫，脓犹未化之时，可有作痒的感觉，这是毒势炽盛，病变有发展的趋势。特别是疫疔，只痒不痛，而病情更为严重。又如乳痈等经治疗后局部根脚收束，肿痛已减，余块未消之时，也有痒的感觉，这是毒势已衰，气血通畅，病变有消散之趋势。

②溃疡作痒：如痈疽溃后，肿痛渐消，忽然患部感觉发热奇痒，常由于脓区不洁，脓液浸渍皮肤，护理不善所致；或因应用汞剂、砒剂、敷贴膏药等引起皮肤过敏而发。如溃疡经治疗后，脓流已畅，余肿未消之时，或于腐肉已脱，新肌渐生之际，而皮肉间感觉微微作痒，这是毒邪渐化，气血渐充，助养新肉，是将要收口的佳象。

5. **辨麻木**　麻木是由于气血失调或毒邪炽盛，以致经脉阻塞，气血不达而成。由于麻木的致病原因不同，其临床表现也有差别。如疔疮、有头疽坚肿色褐，麻木不知痛痒，伴有较重的全身症状，为毒邪炽盛，壅塞脉道，气血不运，常易导致走黄和内陷；如麻风病患部皮肤增厚，麻木不仁，不知痛痒，为气血失和；脱疽早期患肢麻木而冷痛，为气血不畅，脉络阻塞，四末失养所致。

6. 辨脓　脓是外科疾病中常见的病理产物，因皮肉之间热胜肉腐蒸酿而成。疮疡早期不能消散，中期必化腐成脓。疮疡的出脓是正气载毒外出的现象，所以在局部诊断时辨脓的有无是关键所在。及时正确辨别脓的有无、脓肿部位深浅，然后才能进行适当的处理；依据脓液性质、色泽、气味等变化，有助于正确判断疾病的预后顺逆，这是外科疾病发展与转归的重要环节。

（1）成脓的特点

①疼痛：阳证脓疡，因正邪交争剧烈，脓液积聚，脓腔张力不断增高，压迫周围组织而疼痛剧烈。局部按之灼热痛甚，拒按明显；老年体弱者应激力差，反应迟钝，痛感缓和。阴证脓疡，则痛热不甚，而酸胀明显。

②肿胀：皮肤肿胀，皮薄光亮为有脓。深部脓肿，皮肤变化不明显，但胀感较甚。

③温度：用手仔细触摸患部，与周围正常皮肤相比，若为阳证脓疡，则局部温度增高。

④硬度：《外科理例》云："按之牢硬未有脓，按之半软半硬已成脓，大软方是脓成。"《疡医大全》又谓："凡肿疡按之软隐者，随手而起者，为有脓；按之坚硬，虽按之有凹，不即随手起者，为脓尚未成。"肿块已软，为脓已成。

（2）确认成脓的方法

①按触法：用两手示指的指腹轻放于脓肿患部，相隔适当的距离，然后以一手指稍用力按一下，则另一手指端即有一种波动的感觉，这种感觉称为应指。经反复多次及左右相互交替试验，若应指明显者为有脓。在检查时注意两手指腹应放于相对应的位置，并且在上下左右四处互相垂直的方向检查。若脓肿范围较小，则用左手拇、示两指固定于脓肿的两侧，以右手示指按触脓肿中央，如有应指为有脓。

②透光法：即以患指（趾）遮挡住手电筒的光线，然后注意观察患指（趾）部表面，若见其局部有深黑色的阴影即为有脓。不同部位的脓液积聚，其阴影可在其相应部位显现。此法适用于指（趾）部甲下的辨脓，因其局部组织纤薄且能透光。

如蛇眼疔，甲根后的脓液积聚，可在指甲根部见到轻度的遮暗；蛇头疔脓液在骨膜部，沿指骨的行程有增强的阴影，而周围清晰；在骨部的，沿着骨有黑色遮暗，并在感染区有明显的轮廓；在关节部的，则关节处有很少的遮暗；在腱鞘内的，有轻度遮暗，其行程沿整个手指的掌面；全手指尖部，整个手指的脓肿则呈一片显著暗区。

③点压法：在手指（趾）部，当病灶处脓液很少的情况下，可用点压法检查，简单易行。用大头针尾或火柴头等小的圆钝物在患部轻轻点压，如测得有局限性的剧痛点，即为可疑脓肿。

④穿刺法：若脓液不多且位于组织深部时，用按触法辨脓有困难，可直接采用注射器穿刺抽脓方法，不仅可以用来辨别脓的有无，确定脓肿深度，而且还可以采集脓液标本，进行培养和药物敏感试验。操作时必须严格消毒，注意选择粗细适当

的针头、进针角度、深度等。选定痛点明显处为穿刺点，局麻后负压进针，边进边吸，若见脓液吸出，即确定脓肿部位。若一次穿刺无脓，可重复穿刺。

⑤B超：B超的特点是操作简单、无损伤，可比较准确地确定脓肿部位，并协助判断脓肿大小，从而能引导穿刺或切开排脓。

（3）辨脓的部位深浅　确认脓疡深浅，可为切开引流提示进刀深度。若深浅不辨，浅者深开，容易损伤正常组织，增加患者痛苦。

①浅部脓疡：如阳证脓疡，其临床表现为高突坚硬，中有软陷，皮薄焮红灼热，轻按则痛且应指。

②深部脓疡：肿块散漫坚硬，按之隐隐软陷，皮厚不热或微热，不红或微红，重按方痛。

（4）辨脓的形质、色泽和气味

①脓的形质：如脓稠厚者，为元气充盛；淡薄者，为元气较弱。如先出黄白稠厚脓液，次出黄稠滋水，是将敛佳象；若脓由稠厚转为稀薄，体质渐衰，为一时难敛。如脓成日久不泄，一旦溃破，脓质如水直流，其色不晦，其气不臭，未为败象；若脓稀似粉浆污水，或夹有败絮状物质，且色晦腥臭者，为气血衰竭，此属败象。

②脓的色泽：如黄白质稠，色泽鲜明，为气血充足，最是佳象；如黄浊质稠，色泽不净，为气火有余，尚属顺证；如黄白质稀，色泽洁净，气血虽虚，未为败象；如脓色绿黑稀薄，为蓄毒日久，有损筋伤骨之可能；如脓中夹有成块瘀血者，为血络损伤；如脓色如姜汁，则每多兼患黄疸，乃病势较重。

③脓的气味：一般略带腥味，其质必稠，大多是顺证现

象；脓液腥秽恶臭者，其质必薄，大多是逆证现象，常为穿膜损骨之征；脓液有如蟹沫者，也为内膜已透，每多难治。

7. 辨溃疡

（1）色泽 阳证溃疡，色泽红活鲜润，疮面脓液稠厚黄白，腐肉易脱，新肉易生，疮口易收，知觉正常；阴证溃疡，疮面色泽灰暗，脓液清稀，或时流血水，腐肉不脱，或新肉不生，疮口经久难敛，疮面不知痛痒。如疮顶突然陷黑无脓，四周皮肤暗红，肿势扩散，多为疔疮走黄之象。如疮面腐肉已尽，而脓水灰薄，新肉不生，状如镜面，光白板亮，为虚陷之证。

（2）形态 化脓性溃疡，疮面边沿整齐，周围皮肤微有红肿，一般口大底小，内有少量脓性分泌物。

①压迫性溃疡（缺血性溃疡）：初期皮肤暗紫，很快变黑并坏死，滋水、液化、腐烂，脓液有臭味，可深及筋膜、肌肉、骨膜。多见于压疮。

②疮痨性溃疡：疮口多呈凹陷形或潜行空洞或漏管，疮面肉色不鲜，脓水清稀，并夹有败絮状物，疮口愈合缓慢或反复溃破，经久难愈。

③岩性溃疡：疮面多呈翻花如岩穴，有的在溃疡底部见有珍珠样结节，内有紫黑坏死组织，渗流血水，伴腥臭味。

④梅毒性溃疡：多成半月形，边缘整齐，坚硬削直如凿，略微内凹，基底面高低不平，存有稀薄臭秽分泌物。

8. 辨出血 出血是临床中常见而重要的症状之一，中医外科疾病以便血、尿血最为常见，准确辨认出血性状、部位、原因，对及时诊断、合理治疗具有十分重要的意义。

（1）便血 亦称"血泄"，即指血从肛门下泄，包括粪带血，或单纯下血。便血有"远血""近血"之说。上消化道出血，一般呈柏油样黑粪，为远血；直肠、肛门的便血，血色鲜红为近血。便血的颜色与出血部位、出血量以及血液在肠道内停留时间长短有关。一般柏油样黑粪的形成，可由自口腔至盲肠任何部位的出血所造成，但若肠道蠕动极快时，则血色鲜红或血便混杂。乙状结肠、直肠出血，血液多附着粪表面，血便不相混杂；内痔以便血为主，多发生在排便时，呈喷射状或便后滴沥鲜血；肛裂排便时血色鲜红而量少，并伴剧烈疼痛；结肠癌多以腹部包块就诊，血便混杂，常伴有黏液；直肠癌则以便血求治，肛门下坠，粪表面附着鲜红或暗红色血液，晚期可混有腥臭黏液，常误诊为痔，指检可以帮助确诊。另外各种原因导致的败血症、某些食物等也可见有黑粪。应根据临床表现及病史，注意详辨。

（2）**尿血**　亦称："溲血""溺血"，是指排尿时尿液中有血液或血块而言。一般以无痛为"尿血"，有痛称"血淋"。泌尿生殖系的感染、结石、肿瘤、损伤等是导致尿血的主要原因。如肾、输尿管结石，在疼痛发作期间或疼痛后出现不同程度的血尿，一般为全程血尿；膀胱、尿道结石多为终末血尿；肾肿瘤常为全程无痛血尿，一般呈间歇性；膀胱肿瘤呈持续性或间歇性无痛肉眼血尿，出血较多者可以排出血块；外伤损及泌尿系统，器械检查或手术等均可造成出血，引起尿血。临床上可根据病史、体征以及其他检查，明确出血部位。另外尚有一些疾病，如结缔组织疾病、免疫系统、内分泌、代谢障碍性疾病，也可以引起尿血。

第五节 中医外科治法

外科治法分内治和外治两大类。内治法与内科治法基本相同，区别在于有透脓、托毒等法，对于某些外科疾病，有比较独特的方药，则与内科有显著区别，为外科内治法之特点。而外治中的药物疗法、手术疗法和其他疗法中的引流、垫棉等法，则为外科所独有。临证时，由于病种不同，病情不一，病位各异，根据具体情况，可以采用内治、外治或内外同治。一般说来，大部分外科疾病必须外治与内治并重，相辅相成，以增强疗效。

一、内治法

内治法即口服药物治疗，除了从整体观念进行辨证施治外，还要依据外科疾病的发生发展过程，按照疮疡初起、成脓、溃后三个不同发展阶段，确立消、托、补三个总的治疗原则。然后循此治则运用具体的治疗方法，如解表、清热、和营等法。只有确立好总的治则和治法后，选用适当的方药，才能做到有的放矢，取得更好的疗效。

（一）总则

1. **消法** 是运用不同的治疗方法和方药，使初起的肿疡得到消散，不使邪毒结聚成脓，是一切肿疡初起的治法总则。此法适用于尚未成脓的初期肿疡和非化脓性肿块性疾病以及各种皮肤疾病。该法可使患者免受溃脓、手术之苦，而又能缩短病程，故古人有"以消为贵"的说法。但由于外科疾病的致病原因不同，病机转化有别，症状表现各异，因而在具体应用消法时，是极其灵活的，必须针对病种、病位、病因病机、病情，分别运用不同的方法。如有表邪者解表，里实者通里，热毒蕴结者清热，寒邪凝结者温通，痰凝者祛痰，湿阻者利湿，气滞者行气，血瘀者和营化瘀等。此外，还应结合患者的体质强弱，肿疡所属经络部位等，选加不同药物。按此施治，则未成脓者可以内消，即使不能消散，也可移深居浅，转重为轻。若疮形已成，则不可用内消之法，以免毒散不收，气血受损；或脓毒内蓄，侵蚀好肉，甚至腐烂筋骨，反使溃后难敛，不易速愈。故《外科启玄》云："如形症已成，不可此法也。"

2.**托法**　是用补益气血和透脓的药物，扶助正气、托毒外出，以免毒邪扩散和内陷的治疗法则。托法适用于外疡中期，即成脓期，此时热毒已腐肉成脓，由于一时疮口不能溃破，或机体正气虚弱无力托毒外出，均会导致脓毒滞留。治疗上应根据患者体质强弱和邪毒盛衰状况，分为补托和透托两种方法。补托法用于正虚毒盛，不能托毒外达，疮形平塌，根脚散漫不收，难溃难腐的虚证；透托法用于毒气虽盛而正气未衰者，可用透脓的药物，促其早日脓出毒泄，肿消痛减，以免脓毒旁窜深溃。如毒邪炽盛的，还需加用清热解毒药物。

3.**补法**　就是用补养的药物，恢复其正气，助养其新生，使疮口早日愈合的治疗法则。此法适用于溃疡后期，此时毒势已去，精神衰疲，血气虚弱，脓水清稀，肉芽灰白不实，疮口难敛。补法是治疗虚证的法则，所以外科疾病只要有虚的证候存在特别是疮疡的生肌收口期，均可应用。凡气血虚弱者，宜补养气血；脾胃虚弱者，宜理脾和胃；肝肾不足者，宜补益肝肾等。但毒邪未尽之时，切勿遽用补法，以免留邪为患，助邪鸱张，而犯"实实之戒"。

（二）具体应用

上述消托补三大法则，是治疗外科疾病的总则。由于疾病的病种、病因、病机、病位、病性、病程等之不同，在临床具体运用时，治法很多，归纳起来，大致有解表、通里、清热、温通、祛痰、理湿、行气、和营、内托、补益、调胃等。

1. 解表法 解表法是用解表发汗的药物达邪外出，使外证得以消散的治法，即《内经》所说"汗之则疮已"之意。就是通过发汗开泄腠理，使壅阻于皮肤血脉之间的毒邪随汗而解。因邪有风热、风寒之分，故法有辛凉、辛温之别。

（1）方剂举例 辛凉解表方如银翘散或牛蒡解肌汤；辛温解表方如荆防败毒散、万灵丹。

（2）常用药物 辛凉解表药，如薄荷、桑叶、蝉蜕、牛蒡子、连翘、浮萍、菊花等；辛温解表药，如荆芥、防风、麻黄、桂枝、羌活、生姜、葱白等。

2. 通里法 是用泻下的药物，使蓄积在脏腑内部的毒邪得以疏通排出，从而达到除积导滞、逐瘀散结、泻热定痛、邪去毒消的目的。外科通里法常用的为攻下（寒下）和润下两法。

（1）方剂举例 攻下法，如大承气汤、内疏黄连汤、凉膈散；润下法，如润肠汤。

（2）常用药物：攻下药物，如大黄、芒硝、枳实、番泻叶；润下药物，如瓜蒌仁、火麻仁、郁李仁、蜂蜜等。

3. 清热法 是用寒凉的药物，使内蕴之热毒得以清解，也就是《内经》所说"热者寒之"的治法。由于外科疮疡多因火毒而生，所以清热法是外科的主要治疗法则。但在具体运用时，首先必须分清热之盛衰、火之虚实。实火宜清热解毒；热在气分者，当清气分之热；邪在营分者，当清血分之热；阴虚火旺者，当养阴清热。

（1）方剂举例　清热解毒方，如五味消毒饮；清气分之热方，如黄连解毒汤；清血分之热方，如犀角地黄汤、清营汤；养阴清热方，如知柏八味丸；清骨蒸潮热方，如清骨散。

（2）常用药物　清热解毒有蒲公英、紫花地丁、金银花、连翘、重楼、野菊花等；清气分热有黄连、黄芩、黄柏、石膏等；清血分之热有水牛角、鲜生地黄、赤芍、牡丹皮、紫草、大青叶等；养阴清热有生地黄、玄参、麦冬、龟甲、知母等；清骨蒸潮热有地骨皮、青蒿、鳖甲、柴胡等。

4. 温通法　用温经通络、散寒化痰的药物，以驱散阴寒凝滞之邪，为寒证的主要治法。即《内经》所说"寒者热之"之意。本法在外科临床运用时，主要有温经通阳、散寒化痰和温经散寒、祛风化湿两法。

（1）方剂举例　温经通阳方，如阳和汤；温经散寒方，如独活寄生汤。

（2）常用药物　温经通阳、散寒化痰药物，如附子、肉桂、干姜、桂枝、麻黄、白芥子等；温经散寒、祛风化湿药物，如细辛、桂枝、羌活、独活、秦艽、防风、桑寄生等。

5. 祛痰法　是用咸寒软坚化痰的药物，使因痰凝聚之肿块得以消散的治法。一般来讲，痰不是疮疡的主要发病原因，因为外感六淫或内伤七情，以及体质虚弱等，多能使气机阻滞液聚成痰。因此，祛痰法在临床运用时，大多数是针对不同的病因，配合其他治法使用，才能达到化痰、消肿、软坚的目的。故分有疏风化痰、清热化痰、解郁化痰、养营化痰等法。

（1）方剂举例　疏风化痰方，如牛蒡解肌汤合二陈汤；清热化痰方，如清咽利膈汤合二母散；解郁化痰方，如逍遥散合二陈汤；养营化痰方，如香贝养营汤。

（2）常用药物　疏风化痰有牛蒡子、薄荷、蝉蜕、夏枯草、陈皮、杏仁、半夏等。清热化痰如板蓝根、连翘、黄芩、金银花、贝母、桔梗、瓜蒌、天竺黄、竹茹等；解郁化痰如柴胡、川楝子、郁金、香附、海藻、昆布、白芥子等；养营化痰如当归、白芍、何首乌、茯苓、贝母等。

6. 理湿法　是用燥湿或淡渗利湿的药物，祛除湿邪的治法。湿邪停滞，能阻塞气机，病难速愈。一般来说，在上焦宜化，在中焦宜燥，在下焦宜利。且湿邪致病常与其他邪气结合为患，最多为夹热，其次为夹风。因此，理湿之法不单独使用，必须结合清热、祛风等法，才能达到治疗目的。如湿热两盛，留恋气分，要利湿化浊，清热解毒；湿热下注膀胱，宜清热泻火，利水通淋；湿热蕴结肝胆，宜清肝泻火，利湿化浊。风湿袭于肌表，宜除湿祛风。

（1）方剂举例　燥湿运脾方，如平胃散；清热利湿方，如二妙丸、萆薢渗湿汤、五神汤、龙胆泻肝汤等；除湿祛风方，如豨莶丸。

（2）常用药物　燥湿药物，如苍术、佩兰、藿香、厚朴、半夏、陈皮等；淡渗利湿药物，如萆薢、泽泻、薏苡仁、猪苓、茯苓、车前草、茵陈等；祛风除湿药，如地肤子、豨莶草、威灵仙、防己、木瓜、蚕砂等。

7. 行气法　是运用行气的药物，调畅气机，流通气血，以解郁散结、消肿止痛的一种治法。气血凝滞，是外科病理变化中的一个重要环节，局部肿胀、结块、疼痛都与气机不畅、血脉瘀阻有关。因气为血之帅，气行则血行，气滞则血凝，故行气之时，多与活血药配合使用；又气郁则水湿不行聚而成痰，故行气药中又多与化痰药合用。

（1）方剂举例　疏肝解郁，行气活血方，如逍遥散、清肝解郁汤；理气解郁、化痰软坚方，如海藻玉壶汤、开郁散。

（2）常用药物　疏肝解郁，行气活血药物，如柴胡、香附、枳壳、陈皮、木香、延胡索、当归、白芍、金铃子、丹参等；理气解郁，化痰软坚药，如海藻、昆布、贝母、青皮、半夏、川芎等。

8. 和营法　是用调和营血的药物，使经络疏通，血脉调和流畅，从而达到疮疡肿消痛止的目的。外科病中疮疡的形成，多因"营气不从，逆于肉理"而成，所以和营法在内治法中应用还是比较广泛的。大致可分活血化瘀和活血逐瘀两种治法。

（1）方剂举例　活血化瘀方，如桃红四物汤；活血逐瘀方，如大黄䗪虫丸。

（2）常用药物　活血化瘀药，如桃仁、红花、当归、赤芍、红藤等；活血逐瘀药，如水蛭、虻虫、三棱、莪术等。

9. 内托法　用补益和透脓的药物，扶助正气，托毒外出，使疮疡毒邪移深居浅，早日液化成脓，或使病灶趋于局限化，使邪盛者不致脓毒旁窜深溃，正虚者不致毒邪内陷，从而达到脓出毒泄、肿痛消退的目的，寓有"扶正达邪"之意。临床上根据病情虚实情况，托法可分为透托法和补托法两类。其中补托法又可分为益气托毒法和温阳托毒法。

（1）方剂举例　透托方，如透脓散；益气托毒方，如托里消毒散；温阳托毒方，如神功内托散。

（2）常用药物　如黄芪、党参、白术、当归、白芍、附子、干姜、穿山甲（代）、皂角刺等。

10. 补益法　是用补虚扶正的药物，使体内气血充足，以消除虚弱，恢复正气，助养新肉生长，使疮口早日愈合的治法。也即《内经》所说"虚者补之""损者益之"之意。补益法主要有益气、养血、滋阴、助阳等。

（1）方剂举例　益气方，如四君子汤；养血方，如四物汤；气血双补方，如八珍汤；滋阴方，如六味地黄丸；助阳方，如桂附八味丸或右归丸。

（2）常用药物　益气之药，如党参、黄芪、白术；养血药，如当归、熟地黄、鸡血藤、白芍；滋阴药，如生地黄、玄参、麦冬、女贞子、墨旱莲；温阳药，如附子、肉桂；助阳药，如仙茅、淫羊藿、巴戟天、鹿角片等。

11. 调胃法　是用调理胃气的药物，使纳谷旺盛，从而促进气血生化的治法。凡疮疡后期溃后脓血大泄，必须靠水谷之营养，以助气血恢复，加速疮口愈合。若胃纳不振，则生化乏源，气血不充，溃后难敛。凡在外科疾病的发展过程中出现脾胃虚弱，运化失司，应及时调理脾胃。古人云"有胃气则生，无胃气则死"，故治疗外科疾病，自始至终都要注意到胃气。调胃法在具体运用时，有理脾和胃、和胃化浊及清养胃阴等法。

（1）方剂举例　理脾和胃方，如异功散；和胃化浊方，如二陈汤；清养胃阴方，如益胃汤。

（2）常用药物　理脾和胃药，如党参、白术、茯苓、陈皮、砂仁等；和胃化浊药，如陈皮、茯苓、半夏、厚朴、竹茹、谷芽、麦芽等；清养胃阴药，如沙参、麦冬、玉竹、生地黄、天花粉等。

以上各种内治疗法，虽每法均各有其适应证，但病情的变化是错综复杂的，在具体运用时，往往需数法合并使用。因此，治疗时应根据全身和局部情况，病程阶段，按病情的变化和发展选法用药，才能得到较好的治疗效果。

二、外治法

外治法是运用药物、手术、物理方法或配合一定的器械等，直接作用于患者体表某部或与体表相通某些腔道或病变部位而达到治疗目的的一种治疗方法。外治法是与内治法相对而言的治疗方法，实际上除口服药物以外的治疗方法都可归为外治法。

外治法的运用同内治法一样，除了要进行辨证施治外，还要根据疾病不同的发展过程，选择不同的治疗方法。常用的方法有药物疗法、手术疗法和其他疗法三大类。

（一）药物疗法

药物疗法是根据疾病所在的部位不同，以及病程进展变化所需，把药物制成不同的剂型施用于患处，使药力直达病所，从而达到治疗目的的一种方法。常用的有膏药、油膏、箍围药、草药、掺药等。

1.膏药　古代称薄贴，现称硬膏。膏药是按配方用若干药物浸于植物油中煎熬，去渣存油，加入黄丹再煎，利用黄丹在高热下发生物理变化，凝结而成的制剂，俗称药肉；也有不用煎熬，经捣烂而成的膏药制剂，再用竹签将药肉摊在纸或布上。目前通过剂型改革，有些已制成胶布型膏药。膏药总的作用是：因其富有黏性，敷贴患处，能固定患部，使患部减少活动；保护溃疡疮面，可以避免外来刺激和毒邪感染；膏药使用前加温软化，趁热敷贴患部，使患部得到较长时间的热疗，改善局部血液循环，增加抗病能力。至于具体的功用，则依据所选药物的功用不同，对肿疡起到消肿定痛，对溃疡起到提脓去腐、生肌收口的作用。

【适应证】一切外科疾病初起、成脓、溃后各个阶段，均可应用。

【应用】由于膏药的方剂组成不同，运用的药物有温、凉之异，所以在应用时就有各种不同的适应证。如太乙膏、千捶膏均可用于红肿热痛明显之阳证疮疡，为肿疡、溃疡的通用方。初起贴之能消，已成贴之能溃，溃后贴之能去腐。太乙膏性偏清凉，功能消肿、清火、解毒、生肌。千捶膏性偏寒凉，功能消肿、解毒、提脓、去腐、止痛。阳和解凝膏用于疮形不红不热，漫肿无头之阴证疮疡未溃者，功能温经和阳，祛风散寒，调气活血，化痰通络。咬头膏具有腐蚀性，功能蚀破疮头，适用于肿疡脓成，不能自破，以及患者不愿接受手术切开排脓者。此外，膏药摊制的形式有厚薄之分，在具体运用上也各有所宜。如薄型的膏药，多适用于溃疡，宜于勤换；厚型的膏药，多适用于肿疡，宜于少换，一般 5~7 天调换 1 次。

2.**油膏** 是将药物与油类煎熬或捣匀成膏的制剂，现称软膏。目前，油膏的基质有猪脂、羊脂、松脂、麻油、黄蜡、白蜡以及凡士林等。在应用上，其优点有柔软、滑润、无板硬黏着不舒的感觉，尤其对病灶的凹陷折缝之处，或大面积的溃疡，使用油膏更为适宜，故近代常用油膏来代替膏药。

【适应证】适用于肿疡、溃疡、皮肤病糜烂结痂渗液不多者，以及肛门病等。

【应用】由于油膏的方剂组成不同，疾病的性质和发病阶段各异，在具体运用时，根据病情辨证选药。如肿疡期，金黄膏、玉露膏有清热解毒、消肿止痛、散瘀化痰的作用，适用于疮疡阳证。金黄膏长于除湿化痰，对肿而有结块，尤其是急性炎症控制后形成的慢性迁延性炎症更为适宜；玉露膏性偏寒凉，对焮红灼热明显，肿势散漫者效果较佳；冲和膏有活血止痛、疏风祛寒、消肿软坚的作用，适用于半阴半阳证；回阳玉龙膏有温经散寒、活血化瘀的作用，适用于阴证。溃疡期可选用生肌玉红膏、红油膏、生肌白玉膏。生肌玉红膏功能活血去腐、解毒止痛、润肤生肌收口，适用于一切溃疡，腐肉未脱，新肉未生之时，或日久不能收口者；红油膏功能防腐生肌，适用于一切溃疡；生肌白玉膏功能润肤生肌收敛，适用于溃疡腐肉已净、疮口不敛者，以及乳头皲裂、肛裂等病；风油膏功能润燥杀虫止痒，适用于银屑病（牛皮癣）、慢性湿疮、皲裂等；青黛散油膏功能收湿止痒、清热解毒，适用于蛇串疮、急或慢性湿疮等皮肤焮红痒痛、渗液不多之症，亦可用于痄腮以及对各种油膏过敏者；消痔膏、黄连膏功能消痔退肿止痛，适用于内痔脱出、赘皮外痔、血栓外痔等出血、水肿、疼痛之症。

3.**箍围药**　古称敷贴，是药粉和液体调制成的糊剂。具有箍集围聚、收束疮毒的作用，用于肿疡初期，促其消散；若毒已结聚，也能促使疮形缩小，趋于局限，早日成脓和破溃；即使肿疡破溃，余肿未消，也可用它来消肿，截其余毒。

【适应证】凡外疡不论初起、成脓及溃后，肿势散漫不聚，而无集中之硬块者，均可使用本法。

【应用】由于箍围药的药性有寒、热的不同，所以在应用时应分别使用，才能收到预期效果。如金黄散、玉露散可用于红、肿、热、痛明显的阳证疮疡；疮形肿而不高，痛而不甚，微红微热，属半阴半阳证者，可用冲和膏；疮形不红不热，漫肿无头属阴证者，可用回阳玉龙膏。箍围药使用时，是将药粉与各种不同的液体调制成糊状。调制液体多种多样，临床应根据疾病的性质与阶段不同，正确选择使用。以醋调者，取其散瘀解毒；以酒调者，取其助行药力；以葱、姜、韭、蒜捣汁调者，取其辛香散邪；以菊花汁、丝瓜叶汁、银花露调者，取其清凉解毒，其中用丝瓜叶汁调制的玉露散治疗暑天疖肿效果较好；以鸡子清调者，取其缓和刺激；以油类调者，取其润泽肌肤。如上述液体取用有困难时，则可用冷茶汁加白糖少许调制。总之，阳证多用菊花汁、银花露或冷茶汁调制，半阴半阳证多用葱、姜、韭捣汁或用蜂蜜调制，阴证多用醋、酒调敷。用于外疡初起时，箍围药宜敷满整个病变部位。若毒已结聚，或溃后余肿未消，宜敷于患处四周，不要完全涂布。敷贴应超过肿势范围。

4. 草药 又称生药，是指采集的新鲜植物药，多为野生。其药源丰富，使用方便，价格低廉，疗效较好，民间使用草药治疗外科疾病积累了很多的经验。

【适应证】一切外科疾病之阳证，具有红、肿、热、痛特征者；创伤浅表出血；皮肤病的止痒；毒蛇咬伤等。

【应用】蒲公英、紫花地丁、马齿苋、芙蓉花叶、重楼、丝瓜叶等，有清热解毒消肿之功，适用于阳证肿疡。将鲜草药洗净，加食盐少许，捣烂敷患处，每日调换 1～2 次。墨旱莲、白茅花、丝瓜叶等，有止血之功，适用于浅表创伤之止血。洗净，捣烂后敷出血处，并加压包扎，白茅花不用捣烂可直接敷用。徐长卿、蛇床子、地肤子、泽漆、羊蹄根等有止痒作用，适用于急、慢性皮肤病。用时洗净，凡无渗液者可煎汤熏洗，有渗液者捣汁或煎汤冷却后湿敷。泽漆捣烂后加食盐少许用纱布包后，涂擦白疕皮损处；羊蹄根用醋浸后取汁外搽治银屑病（牛皮癣）；半边莲捣汁内服，药渣外敷伤口周围，治毒蛇咬伤等。

5. **掺药**　将各种不同的药物研成粉末，根据制方规律，并按其不同的作用配伍成方，用时掺布于膏药或油膏上，或直接掺布于病变部位，谓之掺药，古称散剂，现称粉剂。掺药的种类很多，治疗外科疾患，应用范围很广，肿疡和溃疡等均可应用，其他如皮肤病、肛门病等也同样可以施用。由于疾病的性质和发展阶段不同，应用时要根据具体情况选择用药，可掺布于膏药、油膏上，或直接掺布于疮面上，或黏附在纸捻上插入疮口内，或将药粉时时扑于病变部位，以达到消肿散毒、提脓去腐、腐蚀平胬、生肌收口、定痛止血、收涩止痒、清热解毒等目的。

掺药配制时，应研极细，研至无声为度。其植物类药品，宜另研过筛；矿物类药品，宜水飞；麝香、樟脑、冰片、朱砂粉、牛黄等贵重药品，宜另研后再与其他药物和匀，制成散剂方可应用，否则用于肿疡药性不易渗透，用于溃疡容易引起疼痛。有香料的药粉最好以瓷瓶贮藏，塞紧瓶盖，以免香气走散。近年来经过剂型的改革，将药粉与水溶液混合制成洗剂，将药物浸泡于乙醇溶液中制成酊剂，便于患者应用。

（1）消散药　将具有渗透和消散作用的药粉，掺布于膏药或油膏上，贴于患处，可以直接发挥药力，使疮疡蕴结之毒移深居浅，肿消毒散。

【适应证】适用于肿疡初起而肿势局限尚未成脓者。

【应用】阳毒内消散、红灵丹具有活血止痛、消肿化痰之功，适用于一切阳证。阴毒内消散、桂麝散、黑退消有温经活血、破坚化痰、散风逐寒之功，适用于一切阴证。

（2）提脓去腐药　指具有排除脓液，祛除腐肉作用的方药，使疮疡内蕴之脓毒排出，腐肉脱落，治疗脓毒证。

此类药具有提脓去腐的作用，能使疮疡内蓄之脓毒早日排出，腐肉迅速脱落。一切外疡在溃破之初，应选用提脓去腐药。若脓水不能外出，则攻蚀越深，腐肉不去则新肉难生，不仅增加患者的痛苦，并影响疮口的愈合，甚至造成病情恶化而危及生命。因此，提脓去腐是处理溃疡早期的一种基本方法。

【适应证】凡溃疡初期，脓栓未溶，腐肉未脱，或脓水不净，新肉未生的阶段，均宜使用。

【应用】提脓去腐的主药是升丹，升丹以其配制原料种类多少的不同，而有小升丹和大升丹之分。小升丹又称三仙丹，其配制的处方中只有水银、火硝和明矾3种原料。大升丹的配制处方除上述3种药品外，尚有皂矾、朱砂、雄黄及铅等。升药又可依其炼制所得成品的颜色而分为红升和黄升两种。两者的物理性质、化学成分、药理作用和临床用法等大同小异。升丹是中医外科中常用的一种药品，现代科学证明，升丹化学成分主要为汞化合物如氧化汞、硝酸汞等，红升丹中还含有氧化铅，其中汞化合物有毒，有杀菌消毒作用。药理研究证实，汞离子能和病菌呼吸酶中的巯基结合，使之固定而失去原有活动力，终致病原菌不能呼吸趋于死亡；硝酸汞是可溶性盐类，加水分解而成酸性溶液，对人体组织有缓和的腐蚀作用，可使与药物接触的病变组织蛋白质凝固坏死，逐渐与健康组织分离而脱落，具有"去腐"作用。目前采用的是一种小升丹，临床使用时，若疮口大者，可掺于疮口上；疮口小者，可黏附在药线上插入；亦可掺于膏药、油膏上盖贴。注意升丹因药性太猛，须加赋形药使用，常用的有九一丹、八二丹、七三丹、五五丹、九黄丹等。在腐肉已脱、脓水已少的情况下，更宜减少升丹含量。此外，尚有不含升丹的提脓祛腐药，如黑虎丹，可用于对升丹过敏者；回阳玉龙散温经活血、祛腐化痰，可用于溃疡属阴证者。

【注意】升丹属有毒刺激药品，凡对升丹过敏者应禁用；对大面积疮面，应慎用，以防吸收过多而发生汞中毒。凡见不明原因的高热、乏力、口有金属味等汞中毒症状时，应立即停用。若病变在眼部、唇部附近者，宜慎用，以免强烈腐蚀有损容貌。此外，升丹放置陈久使用，可使药性缓和而减轻疼痛。升丹为汞制剂，宜用黑瓶贮藏，以免氧化变质。

（3）腐蚀药与平胬药　腐蚀药又称追蚀药，具有腐蚀组织的作用，掺布患处，能使疮疡不正常的组织得以腐蚀枯落。平胬药具有平复胬肉的作用，能使疮口增生的胬肉回缩。

【适应证】肿疡脓未溃时；痔、瘰疬、赘疣、息肉等病；溃疡破溃以后，疮口太小，引流不畅；疮口僵硬，胬肉突出，腐肉不脱等妨碍收口时。

【应用】由于腐蚀平胬成方的药物组成不同，药性作用有强弱，因此在临床上需根据其适应证而分别使用。如白降丹，适用于溃疡疮口太小，脓腐难去，用桑皮纸或丝棉纸做成裹药，插于疮口，使疮口开大，脓腐易出；如肿疡脓成不能穿溃，同时素体虚弱，而不愿接受手术治疗者，也可用白降丹少许，水调和，点放疮顶，代刀破头；其他如赘疣，点之可以腐蚀枯落；另有以米糊作条，用于瘰疬，则能起攻溃拔核的作用；枯痔散一般用于痔，将此药涂敷于痔核表面，能使其焦枯脱落；三品一条枪插入患处，能腐蚀漏管，也可以蚀去内痔，攻溃瘰疬；平胬丹适用于疮面胬肉突出，掺药其上，能使胬肉平复。

【注意】腐蚀药一般含有汞、砒成分，因汞、砒的腐蚀力较其他药物大，在应用时必须谨慎。尤其在头面、指（趾）等肉薄近骨之处，不宜使用过烈的腐蚀药物。即使需要应用，必须加赋形药减低其药力，以免伤及周围正常组织，待腐蚀目的达到，即应改用其他提脓去腐或生肌收口药。不要长期、过量使用以免引起汞中毒；对汞、砒过敏者，则应禁用。

（4）祛腐生肌药　具有提脓祛腐，解毒活血，生肌收敛的作用，掺敷在创面上，能改善溃疡局部血液循环，促使脓腐液化脱落，促进新肉生长。

【适应证】溃疡日久，腐肉难脱，新肉不生；腐肉已脱，新肉不长，久不收口。

【应用】取药粉适量，直接掺布在创面上；或制成药捻，插入创口内。回阳玉龙散用于溃疡属阴证，腐肉难脱，肉芽暗红或腐肉已脱，肉芽灰白，新肉不长者，具有温阳活血、去腐生肌之功。月白珍珠散、拔毒生肌散用于溃疡阳证。月白珍珠散用于腐肉脱而未尽，新肉不生，久不收口者，有清热解毒、去腐生肌之功。拔毒生肌散用于腐肉未脱，常流毒水，疮口下陷，久不生肌者，有拔毒生肌之功。黄芪六一散、回阳生肌散用于溃疡虚证，脓水清稀，久不收口。前者补气和营生肌，适用于偏气虚者；后者回阳生肌，适用于偏阳虚者。

【注意】去腐生肌药用于慢性溃疡比较适宜，使用时，应根据溃疡阴阳属性辨证选药。若全身情况较差，气血虚衰者，还应配合内治法内外同治，以促进溃疡愈合。

（5）生肌收口药　具有解毒、收敛、促进新肉生长的作用，掺敷疮面能使疮口加速愈合。疮疡溃后，当脓水将尽，或腐脱新生时，若仅靠机体的修复能力来长肉收口则较为缓慢，因此，生肌收口也是处理溃疡的一种基本方法。

【适应证】溃疡腐肉已脱、脓水将尽者。

【应用】常用的生肌收口药，如生肌散、八宝丹等，不论阴证、阳证，均可掺布于疮面上应用。

【注意】脓毒未清、腐肉未净时，若早用生肌收口药，则不仅无益，反增溃烂，延缓治愈，甚至引起迫毒内攻之变；若已成漏管之证，即使用之，勉强收口，仍可复溃，此时需配以手术治疗，方能达到治愈目的；若溃疡肉色灰淡而少红，新肉生长缓慢，则宜配合内服药补养和食物营养，内外兼施，以助新生；若臁疮日久难敛，则宜配以绑腿缠缚，改善局部的血液循环。

（6）止血药　具有收涩凝血的作用，掺敷于出血之处，外用纱布包扎固定，可以促使创口血液凝固，达到止血的目的。

【适应证】溃疡或创伤出血，凡属于小络损伤而出血者。

【应用】桃花散适用于溃疡出血；如圣金刀散，适用于创伤性出血；云南白药对于溃疡出血、创伤性出血均可使用。其他如三七粉，调成糊状涂敷患部，也有止血作用。

【注意】若大出血时，必须配合手术与内治等方法急救，以免因出血不止而引起晕厥之变。

（7）清热收涩药　具有清热收涩止痒的作用，掺扑于皮肤病糜烂渗液不多的皮损处，达到消肿、干燥、止痒的目的。

【适应证】一切皮肤病急性或亚急性皮炎而渗液不多者。

【应用】常用的有青黛散，以其清热止痒的作用较强，故用于皮肤病大片潮红丘疹而无渗液者；三石散收涩生肌作用较好，故用于皮肤糜烂，稍有渗液而无红热之时，可直接干扑于皮损处，或先涂上一层油剂后再扑三石散，外加包扎。

【注意】一般不用于表皮糜烂、渗液较多的皮损处，用后反使渗液不能流出，容易导致自身过敏性皮炎；亦不宜用于毛发生长的部位，因药粉不能直接掺扑于皮损处，同时粉末与毛发易黏结成团。

（8）酊剂　是将各种不同的药物，浸泡于乙醇溶液内，最后倾取其药液。

【适应证】疮疡未溃及皮肤病等。

【应用】红灵酒有活血、消肿、止痛之功，用于冻疮、脱疽未溃之时；10%土槿皮酊、复方土槿皮酊有杀虫、止痒之功，适用于鹅掌风、灰指甲、脚湿气等；白屑风酊有祛风、杀虫、止痒之功，适用于面游风。

【注意】一般酊剂有刺激性，所以凡疮疡破溃后，或皮肤病有糜烂者，均应禁用。酊剂应盛于遮光密闭容器中，充装宜满，并在阴凉处保存。

（9）洗剂　是按照组方原则，将各种不同的药物先研成细末，然后与水溶液混合在一起而成。因加入的粉剂多系不溶性，故呈混悬状，用时须加以振荡，故也称混合振荡剂或振荡洗剂。

【适应证】一般用于急性、过敏性皮肤病，如酒渣鼻和粉刺等。

【应用】三黄洗剂有清热止痒之功，用于一切急性皮肤病，如湿疮、接触性皮炎，皮损为潮红、肿胀、丘疹等；颠倒散洗剂有清热散瘀之功，用于酒渣鼻、粉刺。上述方剂中常可加入 1%～2% 薄荷脑或樟脑，增强止痒之功。在应用洗剂时应充分振荡，使药液和匀，以毛笔或棉花签蘸之涂于皮损处，每日 3～5 次。

【注意】凡皮损处糜烂渗液较多，或脓液结痂，或深在性皮肤病，均应禁用。在配制洗剂时，其中药物粉末应先研细，以免刺激皮肤。

（二）手术疗法

手术疗法是应用各种器械进行手术操作的一种治疗方法，它在外科治疗中占有十分重要的位置。常用的方法有切开法、烙法、砭镰法、挑治法、挂线法、结扎法等，可针对疾病的不同情况选择应用。手术器械必须严格消毒，正确使用麻醉方法，保证无菌操作，并注意防止出血和刀晕等情况的发生。

1. 切开法　切开法就是运用手术刀把脓肿切开，以使脓液排出，从而达到疮疡毒随脓泄，肿消痛止，逐渐向愈的目的。这里所讲的切开法仅指脓疡的切开。

【适应证】一切外疡，不论阴证、阳证，确已成脓者，均可使用。

【应用】运用切开法之前，应当辨清脓成熟的程度、脓肿的深浅、患部的血脉经络位置等情况，然后决定切开与否。

（1）切开时机　要辨清脓成熟的程度，准确把握切开的有利时机。当肿疡成脓之后，脓肿中央出现透脓点（脓腔中央最软的一点），即为脓已成熟，此时予以切开最为适宜。若肿疡脓未成熟，过早切开，则徒伤气血，脓反难成，并可致脓毒走窜。

（2）**切口选择**　以便于引流为原则，选择脓腔最低点或最薄弱处进刀，一般疮疡宜循经直切，免伤血络；乳房部应以乳头为中心，放射状切开，免伤乳络；面部脓肿应尽量沿皮肤的自然纹理切开；手指脓肿，应从侧方切开；关节区附近的脓肿，切口尽量避免越过关节；若为关节区脓肿，一般施行横切口、弧形切口或"S"形切口，因为纵切口在瘢痕形成后易影响关节功能；肛旁低位脓肿，应以肛管为中心做放射状切开。

（3）**切开原则**　不同的病变部位，进刀深浅必须适度，如脓腔浅者，或生在皮肉较薄的头、颈、胁肋、腹、手指等部位，必须浅切；如脓腔深者，或生在皮肉较厚的臀、臂等部位，稍深无妨，以得脓为度。切口大小应根据脓肿范围大小，以及病变部位的肌肉厚薄而定，以脓流通畅为原则。凡是脓肿范围大，肌肉丰厚而脓腔较深的，切口宜大；脓肿范围小，肉薄而脓肿较浅的，切口宜小。一般切口不能超越脓腔以外，以免损伤好肉筋络，愈合后瘢痕较大；但切口也不能过小，以免引流不畅脓水难出，延长治愈时间。

（4）**操作方法**　切开时以右手握刀，刀锋向外，拇示两指夹住刀口要进刀的尺寸，其余三指把住刀柄，并把刀柄的末端顶在鱼际上 1/3 处，这样能使进刀有力准确，同时左手拇示两指按在所要进刀部位的两侧，进刀时刀刃宜向上，在脓点部位向内直刺，深入脓腔即止，如欲把刀口开大，则可将刀口向上或向下轻轻延伸，然后将刀直出即可。如采用西医手术刀，可应用小号尖角刀以反挑式之执刀法进行直刺，如欲把刀口开大，则可将刀口向上或向下轻轻延伸。

【**注意**】在关节和筋脉的部位宜谨慎开刀，以免损伤筋脉，致使关节不利，或大出血；如患者过于体弱，切开时应注意体位并做好充分准备，以防晕厥；凡颜面疔疮，尤其在鼻唇部位，忌早期切开，以免疔毒走散，并发走黄危证。切开后，由脓自流，切忌用力挤压，以免感染扩散、毒邪内攻。

2. 火针烙法　古称燔针焠刺，是将针具烧红后烫烙病变部位，以达到消散、排脓、止血、去除赘生物等目的一种治疗方法。常用的有平头、尖头、带刃等粗、细不同的多种铁针。用于消散的，多选用尖头铁针，用于引流可选用平头或带刃铁针。

【适应证】甲下瘀血，四肢深部脓疡、疖、痈、赘疣、息肉以及创伤出血等。

【应用】外伤引起的指甲下瘀血，可施"开窗术"治疗。选用平头粗细适当的铁针，烧红后点穿指甲，迅速放出瘀血，患指疼痛即刻缓解，一般不会引起指甲与甲床分离。四肢深部脓疡，可用平头或带刃粗针，灼红后刺入脓疡中心部位。出针时，针具向下斜拖，使疮口开大。一烙不透，可以多烙，烙后应放入药线引流。疖、痈脓疡表浅者，平头粗针烙后，针具直出或斜出，脓汁自流，亦可轻轻挤出脓汁，不必放入药线。赘疣、息肉患者，切除病灶后，用烙法可烫治病根。创伤出血患者选用平头粗细适中的铁针，烧红后灼之，即刻止血。

【注意】治疗时应避开患者的视线，以免引起患者精神紧张，发生晕厥；烙时，火针应避开大血管及神经，不能盲目刺入，伤及正常组织；手、足筋骨关节处，用之恐焦筋灼骨，造成残废；胸胁、腰、腹等部位不可深烙，否则易伤及内膜；头为诸阳之会，皮肉较薄，亦当禁用；血瘤、岩肿等病禁用烙法；年老体弱，大病之后、孕妇等不宜用火针。

3. 砭镰法 砭镰法俗称飞针。现多是用三棱针或刀锋在疮疡患处皮肤或黏膜上浅刺，放出少量血液，使内蕴热毒随血外泄。有疏通经络、活血化瘀、排毒泄热、扶正祛邪的作用。

【适应证】适用于急性阳证疮疡，如下肢丹毒、红丝疔，疖、疮、痈肿初起，外伤瘀血肿痛、痔肿痛等。

【应用】治疗时局部常规消毒，用三棱针或刀锋直刺患处，或特选部位的皮肤、黏膜，令微微出血。刺毕，用消毒棉球按压针孔。红丝疔患者用挑刺手法，于红丝尽头刺之，令微出血，继而沿红丝走向寸寸挑断；下肢丹毒，疖、痈初起，可用围刺手法，用三棱针围绕病灶周围点刺出血；外伤瘀血肿痛，用三棱针围刺后，可配合火罐，拔出瘀血，注意观察罐内出血量，不超过 10mL，不需提前起罐；痔肿痛患者，用刺络手法，循经取穴，多在龈交处有米粒大小结节，用三棱针刺之出血，可减轻肿痛。

【注意】注意无菌操作，以防感染。击刺时，宜轻、准、浅、快，出血量不宜过多，应避开神经和大血管，刺后可再敷药包扎。头、面、颈部不宜施用砭镰法，阴证、虚证及有出血倾向者禁用。

4. 挑治疗法 挑治疗法是在人体的腧穴、敏感点或一定区域内，用三棱针挑破皮肤、皮下组织，挑断部分皮内纤维。是通过刺激皮肤经络，使脏腑得到调理的一种治疗方法。有调理气血、疏通经络、解除瘀滞的作用。

【适应证】适用于内痔出血、肛裂、脱肛、肛门瘙痒、颈部多发性疖肿等。

【应用】常用的方法有选点挑治、区域挑治和截根疗法 3 种。①选点挑治：在背部上起第 7 颈椎，下至第 5 腰椎旁及两侧腋后线范围内，寻找疾病反应点。反应点多为棕色、灰白色、暗灰色等，按之不褪色小米粒大小的丘疹。此法适用于颈部多发性疖肿。②区域挑治：在腰椎两侧旁开 1~1.5 寸的纵线上任选一点挑治，尤其在第 3 腰椎到第 2 腰椎之间旁开 1~1.5 寸的纵线上，挑治效果更好。本法适用于内痔出血、肛裂、脱肛、肛门瘙痒等。③截根疗法：取大椎下 4 横指处，在此处上下左右 1cm 范围内寻找反应点或敏感点。治疗时，让患者反坐在靠椅上，两手扶于靠背，暴露背部。体弱患者可采用俯卧位，防止虚脱。挑治前局部常规消毒，用小号三棱针刺入皮下至浅筋膜层，挑断黄白色纤维数根，挑毕，以消毒纱布敷盖。一次不愈，可于 2~3 周后再行挑治，部位可以另选。

【注意】注意无菌操作，挑治后一般 3~5 天内禁止洗澡，防止感染，挑治后当日应注意休息，不吃刺激性食物。对孕妇、有严重心脏病、出血性疾病及身体过度虚弱者禁用本法。

5. 挂线法 是采用普通丝线，或药制丝线，或纸裹药线，或橡皮筋线等来挂断瘘管或窦道的治疗方法。其机制是利用挂线的紧箍作用，促使气血阻绝，肌肉坏死，最终达到切开的目的。挂线又能起到引流作用，分泌物和坏死组织液随挂线引流排出，从而保证引流通畅，防止发生感染。

【适应证】疮疡溃后，脓水不净，虽经内服、外敷等治疗无效而形成瘘管或窦道者；疮口过深，或生于血络丛处，而不宜采用切开手术者。

【应用】先用球头银丝自甲孔探入管道，使银丝从乙孔穿出（如没有乙孔的，可在局麻下用硬性探针顶穿，引出银丝），然后用丝线做成双套结，将橡皮筋线一根结扎在自乙孔穿出的银丝球头部，再由乙孔退回管道，从甲孔抽出。这样，橡皮筋线与丝线贯穿瘘管管道两口。此时将扎在球头上的丝线与橡皮筋线剪开（丝线暂时保留在管道内，以备橡皮筋线在结扎断开时，用以另引橡皮筋线作更换之用），再在橡皮筋线下先垫两根丝线，然后收紧橡皮筋线，打一个单结，再将所垫的两根丝线，各自分别在橡皮筋线打结处予以结缚固定，最后抽出管道内保留的丝线。

上面介绍的是橡皮筋线挂线法，如采用普通丝线或纸裹药线挂线法，则在挂线以后，须每隔 2～3 天解开线结，收紧一次。橡皮筋线因有弹性，一般一次扎紧后即可自动收紧切开，所以目前多采用橡皮筋线挂线法。

【注意】如果瘘管管道较长，发现挂线松弛时，必须将线收紧；在探查管道时，要轻巧、细致，避免形成假道。

6. 结扎法 又名缠扎法，是将线缠扎于病变部位与正常皮肉分界处，通过结扎，促使病变部位经络阻塞、气血不通，结扎远端的病变组织失去营养而致逐渐坏死脱落，从而达到治疗目的的一种方法。

【适应证】适用于瘤、赘疣、痔、脱疽等病。

【应用】凡头大蒂小的赘疣、痔核等，可在根部以双套结扣住扎紧；凡头小蒂大的痔核，可以缝针贯穿它的根部，再用"8"字式结扎法，或"回"字式结扎法两线交叉扎紧；如截除脱疽坏死的趾（指），可在其上端预先用丝线缠绕十余圈，渐渐紧扎。结扎所使用线的种类有普通丝线、药制丝线、纸裹药线等，目前多采用较粗的普通丝线或医用缝合线。

【注意】如内痔用缝针穿线，不可穿过患处的肌层，以免化脓；扎线应扎紧，否则不能达到完全脱落的目的；扎线未脱，应俟其自然脱落，不要硬拉，以防出血。

（三）其他疗法

其他疗法有引流法、垫棉法、药筒拨法、针灸法、熏法、熨法、热烘疗法、溻渍法等。

1. 引流法　是在脓肿切开或自行溃破后，运用药线、导管或扩创等使脓液流出通畅，腐脱新生，防止毒邪扩散，促使溃疡早日愈合的一种方法。包括药线引流、导管引流和扩创引流等。

（1）药线引流　药线俗称纸捻或药捻，大多采用桑皮纸，也可应用丝绵纸或拷贝纸等。按临床实际需要，将纸裁成宽窄长短适度，搓成大小长短不同线形药线备用。药线的类别有外粘药物及内裹药物两类，目前临床上大多应用外粘药物的药线。它是借着药物及物理作用，插入溃疡疮孔中，使脓水外流；同时利用药线之线形，能使坏死组织附着于药线而使之外出；此外，尚能探查脓肿的深浅，以及有否死骨的存在。探查有否死骨也是利用药线绞形之螺纹，如触及粗糙骨质者，则说明疮疡已损骨无疑。采用药线引流和探查，具有方便、痛苦少、患者能自行更换等优点。目前将捻制成的药线，经过高压蒸汽消毒后应用，使之无菌而更臻完善。

【适应证】溃疡疮口过小，脓水不易排出者；已成瘘管、窦道者。

【应用】常用的有外粘药物法和内裹药物法。

外粘药物法分两种：一种是将搓成的纸线，临用时放在油中或水中润湿，蘸药插入疮口；另一种是预先用白及汁与药和匀，黏附在纸线上，候干存贮，随时取用。目前大多采用前法。外粘药物，多用含有升丹成分的方剂或黑虎丹等，因有提脓去腐的作用，故适用于溃疡疮口过深过小，脓水不易排出者。

内裹药物法：是将药物预先放在纸内，裹好搓成线状备用。内裹药物，多用白降丹、枯痔散等，因其具有腐蚀化管的作用，故适用于溃疡已成瘘管或窦道者。

【注意】药线插入疮口中，应留出一小部分在疮口之外，并应将留出的药线末端向疮口侧方或下方折放，再以膏药或油膏盖贴固定。如脓水已尽，流出淡黄色黏稠液体时，即使脓腔尚深，也不可再插药线，否则影响收口的时间。

（2）导管引流　古代导管用铜制成，长约10cm，粗约0.3cm，中空，一端平面光滑，一端呈斜尖式，在斜尖下方之两侧，各有一孔（以备脓腐阻塞导管腔头部后，仍能起引流的作用），即为导管的形状，消毒备用。这种导管引流较之药线引流，更易使脓液流出，从而达到脓毒外泄的目的。

【适应证】适用于附骨疽、流痰、流注等脓腔较深、脓液不易畅流者。

【应用】将消毒的导管轻轻插入疮口，达到底部后，再稍退出一些即可。当管腔中已有脓液排出时，即用橡皮膏固定导管，外盖厚层纱布，放置数日（纱布可每天更换），当脓液减少后，改用药线引流。导管另一种用法：当脓腔位于肌肉深部，切开后脓液不易畅流，将导管插入，引流脓液外出，待脓稍少后，即拔去导管，再用药线引流。导管引流，目前在体表脓肿已很少采用，大多应用于腹腔手术后，且导管均改用塑胶管或橡皮管（导尿管）以替代铜制导管。

【注意】导管的放置应放在疮口较低的一端，以使脓液畅流。导管必须固定，以防滑脱或落入疮口内。管腔如被腐肉阻塞，可松动引流管或轻轻冲洗，以保持引流通畅。

（3）扩创引流　是应用手术的方法来进行引流。大多用于脓肿溃破后有袋脓现象，经其他引流、垫棉法等无效的情况。

【适应证】痈、有头疽溃后有袋脓者，瘰疬溃后形成空腔或脂瘤染毒化脓等。

【应用】在消毒局麻下，对脓腔范围较小者，只需用手术刀将疮口上下延伸即可；如脓腔范围较大者，则用剪刀做"十"字形扩创。瘰疬之溃疡，除扩创外，并须将空腔之皮修剪，剪后使疮面全部暴露；有头疽溃疡的袋脓，除做十字形扩创外，切忌将空腔之皮剪去，以免愈合后形成较大的瘢痕，影响活动功能；脂瘤染毒化脓的扩创，做"十"字形切开后，将疮面两侧皮肤稍做修剪，便于棉花嵌塞，并用刮匙将渣样物质及囊壁一并刮清。

【注意】扩创后，须用消毒棉花按疮口大小，蘸八二丹或七三丹嵌塞疮口以祛腐，并加压固定，以防止出血，以后可按溃疡处理。

2. 垫棉法　是用棉花或纱布折叠成块以衬垫疮部的一种辅助疗法。它是借助加压的力量，使溃疡的脓液不致下坠而潴留，或使过大的溃疡空腔皮肤与新肉得以粘合而达到愈合的目的。

【适应证】溃疡脓出不畅有袋脓者；疮孔窦道形成脓水不易排尽者；溃疡脓腐已尽，新肉已生，但皮肉一时不能粘合者。

【应用】袋脓者，使用时将棉花或纱布垫衬在疮口下方空隙处，并用宽绷带加压固定；对窦道深而脓水不易排尽者，用棉垫压迫整个窦道空腔，并用绷带扎紧；溃疡空腔的皮肤与新肉一时不能粘合者，使用时可将棉垫按空腔的范围稍为放大，满垫在疮口之上，再用阔带绷紧。至于腋部、腘窝部的疮疡，最易形成袋脓或形成空腔，影响疮口愈合或虽愈合而易复溃，故应早日使用垫棉法。具体应用时，需根据不同部位，在垫棉后采用不同的绷带予以加压固定，如项部用四头带，腹壁多用多头带，会阴部用丁字带，腋部、腘窝部用三角巾包扎，小范围的用宽橡皮膏加压固定。

【注意】①在急性炎症红肿热痛尚未消退时不可应用，否则有促使炎症扩散之弊；②所用棉垫必须比脓腔或窦道稍大；③用于粘合皮肉，一般5～7天更换一次，用于袋脓，可2～3天更换1次；④应用本法，未能获得预期效果时，则宜采取扩创引流手术；⑤应用本法期间，若出现发热，局部疼痛加重者，则应立即终止使用，采取相应的措施。

3. 药筒拔法　是采用一定的药物与竹筒若干个同煎，乘热迅速扣于疮上，借助药筒吸取脓液毒水，具有宣通气血、拔毒泄热的作用，从而达到脓毒自出、毒尽疮愈的目的。

【适应证】有头疽坚硬散漫不收，脓毒不得外出；或脓疡已溃，疮口狭小，脓稠难出，有袋脓者；毒蛇咬伤，肿势迅速蔓延，毒水不出者；反复发作的流火等。

【应用】先用鲜菖蒲、羌活、紫苏、蕲艾、白芷、甘草各15g，连须葱60g，以清水10碗煎数十滚备用；次用鲜嫩竹数段，每段长约10cm，径口约4cm，一头留节，刮去青皮留白，厚约0.3cm，靠节钻一小孔，以杉木条塞紧，放前药水内煮数十滚（药筒浮起用物压住），如疮口小可用拔火罐筒。将药水锅放在病床前，取筒倒去药水，乘热急对疮口合上，按紧，自然吸住，待片刻药筒已凉（5～10分钟），拔去杉木塞，其筒自落。视其需要和病体强弱，每天可拔 1~2 筒或 3~5 筒。如其坚肿不消，或肿势继续扩散，脓毒依然不能外出者，翌日可以再次吸拔，如此连用数天。如应用于丹毒，患部消毒后，先用砭镰法放血，再用药筒拔吸，待拔吸处血液自然凝固后，用纱布包扎，常应用于复发性丹毒已形成象皮腿者。目前因操作不便，多以拔火罐方法代替。

【注意】必须验其筒内拔出的脓血，若红黄稠厚者预后较好；纯是败浆稀水，气秽黑绿者预后较差。此外，操作时须避开大血管，以免出血不止。

4. 针灸法　包括针法与灸法，两者各有其适应证。在外科方面，古代多采用灸法，但近年来针法较灸法应用广泛，很多疾病均可配合针刺治疗而提高临床疗效。灸法是用药物在患处燃烧，借着药力、火力的温暖作用，可以温阳祛寒，活血散瘀，疏通经络，拔引蓄毒。如此肿疡未成者易于消散，既成者易于溃脓，既溃者易于生肌收口。

【适应证】针刺适用于瘰疬、乳痈、乳癖、湿疮、隐疹、蛇串疮、脱疽、内痔术后疼痛、排尿困难等。灸法适用于肿疡初起坚肿，特别是阴寒毒邪凝滞筋骨，而正气虚弱，难以起发，不能托毒外达者；或溃疡久不愈合，脓水稀薄，肌肉僵化，新肉生长迟缓者。

【应用】针刺的用法，一般采取病变远离部位取穴，手法大多应用泻法，不同疾病取穴各异。灸的方法虽多，但主要有两类，一种是明灸，单纯用艾绒做艾炷置于皮肤表面施灸，此法因有灼痛，并容易引起皮肤发生水疱，所以比较少用；一种是隔物灸，捣药成饼，或切药成片（如豆豉、附子等做饼，或姜、蒜等切片），上置艾炷，于疮上灸之。此外，还有用艾绒配伍其他药物做成药条，隔纸燃灸，称为雷火神针灸。豆豉饼灸，隔姜、蒜灸等，适用于疮疡初起毒邪壅滞之证，取其辛香之气，行气散邪；附子饼灸适用于气血俱虚、风邪寒湿凝滞筋骨之证，取其温经散寒，调气行血；雷火神针灸适用于风寒湿邪侵袭经络痹痛之证，取其香窜经络，祛风除湿。至于灸炷的大小、壮数的多少，须视疮形的大小及疮口的深浅而定，总之务必使药力达到病所，以痛者灸至不痛、不痛者灸至觉痛为止。

【注意】凡针刺一般不宜直接刺于病变部位。疔疮等实热阳证，不宜灸之，以免以火济火；头面为诸阳之会，颈项接近咽喉，灸之恐逼毒入里；手指等皮肉较薄之处，灸之更增疼痛。此外，在针灸的同时，根据病情应与内治、外治等法共同施治。

5. 熏法　是把药物燃烧后，取其烟气上熏，借药力与热力的作用，使腠理疏通、气血流畅而达到治疗目的的一种疗法。包括神灯照法、桑柴火烘法、烟熏法等。

【适应证】肿疡、溃疡均可应用。

【应用】神灯照法功能活血消肿，解毒止痛，适用于痈疽轻证，未成脓者自消，已成脓者自溃，不腐者即腐；桑柴火烘法功能助阳通络，消肿散坚，化腐生肌，止痛，适用于疮疡坚而不溃、溃而不腐、新肉不生、疼痛不止之症；烟熏法功能杀虫止痒，适用于干燥而无渗液的各种顽固性皮肤病。

【注意】随时听取患者对治疗部位热感程度的反映，不得引起皮肤灼伤。室内烟雾弥漫时，要适当流通空气。

6. 熨法　是把药物加酒、醋炒热，布包熨摩患处，使腠理疏通而达到治疗目的的一种方法。目前常因药物的炒煮不便，而较少应用，但临床上单纯热敷还在普遍使用。

【适应证】适用于风寒湿痰凝滞筋骨肌肉等证，以及乳痈的初起或回乳。

【应用】熨风散药末，取赤皮葱连须 240g，捣烂后与药末和匀，醋拌炒热，布包熨患处，稍冷即换，有温经祛寒、散风止痛之功，适用于附骨疽、流痰皮色不变、筋骨酸痛；青盐适量，炒热布包熨患处，每日 1 次，每次 20 分钟，治腰肌劳损；又如取皮硝 80g，置布袋中，覆于乳房部，再把热水袋置于布袋上，有消肿回乳之功，适用于乳痈初起或哺乳期的回乳。

【注意】同熏法，一般阳证肿疡慎用。

7. 热烘疗法　是在病变部位涂药后，再加热烘，通过热力的作用，使局部气血流畅，腠理开疏，药物渗入，从而达到活血祛风以减轻或消除痒感、活血化瘀以消除皮肤肥厚等治疗目的的一种方法。

【适应证】鹅掌风、慢性湿疮、银屑病等皮肤干燥、瘙痒之症。

【应用】依据病情，选择相适应的药膏，如鹅掌风、银屑病用风油膏，慢性湿疮用青黛膏等。操作时先将药膏涂于患部，须均匀极薄，然后用电吹风烘（或火烘）患部，每天 1 次，每次 20 分钟，烘后即可将所涂药膏擦去。

【注意】同熏法，但一切急性皮肤病禁用。

8. 溻渍法　溻是将饱含药液的纱布或棉絮湿敷患处，渍是将患处浸泡在药液中。溻渍法是通过湿敷、淋洗、浸泡对患处的物理作用，以及不同药物对患部的药效作用，而达到治疗目的的一种方法。

【适应证】阳证疮疡初起，溃后；半阴半阳证及阴证疮疡等。

【应用】常用方法有溻法和浸渍法。

溻法：用6~8层纱布浸透药液，轻拧至不滴水，湿敷患处。①冷溻：待药液凉后湿敷患处，30分钟更换1次。适用于阳证疮疡初起，溃后脓水较多者。②热溻：药液煎成后，趁热湿敷患处，稍凉即换，适用于脓液较少的阳证溃疡，半阴半阳证和阴证疮疡。③罨敷：在冷或热溻的同时，外用油纸或塑料薄膜包扎，可减缓药液挥发，延长药效。

浸渍法：包括淋洗、冲洗、浸泡等。①淋洗：多用于溃疡脓水较多，发生在躯干部者；②冲洗：适用于腔隙间感染，如窦道、瘘管等；③浸泡：适用于疮疡生于手、足部及会阴部患者，亦可用于皮肤病全身性沐浴，以及药浴美容、浸足保健防病等。

【注意】用溻法时，药液应新鲜，溻敷范围应稍大于疮面。热溻、罨敷的温度宜在45℃~60℃。淋洗、冲洗时，用过的药液不可再用。局部浸泡一般每日1~2次，每次15~30分钟。全身药浴可每日1次，每次30~60分钟，冬季应保暖，夏季宜避风凉。

第二章 疖 疡

第一节 疖

疖是一种生于皮肤浅表的急性化脓性疾患，随处可生，小儿、青年多见。《外科理例》谓："疖者，初生突起，浮赤无根脚，肿见于皮肤，止阔一二寸，有少疼痛，数日后微软，薄皮剥起，始出青水，后自破脓出。"本病多发于夏秋季节，突起根浅，肿势局限，焮红疼痛，范围多在3cm左右，易肿，易溃，易敛。初起可分为有头、无头两种，一般症状轻而易治，所以俗话说"疖无大小，出脓就好"。但亦有因治疗或护理不当形成"蝼蛄疖"，或反复发作、日久不愈的，形成多发性疖病，则不易治愈。本病相当于西医的单个毛囊及其皮脂腺或汗腺的急性化脓性炎症。

《素问·生气通天论》说："汗出见湿，乃生痤疿。"明代张景岳《类经·疾病类五》注："痤，小疖也；疿，暑疹也。"按此，《内经》之"痤"当是疖的最早记载。但"疖"名，则首出晋《肘后备急方》："热肿疖，烊胶数涂，一日十数度即瘥；疗小疖。"

隋《诸病源候论·疖候》说："肿结长一寸至二寸，名之为疖。亦如痈，热痛，久则脓溃，捻脓血尽便瘥，亦是风热之气客于皮肤，血气壅结所成。"首从疖肿范围说明了疖的基本含义，并与痈疽区别开来。"凡肿，根广一寸以下者名疖。"(《备急千金要方·痈疽第二》)。

自宋代始，疖名渐次增多，如"热疖""恶疖""软疖"（《太平圣惠方》）。明代《证治准绳·殇医·肿殇》："疖者，初生突起，浮赤而无根脚，肿见于皮肤之间，止阔一二寸，有少疼痛，数日后微软，薄皮剥起，始出清水，后自破……脓出即愈。"

明《外科启玄》载"时毒暑疖"，《外科正宗》载"蝼蛄疖"。清《外科证治全生集》谓"夏秋颈面生红疖名石疖"，后世多以疖肿硬结、难化脓者为石疖。清《医宗金鉴·外科心法要诀》则有"暑疡小疖"之名等。

【病因病机】由于内郁湿火，外感风邪，两相搏结，蕴阻肌肤而成；或由于在夏秋季节感受暑湿热毒之邪而生；或因天气闷热，汗出不畅，暑湿热毒蕴蒸肌肤，引起痱子，复经搔抓，破伤染毒而发。

患疖肿后，若处理不当，疮口过小，脓液引流不畅，致使脓液潴留，或由于搔抓碰伤，以致脓毒旁窜，在头皮较薄之处发生蔓延，窜空而成蝼蛄疖。

阴虚内热之消渴病者或脾虚便溏者，病久后气阴双亏，容易感染邪毒，并可反复发作，迁延不愈，而致多发性疖病。

【诊断】局部皮肤红肿疼痛，可伴发热、恶寒、口干、便秘、小便黄等症状。

有头疖患处皮肤上有一色红灼热之肿块，范围约3cm，疼痛，突起根浅，中央有一小脓头，脓出便愈。

无头疖皮肤上有一红色肿块，范围约3cm，无脓头，表面灼热，压之疼痛，2～3天化脓后为一软的脓肿，溃后多迅速愈合。

蝼蛄疖好发于儿童头部。临床上可见两种类型。一种疮形肿势小，但根脚坚硬，溃脓后脓出而坚硬不退，疮口愈合后过一段时间还会复发，常一处未愈，他处又生。另一种疮大如梅李，相连三五枚，溃后脓出而疮口不敛，日久头皮窜空，如蝼蛄窜穴之状。

疖病好发于项后、背部、臀部等处，几个到数十个，反复发作，缠绵数年不愈。亦可在身体各处散发，此处将愈，他处又起。尤好发于皮脂分泌旺盛、消渴病及体质虚弱之人。

【病证鉴别】

1. 痈 常为单个发生；肿势范围较大，局部顶高色赤，表皮紧张光亮；有明显的全身症状。

2. 颜面部疔疮 初起为粟粒样脓头，根脚深，肿势散漫；出脓较晚而有脓栓；大多数患者初起即有全身症状。

3. 有头疽 红肿范围多在9cm以上，有多个粟粒状脓头；溃后状如蜂窝；有较重的全身症状；病程较长。

【辨证】

1. 辨证要点 疖以局部红肿热痛，但出脓即愈或疖肿此愈彼起，日久不愈为特征。临床根据其发病季节，部位的不同以及患者体质差异，所兼夹之病邪差异，辨证又有所侧重。

2. 辨证候

（1）热毒蕴结

证候：多见于气实火盛患者。轻者疖肿只有1~2个，也可散发全身，或簇集一处，或此愈彼起；伴发热、口渴、溲赤、便秘；舌红，苔黄，脉数。

病机分析：感受热毒之邪，热毒蕴于肌肤以致营卫不和，经络阻隔，气血凝滞，故见疖肿；热毒内蕴，故有发热、口渴、溲赤、便秘等症。

（2）暑湿蕴结证

证候：发于夏秋季节，好发于头面、颈、背、臀部，单个或多个成片，疖肿红、热、胀、痛，抓破流脓水；伴心烦、胸闷、口苦咽干、便秘、溲赤等；舌红，苔黄而腻，脉滑数。

病机分析：暑湿热毒之邪蕴阻肌肤而成暑疖；暑湿蕴遏，体内热气不得外泄，湿热内郁而有心烦、胸闷、口苦、咽干、便秘、溲赤等症。

（3）体虚毒恋

证候：疖肿散发于全身各处，此愈彼起，不断发生，疖肿较大，易转变成有头疽，疖肿颜色暗红，脓水稀少；常伴低热、烦躁口渴，或乏力肢软；舌质红，苔薄黄，脉细数。

病机分析：正气虚损则卫外不固，抗邪无力，易感受邪毒而致皮肤疖肿，气血不足，不能酿化，故脓水稀少；正虚毒恋，故迁延不愈；低热、烦躁、口渴为阴虚内热之症；肢软乏力为气虚之象。

【治疗】

1. 治疗要点　疖发病与暑、湿、热毒、正虚关系密切，但其基本病机为热毒蕴阻肌肤，故以清热解毒为基本治法。临床根据其具体发病季节、部位的不同及患者体质差异，施治又有所区别。发于夏秋季节者，属暑热浸淫，唯解暑热才是正治，但暑必夹湿，需兼清暑化湿，暑热又易伤气，尤其是患者为小儿、老人、新产妇人，常气血不足，必须注意顾护气阴；发于体虚者，属体虚毒恋，宜扶正解毒，需兼养阴清热或健脾和胃，对症状轻微的疖可单纯应用外治法收功。疖之外治根据初起、成脓、溃后三期，分别采用箍围束毒消肿、切开引流、祛腐生肌治疗。

2. 分证论治

（1）热毒蕴结

治法：清热解毒。

方药：五味消毒饮、黄连解毒汤加减。

药物组成：金银花、野菊花、蒲公英、紫花地丁、白花蛇舌草、黄芩、赤芍、牡丹皮、升麻、生甘草等。

（2）暑湿蕴结证

治法：清暑化湿解毒。

方药：清暑汤加味。

药物组成：金银花、连翘、藿香、佩兰、青蒿、荷梗、天花粉、赤芍、泽泻、车前子（包）、淡竹叶、滑石、甘草。

（3）体虚毒恋

①阴虚内热证

治法：养阴清热解毒。

方药：防风通圣散合增液汤加减。

药物组成：薄荷（后下）、防风、连翘、赤芍、栀子、黄芩、泽泻、生大黄（后下）、白花蛇舌草、生黄芪、天花粉、山药、黄精、生地黄、玄参、麦冬。

②脾胃虚弱证

治法：健脾和胃，清化湿热。

方药：防风通圣散合参苓白术散加减。

药物组成：薄荷（后下）、防风、连翘、金银花、赤芍、栀子、黄芩、泽泻、白花蛇舌草、生黄芪、党参、白术、茯苓、山药、生薏苡仁。

3. 外治法 初起，小者用千捶膏盖贴或三黄洗剂外搽，大者用金黄散或玉露散，以银花露或菊花露调成糊状外敷。遍体发疮，破流脓水成片者，用青黛散，麻油调敷。脓成则切开排脓，用九一丹掺太乙膏盖贴。脓尽改用生肌散收口。

蝼蛄疖宜做"十"字形切开，如遇出血，可用棉垫加多头带缚扎以压迫止血。若有死骨，待松动时用镊子钳出。可配合垫棉法，使皮肉粘连而愈合。

4. 单验方

（1）僵蚕方：僵蚕（研粉）10g，温开水送服，每日2次。若直接吞服有恶心呕吐者，则将僵蚕粉装入胶囊备用。

（2）金银花9g，鲜藿香、佩兰各9g，菊花9g，生甘草3g，或鲜野菊花30g，或鲜蒲公英60g，或鲜马齿苋60g。煎汤代茶。

（3）鲜车前草洗净捣汁内服。

（4）消疖汤：昆布9g，海藻9g，蒲公英15g，紫花地丁15g，白茅根15g，赤芍10g，黄芪10g。水煎服。治疗小儿疖病。

（5）疖病方：生黄芪30g，太子参30g，白术9g，茯苓12g，生地黄18g，玄参12g，麦冬9g，生何首乌30g，女贞子12g，丹参30g，天花粉12g，皂角刺12g，赤芍30g，金银花15g，蒲公英15g，黄芩9g，生甘草3g。水煎服。

5. 针灸 针灸治疗疖，有疏风散邪、消肿解毒、活血止痛、祛腐生新的作用，是一种有效疗法。

（1）毫针法 主穴灵台穴。令病人端坐，抱肘低头，在穴位处用圆针沿皮下进针，深至1.5～2寸，留针20分钟；配穴：后合谷穴。用毫针快速进针，得气后将针退至皮下，然后将针倾斜至与皮肤表面成15°，沿第2掌骨前缘约达掌指关节处，得气后留针15～20分钟。每周1～2次,2～3周为一疗程。

适用于疖病。

（2）艾灸法　用艾条温灸手三里与尺骨头后缘，每处灸6～8分钟，每日1～2次；或以疖肿最高点为中心，缓慢均匀移动艾条，灸至疖肿及其周围皮肤明显发红、皮肤微烫为止，每次约30分钟，每日1次。

（3）针刺加熏灸法　针刺风池、曲池、委中，患处艾灸，每次15～20分钟，每日1次。适于发际疮。

（4）针刺加拔火罐法　委中穴用毫针点刺出血后，在局部拔火罐，留罐10分钟；亦可在患处化脓疮口周围用毫针点刺后再拔罐。每隔2～3天治疗2次，适用于发际疮。

【转归及预后】大部分患者经治疗后病情向愈，预后良好。疖病因其反复发作，经久不愈，不易解决其复发难题，尤其是伴有消渴病、肾病、习惯性便秘、营养不良、年老、体虚者。生于面部者，如用力挤压或碰撞，可转成疔疮；生于头顶者，如脓成未予及时排脓，或切口过小，引流不畅，可转成蝼蛄疖；生于大腿部或小腿部有头疖，易因挤压或碰撞而转变成发。

【预防与调摄】

1. 少食辛辣油炸及甜腻食物，患病时忌食鱼腥发物。

2. 注意个人卫生，勤洗澡，勤理发，勤换衣，保持局部皮肤清洁。

3. 夏秋季节多饮清凉饮料，如金银花露、绿豆米仁汤等。

【医案精选】

1. 丁甘仁医案　蟮螬破溃，脓水甚多，耳根结核，耳内流脓，寒热日作。厥少之火上升，湿热蒸腾，风邪外乘，症情夹杂，非易速痊，姑以消托兼施。

薄荷叶 2.4g，荆芥穗 4.5g，赤芍 6g，生甘草 2.4g，桔梗 3g，连翘壳 9g，大贝母 9g，炙僵蚕 9g，柴胡 3g，夏枯花 4.5g，通草 2.4g。

2. 王世雄医案　浑身生疖如疔，痛楚难堪，小溲或秘或频，大便登圊则努挣不下，卧则不能收摄。人皆谓其虚也。孟英诊脉滑数，舌紫，苔黄而渴。予白虎汤加天花粉、竹叶、栀子、白薇、紫菀、石斛、黄柏，十剂而瘥。

【临床提要】疖是发于皮肤浅表的急性化脓性疾患，相当于西医学的单个毛囊发生的感染，或皮脂腺、汗腺发生的感染。其特征为：局部色红、灼热、疼痛，肿势局限，范围多在3~6cm，脓出即愈。四季均可发生，但以夏秋发病为多。好发于头面、颈项、臀部等处。本病应与痈、颜面部疔疮、有头疽、脂瘤染毒、囊肿型粉刺相鉴别。热毒蕴结证，治宜清热解毒，方用五味消毒饮、黄连解毒汤加减；暑湿蕴结证，治宜清暑化湿解毒，方用清暑汤加减；体虚毒恋证，治宜扶正解毒，方用防风通圣散等加减。

第二节　疔

疔，亦称疔疮，古称丁，是中医所特有的外科病名。本病可发于任何季节，任何年龄，其病位多发生在颜面和手足等处。其特点是疮形虽小，但跟脚坚硬，有如钉丁之状。若处理不当，发于颜面者易引起走黄危证而危及生命，发于手足者则可损筋伤骨而影响功能。孙思邈《备急千金要方·疔肿》云："初起必先痒后痛，先寒后热，热定则寒，多四肢沉重，头痛、心惊、眼花，若大重者则呕逆，呕逆者难治……经五六日不瘥，眼中见火，神昏口干心烦，即死也。"陈实功《外科正宗·疔疮论》云："夫疔疮者，乃外科迅速之病也。有朝发夕死，随发随死……"疔是发病迅速而且危险性较大的急性感染性疾病，疔的范围很广，包括西医的疖、痈、坏疽的一部分，皮肤炭疽及急性淋巴管炎。因此名称繁多，证因各异，按照发病部位和性质不同，分为颜面部疔疮、手足部疔疮、红丝疔、烂疔、疫疔 5 种。

中医文献中，"丁"字最初见于《素问·生气通天论》"膏粱之变，足生大丁"，这是用"丁"字来泛指一切外疡。疔作为一个病名，概始于旧题汉·华佗《中藏经》。该书首次提出白、赤、黄、黑、青等五疔之名，比较详细地记述了疔的证候及病机。此后，历代医家对本病的认识不断深化，并增添了新的内容。

隋《诸病源候论》中将疔疮的证候概括为 10 种，对后世颇有启发。同时对疔的命名也做了归纳，"初作时突起如丁盖，故谓之丁疮"，此外，另列有"雄丁疮候""雌丁疮候""紫色火赤丁疮候""牛丁疮候""鱼脐丁疮候""赤根丁疮候"等，其共同点则是"初作时突出如丁盖"。这是后世对本病辨证的一大依据，较之汉《中藏经》更深了一步。其中"雄丁疮候""雌丁疮候""牛丁疮候""鱼脐丁疮候"从其症状描述上观之，和后世所称的疫疔相似。唐《备急千金要方》又分本病为 13 种，另各立疮名，并首次对烂疔做了较为详细的描述。金元时期多沿袭旧说，唯元代齐德之《外科精义》论之颇精，指出本病"青、黄、赤、黑，无复定色"，但以初起疮形如丁盖，兼见憎寒壮热、烦躁闷乱等全身症状者，"即其候也"，体现出执简驭繁的辨证观。

明代是中医外科发展的全盛时期，各医家对本病尤多发挥，如《证治准绳》中详列各种疔疮的名称和其证候45种,《外科启玄》则列三四十种，二书可谓集疔疮之大成。陈实功则似嫌其名目繁多，在《外科正宗》中将《中藏经》之五疔，推演为白刃、火焰、黄鼓、黑靥、紫燕疗、红丝疗共6种。

清·吴谦等纂《医宗金鉴·外科心法要诀》宗明《外科正宗》之说，除承认六疗之外，又添加了全身性的"暗疗""内疗""羊毛疗"等。

一、颜面部疔疮

颜面部疔疮是指发生在颜面部的急性化脓性疾病。相当于颜面部疖、痈。其特征是疮形如粟，坚硬根深，如钉丁之状。该病病情变化迅速，易成走黄危证。颜面部疔疮由于发生部位不同，名称各异。如生在眉心的，叫眉心疗；生在眼胞的，叫眼胞疗；生在鼻部的，叫鼻疗；生在迎香穴的叫迎香疗；生在人中的，叫人中疗；生在人中两旁的，叫虎须疗；生在口角的，叫锁口疗；生在唇部的，叫唇疗；生在颏部的，叫承浆疗；生在地角穴的，叫地角疗等。

【病因病机】本病总以火热之毒为患，常见有下列两种原因。

感受火热毒邪，蕴结肌肤：感受火热之气，或因昆虫咬伤，或因抓破染毒，毒邪蕴蒸肌肤，以致经络阻隔、气血凝滞而成本病。

脏腑蕴热，火毒结聚：七情内伤，气郁化火，火炽成毒，或恣食膏粱厚味、醇酒炙煿，损伤脾胃，运化失常，脏腑蕴热，发越于外，火毒结聚于肌肤而发为本病。

头面乃诸阳之首，火毒蕴结于此，则反应剧烈，变化迅速，如不及时治疗或处理不当，毒邪易于扩散，有引起走黄的危险。

【诊断】多发于唇、鼻、眉、颧等处。

初期：初起在颜面部的某处皮肤上突起一粟米样脓头，或痒或麻，渐渐红、肿、热、痛，肿胀范围在 3～6cm，根深坚硬，状如钉丁，重者可伴恶寒发热等全身症状。

中期：5～7 天，肿势逐渐增大，四周浸润明显，疼痛加剧，脓头破溃。此时可伴发热口渴、便秘、溲赤，苔黄腻或薄腻，脉象弦滑数。

后期：7～10 天，顶高根软溃脓，脓栓（疔根）随脓外出，随之肿消痛止，身热减退。一般 10～14 天即可痊愈。

凡颜面部疔疮，症见顶陷色黑无脓，四周皮肤暗红，肿势扩散，失去护场，以致头、面、耳、项俱肿，伴壮热烦躁，神昏谵语，胁痛气急，舌红绛，苔黄燥，脉洪数等症状，此乃疔毒有越出局限范围之象，是为走黄。

辅助检查：血白细胞总数及中性粒细胞增高。症状严重者应做血细菌培养。

【病证鉴别】

1. 疖 突起根浅，肿势限局，无明显根脚，一般无全身症状。

2. 有头疽 初起即有粟粒样脓头，脓头逐渐增多，溃后呈蜂窝状，红肿范围常超过 9cm；多发生于项背部；发展缓慢，病程较长。

3. 疫疔 初起皮肤患处为一小片红斑丘疹，痒而不痛，其后周围迅速肿胀，中央呈暗红色或黑色坏死，坏死周围有成群灰绿色小水疱，形如脐凹，很像种的牛痘；并有严重的全身症状；具有传染性，从事畜牧业者发病为多。

【辨证】

1. 辨证要点 颜面部疔疮有疮形如粟，坚硬根深，如钉丁之状，全身热毒症状明显，病情变化迅速，易走黄之特点，发病与火热之毒关系密切。其基本病机为火毒蕴结肌肤，故其基本证型为热毒蕴结证。临证根据其发病部位的不同，患者体质差异以及疾病发展不同阶段的病理特点，辨证应有所侧重。如鼻疔多属肺热所致，唇疔多属心脾火热所致等。

2. 辨证候

（1）热毒蕴结证

证候：疮形如粟粒，或痒或麻，可见红、肿、热、痛，肿胀范围 3～6cm，顶高根深坚硬；伴恶寒发热；舌红，苔黄，脉数。

病机分析：感受火热之邪，热毒蕴于肌肤，以致营卫不和，经络阻隔，气血凝滞；气不通则肿，血不通则痛；火为阳邪，性热而色赤，故皮色红而灼热；毒邪炽盛，与正气相搏，故伴恶寒发热；舌红，苔黄，脉数为热毒蕴结之象。

（2）火毒炽盛证

证候：疔肿增大，四周浸润明显，疼痛加剧，出现脓头；伴发热口渴，便秘溲赤；舌红，苔黄，脉数。

病机分析：火毒炽盛，邪热鸱张，故肿胀浸润明显，疼痛加剧，脓头出现；热毒内结，耗伤津液，故见口渴、便秘、溲赤；舌红、苔黄、脉数为热象。

【治疗】

1. 治疗原则 疔疮发病与火毒关系密切，其基本病机为热毒蕴结，故治疗以清热解毒为大法。临证应根据发病部位不同及病变发展不同阶段特征,施治应有所差异。如发于鼻部者,注重清解肺热;发于唇部,注重清解心、脾之热。一般而言,疗疮治疗应清不应温,应聚不应散。故谓疗无散法,即使有表证,解表发散之法亦宜慎重,以防毒气走散。其外治根据初起、成脓、溃后三期,分别采用箍围束毒消肿、切开引流或聚毒拔疗、祛腐生肌治疗。

2. 分证论治

(1)热毒蕴结证

治法:清热解毒。

方药:五味消毒饮、黄连解毒汤加减。

药物组成:紫花地丁、野菊花、半枝莲、金银花、连翘、黄芩、草河车、生甘草。

(2)火毒炽盛证

治法:泻火解毒。

方药:黄连解毒汤加减。

药物组成:紫花地丁、野菊花、半枝莲、金银花、连翘、赤芍、牡丹皮、生地黄、黄芩、草河车、生甘草。

3. 外治法

初起箍围消肿,用金黄散、玉露散以金银花露或水调敷成糊状围敷,或千捶膏盖贴,或六神丸、紫金锭研碎水调外敷。

脓成则提脓去腐,用九一丹、八二丹撒于疗顶部,再用玉器膏或千捶膏敷贴。若脓出不畅,用药线引流;若脓已成熟,中央已软,有波动感时,应切开排脓。

溃后宜提脓祛腐,生肌收口。疮口掺九一丹,外敷金黄膏;脓尽改用生肌散、太乙膏或红油膏盖贴。

4. 单验方

（1）苍耳虫　于阴历七月间采集，每40mL麻油或蓖麻油中浸泡100条，摇晃使虫体完全沉入油中，7天后取出，再浸入蓖麻油内并加少许朱砂末至油色变红为度，入冰片少许，用时每取2~3条置于疮头，外贴金黄膏、黄连膏或千捶膏。初起用时，可使消散；成脓用时，可促其局限化脓，拔脱疔根。

（2）芩连消毒饮　黄连3g，黄芩9g，生栀子9g，制大黄9g，野菊花9g，草河车9g，金银花12g，连翘12g，赤芍9g，紫花地丁15g。恶寒发热，加蟾酥丸3粒（吞）；毒盛肿甚，加紫花地丁30g，大青叶30g；壮热口渴，加竹叶6g，生石膏（打碎）30g；火毒攻心加神犀丹1拉，广犀角（代）15g，细生地黄30g，牡丹皮15g。

（3）蒲银合剂　蒲公英15g，金银花15g，野菊花12g，滑石12g，天花粉12g，车前子5g，甘草3g。水煎服。

5. 针灸

（1）毫针法　主穴合谷、委中、大椎、身柱、灵台。随经选穴：生于足少阳经，取阳陵泉、足窍阴；生于手少阳经，取外关、天井。神识昏迷不清，取水沟、十宣、郄门。进针得气后提插捻转泻法，留针15~30分钟。每日针刺1~2次，红、肿、热、痛明显消退后改为每日1次，直至痊愈。

（2）耳针法　取神门、肾上腺、皮质下、枕、相应部位，根据辨证，每次选2~3穴，每日针刺1次，中等刺激，留针30~60分钟。

（3）粗针法　取主穴神道透至阳，配穴大椎、命门（病程短、体壮配大椎，病程久、体弱配命门）。用左手固定棘突上缘皮肤，右手持针以30°斜刺皮下，继而将针压低贴紧皮肤，针尖在皮下沿棘突中线缓缓向下刺进。主穴进针55mm，配穴40mm，针的方向和脊柱中线平行，切忌歪向一侧，留针1~6小时，病短者留针3小时左右，病久者留针6小时左右，每日1次，10次为1个疗程。

（4）**穴位挑治法** 在背部脊柱两侧寻找丘疹样突起，常规消毒后，用粗针挑刺微出血或黏液，注意保持局部清洁。

6. 名医经验

（1）**朱仁康** 认为治疗有三项注意：①"治疗如防虎"，意思是说疗毒可畏。初起小疮应重视，严禁挑拨或挤压，尤其是面部的疗疮，易引起疗毒扩散，甚至走黄。②"宜聚不宜散"，疗是火毒，忌辛、温、散、风药，重用清热解毒，使之消肿，如消之不应，则加以托毒，使疗毒收聚一处，早日透脓为好，免向四周扩散。③在护理方面，忌食酒、肉、荤、腥、辣五辛发物，宜吃清淡食品。

（2）**房芝萱** 疗疮属火毒所致。出路有三：一由疮口出，二由汗液出，三由二便出。故以清解托毒汤（金银花30g，生地黄18g，野菊花15g，连翘24g，蒲公英30g，车前子9g，陈皮6g，天花粉、猪苓、白芷、桔梗、当归、赤芍、甘草各9g，大黄3g）治疗。

（3）**阮国治** 一般初起治宜清热解毒，药用金银花30~100g，野菊花15g，蒲公英30~60g，败酱草30~60g，白花蛇舌草30~60g，生大黄10g，白茅根30g。每天保持大便通畅，以利毒邪外出，外用黄连膏。中期毒邪炽盛，侵入脏腑，治宜清热败毒，清营泻火，药用前方加生石膏60~120g，生大黄15g，芒硝10g，牡丹皮15g，黄连15g，玄参30g，犀角（代）6g（另煎服）。同时服蟾酥丸，每天3次，每次3

粒，或六神丸，每次 10 丸，每日 3 次。

（4）吴仲磐　以白降丹制成线香状药条，用以治疗颜面部疔疮。

白降丹药条的适应证：①外疡初起如粟粒大小，根脚坚硬，掀红疼痛，疮头色黑，或上起白头，或起焦痂，剥去又复生，剧痛或麻或痒，有迅速扩散之势者；②毒火炽盛，肿痛扩散，根脚仍然坚硬，不化脓不腐溃者。

使用方法：先取手术刀直刺疮头中心，如根脚深而坚硬者，必须深刺，然后按症势深浅大小，酌取白降丹药条插入疮头中心；不需另敷他药，仅剪取一块小薄贴膏盖好，再覆以较大的薄贴膏以固定之。

注意事项：①炎症严重而四周红肿者，在红肿部敷如意金黄散。②插药后 30 分钟左右，患部可发生轻度疼痛，也有痛势较剧者，事前告诉患者。③插药后 24 小时，将膏药揭去，疮头中心呈现黑色坏死组织，周围有小疱，换药时，必须将疱剪破，清洁疮口后，再用手术刀直刺疮头中心坏死组织，并做"十"字形切口，然后敷以黑虎丹或五虎丹。④疔疮脱落后，如疮口较深大者，可外敷九一丹，每日 2 次。疮口愈合后，再贴膏药 5~7 天，以免疮口经风后鲜红不褪。

【转归及预后】大部分患者经积极治疗后病情向愈，预后良好。但颜面部疔疮发展迅速，如不及时治疗，或处理不当，则毒邪易于扩散，常有走黄危险；若疔毒走窜入络，可并发"流注"；邪内传脏腑，则可引起内脏器官的转移性脓肿；流窜附着于四肢长骨，则可形成"附骨疽"。

【预防与调摄】

1. 平时不要过食膏粱厚味，患疔后忌烟酒及辛辣、鱼腥发物。

2.全身症状明显者，宜卧床休息。

3.发生在口唇四周"危险三角区"者，切忌挤压碰撞，以防走黄。

4.忌内服发散药，忌灸法，忌食烟酒、辛辣、鱼腥等物，忌房事和愤怒。

【医案精选】

1.一夫人年近四旬，夫主不利，愁郁种种，抱怀不散。时值季夏，岁荒之极，腮发一疔，六日后方延予视，其时疔毒已经走散，头、目、唇、项俱肿，形色紫赤。予以肉肿疮不肿，乃疔毒走黄不治之症。彼妇流涕叹曰：一家皆绝也。予问曰：何其如此？妇又曰：吾夫乃不肖之人，妇有一女二子，俱未适配，设若妇死寄托于夫，子女日后必为流荡辈也。故妇在一家生，妇逝一家死，自然之理。予时闻之，沉吟不已。如此何以得生，不忍弃治，况此疮势大，又非药力可回。因先雇一贫人，与饭吃饱，再饮火酒数杯，随用针刺肿上十余处，令其吸恶血数碗，将温汤洗净，用蟾蜍锭磨浓涂之，四围敷金黄散，早晚二次，内以护心散、蜡矾丸清心护里，兼服降火化痰、开郁安神之药调治，庶保不变。吸血之后，余肿稍退。又至六日，夫又对言何其不死？彼妇相闻甚苦，暴怒之极，仍又复肿，比前尤甚也。复用针刺肿上十余处，出血三四碗，针孔上小膏盖帖，余肿仍敷。其人出血多而其内分必虚，以人参养荣汤加香附、贝母，服数日后，针口渐脓，余肿渐消，原疮处复得高肿，仍用蟾蜍条插化，亦渐腐溃；外用生肌敛口，内服开郁和中、养血健脾等剂调理百日外方愈。此病设若相论疮势形色者，百无一生之理，此功出于勉强行之，亦得其生者。此妇愈后，儿子一女俱以婚配，其夫亦守其终，见今已六旬半矣。

（明·陈实功《外科正宗·疔疮论第十七》

2.一监生右颧下生疔，三日形如鱼目。询问起居，但今麻痒不常，此即肺经受毒之症也。用针刺入四五分，其硬如骨有声，随用蟾酥条，插至三日，犹不腐化，此坚顽结聚之病也。此药力不及其事，换用三品一条枪，插至七日外用糊纸封盖，至十一日脱出疔根一块，约有指许，以长肉玉红膏渐搽渐长。先服托里消毒散加金银花二钱，白芷五分，脱后用八珍汤加天花粉、麦冬、黄芪、陈皮各一钱。调理月余，候疮生肉已平，用珍珠散掺上结皮而愈。

（明·陈实功《外科正宗·疔疮论第十七》

二、手足部疔疮

手足部疔疮是指发生于手足部的急性化脓性疾患。由于发病部位、形态及预后不同，而有多种病名。生于指头顶端者，叫蛇头疔；生于指甲周围者，叫沿爪疔；发于指甲旁的，叫蛇眼疔；生于甲后者，叫蛇背疔；生于手指螺纹的，叫螺疔；生于手指骨节间的，叫蛀节疔；一指通肿者，叫泥鳅疔；生于指中节前，肿如鱼肚者，叫鱼肚疔或蛇腹疔；生于手掌中心者，叫托盘疔；生在足掌中心者，叫足底疔。临床较为常见的有蛇眼疔、蛇头疔、蛇腹疔、托盘疔等，分别相当于西医的甲沟炎、化脓性指头炎、手指化脓性腱鞘炎、掌中间隙感染等。本病若治疗失误，容易损伤筋骨，继而影响手足功能。

【病因病机】由火毒蕴结，血凝毒滞，经络阻隔，热胜肉腐而成。其诱因常为外伤，如针尖、竹、木、鱼骨刺伤或昆虫咬伤等，感染毒气；内因脏腑蕴热蓄积，两邪相搏，阻于皮肉之间，以致气血凝滞，经络阻隔而发病。

【诊断】

1.**蛇眼疗** 初起多局限于手指甲一侧边缘的近端处，有轻微的红、肿、疼痛，一般2～3天即成脓。如不及时治疗，可蔓延到对侧形成指甲周围炎；若脓液侵入指甲下，可形成指甲下脓肿，此时指甲背面上可透现出黄色或灰白色的脓液积聚阴影，造成指甲溃空或有胬肉突出。

2.**蛇头疗** 初起指端觉麻痒而痛，继而刺痛，灼热疼痛，有的红肿明显，有的红肿不明显，随后肿势逐渐扩大，手指末节呈蛇头状肿胀，红热明显。成脓时有剧烈的跳痛，患肢下垂时疼痛更甚，局部触痛明显，往往影响睡眠和食欲。常伴恶寒、发热、头痛、全身不适等症状。一般10～14天成脓。溃后脓出黄稠，逐渐肿消痛止，趋向痊愈。若处理不及时，任其自溃，溃后脓出臭秽，经久不尽，余肿不消，多为损骨征象。

3.**蛇腹疗** 整个患指红肿，呈圆柱状，形似小红萝卜，皮肤发红而光亮，关节轻度屈曲，不能伸展，手指做任何活动均会引起剧烈疼痛。7～10天成脓。因指腹部皮肤坚厚，不易测出波动感，也难以自行溃破。溃后脓出黄稠，症状逐渐减轻，约2周愈合。如损伤筋脉，则愈合缓慢，并影响手指的活动功能。

4.**托盘疗** 患侧手掌肿胀高突，失去生理凹陷，形如托盘之状，手背肿胀常常更为明显，甚至延及手臂，疼痛剧烈。伴恶寒、发热、纳差等症状。约2周左右成脓。因手掌皮肤坚韧，虽已成脓，但不易向外穿透，可向周围蔓延，损伤筋骨。

5.**足底疗** 初起足底部疼痛，不能着地，按之坚硬。3～5日后有啄痛，修去老皮后，可见到白色脓点。重者肿势蔓延到足背，痛连小腿，不能行走，伴有恶寒发热、头痛、纳呆、苔黄腻、脉滑数等。溃后流出黄稠脓液，肿消痛止，全身症状也随之消失。

辨别手指部有脓无脓，除依据一般化脓日期及触诊外，可采用透光法。辨别有无死骨，可用药线或探针深入疮孔，如触及粗糙的骨质，是为损骨。辨别有无伤筋，可观察手指屈伸功能。

辅助检查：血白细胞总数及中性粒细胞可明显增高，必要时做细菌培养加药敏试验。X线摄片检查可确定有无死骨。

【病证鉴别】类丹毒与手指部疗疮相鉴别。发病前多有猪骨、鱼骨刺等刺伤皮肤，或有破损皮肤接触猪肉、鱼虾史。红肿不如疗疮明显，常表现为游走性的红紫色斑片，一般不化脓。

【辨证】

1. 辨证要点　手足部疗疮以初起无头，红、肿、热、痛明显，易损筋伤骨为特征。其发病与火、热、毒、血瘀、湿有关。基本病机为火毒凝结，故基本证型为火毒凝结证。临床应根据其发病部位的不同，疾病发展不同阶段的病理特点，辨证有所侧重。一般而言，早期属火毒凝结证，中期属热胜肉腐证，后期应注意气阴损耗，发于下肢者属湿热下注证。

2. 辨证候

（1）火毒凝结证

证候：局部焮热疼痛、肿胀、麻木作痒；伴恶寒发热、周身不适等症；舌红，苔黄，脉弦数。

病机分析：火毒炽盛，蕴结于肌肤，以致局部气血凝滞，经络阻隔，故焮红、肿胀、疼痛；火毒蕴结，与正气相搏，故伴恶寒发热、周身不适；舌红，苔黄，脉数均为火毒蕴结之象。

（2）热胜肉腐证

证候：患处肿势增大，红肿显著，疼痛剧烈如鸡啄，患部中软而应指，功能受限；伴恶寒发热，食少纳呆，大便秘结，小便黄；舌红，苔黄，脉数。

病机分析：热毒之邪蕴积，热胜则肉腐而酿化为脓，故患处红肿显著，疼痛剧烈，按之应指；热毒壅积，故恶寒发热、便结溲赤；舌红，苔黄，脉数均为热盛之象。

（3）湿热下注证

证候：足底部红、肿、热、痛；伴恶寒、发热、头痛、纳呆；舌红，苔黄腻，脉滑数。

病机分析：湿热毒邪瘀结于下肢，郁阻肌肤，经络阻塞，故局部红赤肿胀、灼热疼痛；湿邪中阻，故见纳呆；舌红，苔黄腻，脉滑数，为湿热蕴结之象。

【治疗】

1. 治疗要点　手足部疔疮发病与火、热、毒、血瘀、湿有关。其基本病机为火毒凝结，基本证型为火毒凝结证，故治疗以清热解毒为大法，临证根据发病部位不同及病变发展不同阶段特征，施治应有所差异。如发于下肢者，注重清热利湿。一般而言，早期慎用辛温发散之品，以防毒气走散；中期注重托毒透脓，使疔毒收聚一处，不致失去护场；后期注重清解余毒，壮骨荣筋，补益气血。其外治根据初起、成脓、溃后三期，分别采用箍围束毒消肿、切开引流、祛腐生肌治疗。成脓期应尽早切开排脓，并注意切口选择，溃后需控制胬肉生长，可用祛腐生肌平胬之品。

2. 分证论治

（1）火毒凝结证

治法：清热解毒。

方药：五味消毒饮或黄连解毒汤加减。

药物组成：生地黄、牡丹皮、赤芍、金银花、野菊花、蒲公英、紫花地丁、白花蛇舌草、黄芩、生甘草等。

（2）热胜肉腐证

治法：清热解毒透脓。

方药：五味消毒饮、黄连解毒汤加皂角刺、炙山楂等。

药物组成：生地黄、牡丹皮、赤芍、金银花、野菊花、蒲公英、紫花地丁、白花蛇舌草、黄芩、生甘草、皂角刺、炙山楂等。

（3）湿热下注证

治法：清热解毒利湿。

方药：五神汤合萆薢渗湿汤加减。

药物组成：生地黄、牡丹皮、赤芍、金银花、连翘、紫花地丁、川牛膝、茯苓、萆薢、薏苡仁、黄柏、虎杖。

3. 外治法

（1）初期用金黄膏外敷。蛇眼疔可用10%黄柏溶液湿敷。蛇头疔可用鲜猪胆1枚套住患指，每日1次。

（2）成脓期脓成应切开排脓，一般应尽可能循经切开，根据患病部位不同，而选择不同的切口。

蛇眼疔宜用刀尖沿甲旁切开排脓。如指甲周围有脓，应在甲根两侧近端各做一切口，并用一横切口将其连接起来。甲下积脓应切除部分指甲，重者如指甲溃空，需要拔除整个指甲。蛇头疔有脓后应及早切开，在指掌侧面做一纵形切口，贯穿指端直至对侧，保持引流。

蛇腹疗应在手指侧面做纵形切口，其长度不得超越上下指关节面。托盘疗应依掌横纹切开，切口应足够大，以保持引流通畅。切开后，可用药线蘸八二丹或九一丹插入疮口，外敷金黄膏或红油膏。

（3）收口期脓尽用生肌散、白玉膏外敷。若胬肉高突、疮口难愈者，修剪胬肉后，用平胬丹外敷。若溃烂肿胀，久不收口，是为损骨，可用 2%～10% 的黄柏溶液浸泡患指，每日1～2次，每次 10～20 分钟。如有死骨存在，用镊子钳出死骨或整节指骨，方可愈合。

4. 单验方

（1）芩连消毒饮　黄连 3g，黄芩 9g，栀子 9g，制大黄 9g，野菊花 9g，草河车 9g，金银花 12g，连翘 12g，赤芍 9g，紫花地丁 15g。托毒透脓，加皂角刺；大便秘结，加生大黄；小便不利，加茯苓、木通；壮热口渴，加知母、石膏、大青叶；泛恶，加陈皮、竹茹。

（2）凉血解毒汤　金银花 12g，生地黄 30g，赤芍 15g，野菊花 12g，紫花地丁 15g，半枝莲 12g，皂角刺 9g，桑枝 9g，生甘草 6g。水煎服。

（3）猪胆套指法　蛇头疗、蛇腹疗肿痛剧烈，指头皮肤硬者，可用鲜猪胆 1 个，冰片 1.5g，炙蜈蚣（末）1 条，纳入猪胆汁内搅匀，再将患指浸于猪胆汁内，每日 1～2 次。或用鸡子清调八将丹倒入鲜猪胆内（或以蛋壳代猪胆）套入患指，以线扎指上，使其胆汁浸泡指头，外敷金黄膏，每日 1 次，使患处皮肤柔软，药力容易透达。

（4）蜘蛛吸毒法　蛇头疗、蛇腹疗，先将疗头挑破，用活蜘蛛放疗上吸拔其毒，少时蜘蛛不动，即取放冷水中自活。如毒未尽，可再吸之。

5. 名医经验

顾筱岩　手足部疗疮有全身症状者，多属重症，凡肿势不定，当防上攻走散。治疗予以五味消毒饮合七星剑汤并梅花点舌丹凉血清热、解毒消肿。指疗喜用丝瓜络，性味甘平，有泻热凉血、解毒消肿之功，又有通经络、行血脉之功。托盘疗，治疗当着眼于透脓消肿，以皂角刺加入清热解毒药中治疗。其外治应把握切开时机。毒邪循臂上攻者，可用金黄散、菊花露调成糊状，箍围聚毒，清热退肿。

【转归及预后】大部分患者经积极及时治疗后病情向愈，预后良好。一般7天左右成脓者轻，14天不成脓，肿势延及手臂或小腿，或溃后肿痛不减，脓水淋漓者重。如不及时治疗，或处理不当，则毒邪易于扩散，常损筋伤骨而影响运动功能，甚至有合并走黄之危险。

【预防与调摄】

1. 手部易受外伤，平时应注意劳动保护。

2. 患肢忌持重物，以三角巾悬吊固定。生于手掌部者，宜手背向上，使脓毒容易排泄。

3. 愈后影响手指屈伸功能者，应早期加强功能锻炼。

【医案精选】

1. 邻人苏子遇之内，左手指患疗，麻痒寒热恶心，左半体皆麻，脉数不时见。余曰：凡疮不宜不痛，不可大痛，烦闷者不治。今作麻痒，尤其恶也。用夺命丹二服，不应；又用解毒之剂，麻痒始去，乃作肿痛。余曰：势虽危，所喜作痛，但毒气无从而泄，欲针之，适值望日，其家俱言神不从，势愈肿甚。余强针之，诸症顿退。又用解毒之剂，其疮痊愈。

（明·陈自明《外科宝鉴》）

2. 奚某，男，成年。托盘疔未脓先刺，以致火毒走散，掌心与手背俱肿，经旬日而脓水不出，身热甚重，疼痛掣心，左脉洪数。此乃火毒炽盛，侵于劳宫，遂成此症。劳宫为心经穴，故其痛连心。急拟清火解毒，庶免毒陷神昏之变。

（1）金银花12g，紫花地丁12g，夏枯草10g，茯苓10g，栀子10g，带心连翘10g，牡丹皮6g，川雅连2g。

（2）创口塞入拔疔散，盖太乙膏，每日换药1次。

二诊：脂水淋漓，毒从外出，是以疼痛稍减，肿胀略轻，唯左脉弦数未静，痛仍连及于心。还系心火炽盛，热毒壅阻。再拟黄连解毒汤以清火解毒，重佐青宁丸以釜底抽薪。

黄连2g，黄柏5g，辰灯心草3尺，竹叶心20片，栀子10g，黄芩6g，金银花12g，赤芍6g，紫花地丁12g，牡丹皮10g，青宁丸15g。包煎，3剂。

注：连用拔疔散5天，脓水畅出，以后改用五虎丹提脓，脓尽收功。

（许展和《许及和外科医案医话集》）

三、红丝疔

红丝疔是发于四肢，皮肤呈红丝显露，迅速向上走窜的急性感染性疾病。可伴恶寒发热等全身症状，邪毒重者可内攻脏腑，发生走黄。相当于西医学的急性淋巴管炎。

【病因病机】外因手足部生疔，或足癣糜烂，或有皮肤破损感染毒邪，内有火毒凝聚，以致毒流经脉，向上走窜而继发红丝疔。若火毒走窜，内攻脏腑，可成走黄之证。

【诊断】好发于四肢内侧，常有手足部生疔或皮肤破损等病史。

多先在手足生疔部位或皮肤破损处见红、肿、热、痛，继则在前臂或小腿内侧皮肤上起红丝一条或多条，迅速向躯干方向走窜，上肢可停于手肘部或腋部，下肢可停于腘窝或胯间。腋窝或腘窝，腹股沟部常有核肿大作痛。

轻者红丝较细，无全身症状，1～2日可愈；重者红丝较粗，伴有恶寒发热、头痛、乏力、苔黄、脉数等全身症状。有的还可出现结块，一处未愈，他处又起，有的2～3处相互串连。病变在浅部的，皮色较红；病变在深部的，皮色暗红，或不见红丝，但患肢出现条索状肿块和压痛。如结块不消而化脓者，则肿胀疼痛更剧，化脓在发病后7～10天，溃后一般容易收口，若二三处串连贯通，则收口较慢。若伴有高热、神昏谵语、胸痛、咯血等症，是为走黄。

实验室检查：血常规显示白细胞总数及中性粒细胞增高。

【辨证】

1. 辨证要点　红丝疔以手足生疔疮或皮肤破损，红、肿、热、痛，病变前臂或小腿内侧皮肤红丝一条或数条，迅速向躯干走窜为特征。发病总由火毒而起，与气血凝滞有关。基本病机为火毒入络，基本证型为火毒入络证。临证根据其发病部位的不同以及疾病发展不同阶段的病理特点，辨证应有所侧重。红丝较细者，辨证为火毒入络证；红丝较粗，全身症状重者，多属火毒入营证。

2. 辨证候

（1）火毒入络证

证候：患肢红丝较细，红肿而痛；全身症状较轻；苔薄黄，脉濡数。

病机分析：火毒之邪走于经络，气血凝滞，故红肿而痛，患发红丝；火毒未盛，故全身症状较轻；苔薄黄，脉濡数，均为火毒未盛之征象。

（2）火毒入营证

证候：患肢红丝粗肿明显，迅速向近端蔓延；全身寒战高热，烦躁，头痛，口渴；苔黄腻，脉洪数。

病机分析：火毒走于经脉，血热壅滞，循经蔓延，故患肢红丝粗肿明显，迅速向近端走窜；火为阳邪，阳盛则热，火毒炽盛，故寒战高热，烦躁，头痛，口渴，苔黄腻，脉洪数。

【治疗】

1.治疗要点 红丝疔发病总由火毒，而与气血凝滞有关，故其基本证型为火毒入络证，治疗以清热解毒为大法，佐以活血散瘀。临证应根据其发病部位的不同，疾病发展不同阶段的病理特点以及其兼证，施治有所区别。红丝较细者，多属火毒入络证，治以清热解毒；红丝较粗，全身症状重者，多属火毒入营证，治以清营凉血、化瘀解毒。其外治应首先积极治疗原发病灶，红丝较细者，宜用砭镰法，取效甚快；红丝粗者，可按痈论治。

2.分证论治

（1）火毒入络证

治法：清热解毒。

方药：五味消毒饮加减。

药物组成：金银花、野菊花、蒲公英、紫花地丁、白花蛇舌草、赤芍、牡丹皮、丝瓜络、生甘草。

（2）火毒入营证

治法：凉血清营，解毒散结。

方药：犀角地黄汤、黄连解毒汤、五味消毒饮加减。

药物组成：生地黄、牡丹皮、赤芍、金银花、连翘、紫花地丁、野菊花、半枝莲、草河车、黄芩、生甘草。

3. 外治法　红丝细者宜用砭镰法，局部皮肤消毒后，以刀针沿红丝行走途径，寸寸挑断，并用拇指和示指轻捏针孔周围皮肤，微令出血，或在红丝尽头挑断，挑破处均盖贴太乙膏掺红灵丹。

初期可外敷金黄膏、玉露散；若结块成脓，则宜切开排脓，外敷红油膏；脓尽改用生肌散、白玉膏收口。

4. 单验方

（1）白薇苍术汤　白薇30g，苍术10g。水煎服。药渣捣碎敷患处。

（2）三花二石汤　金银花、野菊花各30g，红花10g，生石膏、寒水石各60g。形寒发热明显，加紫苏叶15g；发热口渴，加知母、栀子各10g。水煎服。头煎分2次服，二煎以纱布浸渍后敷患处。

（3）清热地黄汤　水牛角、生地黄各30g，蒲公英、金银花各30g，知母、牡丹皮、赤芍、黄芩各15g，黄连10g，生甘草6g。水煎服。

（4）地丁饮　地丁草30g，金银花90g，白矾10g，甘草10g。水煎服。

5. 针灸

（1）毫针法　取穴身柱、灵台、合谷、委中。高热，加曲池、大椎；神昏，加水沟、十宣、少海、郄门。进针得气后

用提插捻转泻法，患部从红线的止点处向起点处两端，每隔
1寸，用短毫针针尖横刺阿是穴，留针30分钟，或刺出恶血，
每日1~2次，至痊愈止。

（2）针加温和灸　取红丝附近或两旁经穴3~5处，另加
红丝头部和根部的阿是穴各一。按照各穴的进针深度针刺得气
后用艾条温和灸，以患者有舒适的热感为度，从止端向起端缓
慢移动，针灸15~20分钟，将原红丝灸成一条红而宽的带子，
随即起针。

6. 名医经验

（1）顾筱岩　红丝疔治疗，以凉血清热解毒为主，方用
七星剑汤、五味消毒饮、梅花点舌丹等；并用皂角刺以透脓达
邪。初起，多采用针砭法，用刀针沿红丝寸寸点断，直至红丝
尽头，但刺其皮而不伤其肉，以放出恶血为度。并在红丝上，
间隔贴金黄膏、红灵丹，一般两三天红丝就能消退于无形。

（2）张赞臣　红丝疔，一般轻证治之得当，覆杯而愈。重
证往往有发热头痛，胸闷恶心等症，至重者，有高热神昏、毒
散走黄等症，皆可用挑刺治法。唯重证需用七星剑汤为主化
裁，除一般增用蒲公英、金银花、甘草等清热解毒之品外，血
热壅滞、肿痛麻木者，加赤芍、牡丹皮、乳香、没药；如已化
脓，加芙蓉花、皂角刺等托脓之品。走黄者，急投大剂犀角地
黄汤。切忌用温散托毒法。

（3）许履和　红丝疔，治宜清热解毒，方用银花解毒汤
［金银花、紫花地丁、黄连、犀角(代)、茯苓、连翘、牡丹皮、
夏枯草］加减，配合外治之法。

【转归及预后】大部分患者经积极治疗后病情向愈，预后
良好。红丝较细者1~2日可愈；若红丝较粗，病情较重，可

在发病后 7～10 天化脓，溃后一般容易收口，若二三处串连贯通，则收口较慢。若失治、误治，可走黄，危及生命。

【预防与调摄】

1. 避免皮肤损伤。

2. 积极治疗原发疮疡。

3. 忌食辛辣醇酒及虾、蟹等发物。

【医案精选】

苏库盛原博，掌后患疔，红丝至腕，恶寒发热，势属表证。与夺命丹一服，红丝顿消，又用和解之剂，大势已退。彼又服败毒药，发渴发热，红丝仍见，脉浮大而虚。此气血受伤，然以补中益气汤主之而愈（红丝再见而用补，亦须细审）。盖夺命既服，疮邪已散，而复用败毒之剂，是诛伐无过，失《内经》之旨矣。

（明·江瓘《名医类案》）

四、烂疔

烂疔是一种发于皮肉之间，易于腐烂，病势凶险的急性传染性疾病。《备急千金要方》云："烂疔其状色稍黑，有白瘢，疮中溃有脓水流出，疮形大小如匙面。"《诸病源候论·丁疮候》云："亦有肉突起，如鱼眼之状，赤黑，惨痛彻骨，久结皆变烂成疮，疮下深孔如大针穿之状……令人恶寒，四肢强痛……一二日疮形便变焦黑色，肿大光起，根硬强，全不得近……"本病多见于农民和士兵，发病者有手足等部位的创伤和泥土脏物等接触史，发病急骤，皮肉腐败，腐烂卸脱，容易合并走黄，危及生命。相当于西医学的气性坏疽。

【病因病机】多因皮肉破损，接触潮湿泥土，感染特殊毒气，加之湿热火毒内蕴，以致毒凝肌肤，气血凝滞，热胜肉腐而成。湿热火毒炽盛，热胜肉腐，毒气弥漫，则易并发走黄之症。

【诊断】本病好发于四肢暴露部位，常有外伤史，伤口深且常夹杂潮湿泥土。

潜伏期一般为1~4天，最短为6~8小时。

初起患肢有沉重、包扎过紧感，继则出现"胀裂样"疼痛，四肢皮肤高度水肿，紧张光亮，按之凹陷，不能即起，肿胀迅速，蔓延成片，状如丹毒，皮肤呈灰白，或棕黄，或如紫铜色。1~2天后，肿胀疼痛剧烈，皮肤上出现许多含暗红色液体的小水疱，积聚融合成数个大水疱。疮面略带凹陷，形如匙面，按之局部有握雪音。溃后有浅棕色湿浊稀薄脓水，混杂气泡，气味臭秽。此后，腐肉大片脱落，疮口较大。

初起即伴有高热（40℃以上）、寒战、头痛、呕恶、烦躁，极度疲乏，大量汗出，食欲缺乏，大便秘结，小便短赤；甚或神昏谵语，面色苍白，四肢厥冷，黄疸，是为走黄之征象，可危及生命。

辅助检查：血白细胞总数可增高至（15~20）×10^9/L，血红细胞数及血红蛋白含量明显低于正常，并可呈进行性下降。局部脓液涂片检查和细菌培养可发现革兰阳性菌、梭状芽胞杆菌和大量红、白细胞。X线检查见气泡阴影。

【病证鉴别】流火　常有反复发作史；局部皮色鲜红，边缘清楚；一般无水疱，即使有也较小，刺破后流出黄水，肉色鲜红；无坏死现象。

【辨证】

1. 辨证要点　烂疔以发病迅速，胀裂样疼痛，肿胀皮色稍黑，疮面凹形如碟，易腐烂，范围大，轻按患处有捻发音为特征。其发病与湿热、火毒、气血凝滞有关。其势急，其痛剧，其肿甚，其腐巨，其毒易陷，是本病病理变化之特征。基本病机为湿火蕴结，基本证型为湿火蕴结证。临床根据疾病发展不同阶段的病理特点，辨证应有所侧重。一般而言，早期属湿火蕴结证，中期属毒入营血证，后期应注意气阴损耗。

2. 辨证候

（1）湿火蕴结证

证候：患部灼热肿胀剧痛，皮肤出现水疱或大疱，疮面皮肉腐烂，有浅棕色混浊脓水溢出，臭秽，混有气泡；伴寒战高热，胸闷呕恶，头身疼痛，纳差；舌红，苔黄，脉滑数。

病机分析：由于创口染毒，内有湿热蕴结，以致湿热火毒聚于肌肤，经络阻塞，气血凝滞，故肿胀疼痛；湿毒壅积，故有大水疱；热毒炽盛，正邪剧争，故寒战高热；热胜肉腐成脓，故疮面腐烂，有浑浊脓水溢出；湿热火毒泛溢全身，故胸闷呕恶，头身疼痛；舌红，苔黄，脉滑数为湿火蕴结之象。

（2）毒入营血证

证候：寒战高热，神昏谵语，烦躁不安，气促呃逆，胸闷呕吐，黄疸；局部高度水肿发亮，迅速成暗紫色，间有血疱，肌肉腐烂，气味恶臭；舌红绛，苔黄而干，脉弦滑数。

病机分析：毒邪不能控制，正不胜邪，毒不外泄，内入营血，故寒战高热，气促呃逆，烦躁不安，黄疸；热扰心神，故神昏谵语；热毒炽盛，郁于肌肤，腐坏肌肉，故见局部高度水肿，色暗紫，间有血疱，肌肉腐烂，气味恶臭；舌质红绛、苔黄而干、脉弦滑数皆为热毒入于营血,阴血亏损之象。

【治疗】

1. 分证论治

(1) 湿火蕴结证

治法:清热解毒,利湿消肿。

方药:黄连解毒汤合三妙丸加减。

药物组成:黄芩、黄连、黄柏、栀子、紫花地丁、金银花、连翘、野菊花、半枝莲、赤芍、生地黄、牛膝、生薏苡仁、生甘草。

(2) 毒入营血证

治法:清营凉血解毒。

方药:犀角地黄汤、黄连解毒汤合三妙丸加减。

药物组成:生地黄、牡丹皮、赤芍、黄连、黄芩、栀子、黄柏、防己、牛膝、萆薢、生薏苡仁、紫花地丁、生甘草。

2. 外治法

(1) 初起用玉露膏或金黄膏外敷。如皮色紫黑,加用蟾酥合剂。

(2) 腐肉与正常组织分界明显时,改用蟾酥合剂或五五丹。

(3) 腐肉脱净,周围肿势渐退,肉色鲜红者,改用生肌散、生肌玉红膏外敷。

3. 单验方 知柏解毒汤:黄柏 4g,知母 6g,牡丹皮 6g,金银花 12g,连翘 12g,玄参 12g,带皮茯苓 12g,生薏苡仁 12g。水煎服。

4. 名医经验

(1) 许履和 烂疔,热毒甚炽,非大剂清解,不能挫其炎威。可用黄连解毒汤、五神汤、半丁汤等清解火毒,配合外治，常可收功。

（2）凌云鹏　烂疔，由湿热内蕴、热盛火炽而成。治宜清热解毒降火。方用知柏解毒汤，配合外治，常可收功。

（3）吴仲磐

①白降丹糊剂的适应证：局部表皮溃烂，四围紫黑，掀红肿胀，疼痛剧烈，肿势迅速扩散者；患部表皮溃烂，使用防腐剂而溃烂不止，或掀红肿痛继续扩散溃烂者。

②使用方法：取白降丹粉末适量，以冷开水稠成如糊状，围敷于病灶周围。

③注意事项：在敷药前须将疮面坏死组织清除，并用胶布将正常组织护好；第二天换药时，四周敷药部分呈现组织坏死，并有水疱，须将水疱全部剪破，然后敷以黑虎丹，脱去腐肉的疮面，可外敷九一丹或桃花散；经过24小时后，疔疮溃烂中心及其边缘无高突、掀红、溃烂现象者，病势趋向好转。

【预后及转归】大部分患者经积极治疗后病情向愈，预后良好。若身热渐退，患处四周水肿消失，腐肉与正常皮肉分界明显，分界处流出的脓液转稠者，为转机之象。以后就能腐脱新生，即使疮面甚大，不难收口而愈；若高热持续不退，患处腐烂及肿势继续蔓延不止，出现走黄之征，乃是正不胜邪，毒邪走散，不得外泄，内攻脏腑，可有生命危险。

【预防与调摄】

1. 本病具有传染性，应对患者进行隔离。局部所用敷料宜焚烧，所用器械宜彻底消毒。

2. 对感染严重的伤口，注射多价气性坏疽抗毒血清，一般用1万单位肌肉注射或皮下注射；超过24小时，剂量最大可增加2～3倍。注射前做药敏试验。

3.对污染伤口或战伤创口，应及时进行彻底清创，敞开伤口，不予缝合，保持引流通畅，避免包扎过紧。

【医案精选】祝某，男，成年。左小腿外侧生疮1天，伴发寒热，即来就诊。诊得左小腿外侧上段色黑腐烂，大如杏子，肿势上连大腿，下及足胫，红肿热痛明显，全身伴发高热（体温39.3℃），小溲黄赤，舌红，苔薄黄，脉弦滑而数。

此火毒炽盛，逆于肉里而成烂疔。治拟大剂清解，内外并投。

黄连油膏纱布加青黛，敷左小腿肿痛处，每日1次。

紫花地丁45g，半边莲15g，连翘12g，黄芩9g，板蓝根30g，栀子9g，车前子15g，金银花15g，黄连3g，赤芍、白芍各9g。

治疗2天，症状明显好转。以后改服半丁合剂，外用九一丹加小纸膏，收功。

（许履和《许履和外科医案医话集》）

五、疫疔

疫疔是皮肤接触疫畜染毒而生的一种特殊疔疮，具有传染性，又称为"鱼脐疔""紫燕疔"。其特点是初起如虫叮水疱，很快干枯坏死如脐凹，全身症状明显，有传染性。《证治准绳》云："若因剥割疫死牛、马、猪、羊，瞀闷身冷，遍体具有紫疱，疫疔也。"本病多见于从事畜牧业者。相当于西医学的皮肤炭疽。

【病因病机】由于感染疫畜之毒，阻于皮肤之间，以致气血凝滞，毒邪蕴结而成。疫毒内传脏腑则致走黄。

【诊断】多见于畜牧业、屠宰或皮毛制革等工作者，有接触疫畜史，一般在1~3天后发病。初起发痒，继则出现红色斑丘疹，单发或多发，奇痒不痛，伴轻微身热；第2天顶部变成水疱，内有淡黄色液体，周围肿胀焮热；第3~4天，水疱干燥形成暗红色或黑色坏死，并在坏死区周围再发成群绿色小水疱，疱形如脐凹，类似牛痘，同时局部肿势散漫增剧，软绵无根，肿大，伴有发热、头痛骨楚、周身不适等症状。

10~14天后，如中央腐肉与正常皮肉开始分离，或流出少量脓水，四周肿势日趋局限，身热渐退者，为顺证。以后坏死组织渐渐脱落，3~4周痊愈。若局部肿势继续发展，伴高热神昏，痰鸣喘急，身冷脉细者，为并发走黄之象。

辅助检查：血液培养或疱液涂片培养可发现革兰阳性炭疽杆菌。

【病证鉴别】

1. **颜面部疔疮**　疮形如粟，有脓栓，坚硬根深，焮热疼痛；无水疱及鱼脐征象，色不黑；无疫畜接触史。

2. **丹毒**　皮色鲜红，色如涂丹，边缘清楚；若有水疱也无鱼脐征；常有反复发作史。

【辨证】

1. **辨证要点**　疫疔初起如虫叮水疱，疮头色黑，很快干枯坏死如脐凹，全身症状明显，发病与疫毒蕴结密切相关，故其基本证型为疫毒蕴结证。临床应根据疾病发展不同阶段的病机特点，辨证有所侧重。一般而言，病之初，辨证为疫毒蕴结证；病之中，成脓期，疫毒炽盛，热盛肉腐；病之后期，余毒未尽，应注意气血阴津损耗。

2. **辨证候**

疫毒蕴结证

证候：患部发痒，出现蚊迹样红斑，继则形成水疱，破溃形成黑色溃疡，疮面凹陷，形如鱼脐，疮周肿胀，绕以绿色水疱；伴有发热，骨节疼痛，甚则壮热神昏等；舌质红，苔黄，脉数。

病机分析：疫畜之毒侵入，随气血流行，流注无定，故发无常处；疫毒阻滞经络，则有发热、骨节疼痛等症；少数患者，疫毒侵入营血，尚可发生走黄逆证。总为疫毒所患，是本病特点。

【治疗】

1. **治疗要点**　疫疔发病与疫毒蕴结至为相关，其基本证型为疫毒蕴结证，治疗以清热解毒为大法。初、中期参照"颜面部疔疮"，后期并发走黄者，按疔疮走黄治疗。

2. **分证论治**

疫毒蕴结证

治法：清热解毒，和营消肿。

方药：仙方活命饮合黄连解毒汤加减。

药物组成：金银花、连翘、蒲公英、野菊花、紫花地丁、重楼、黄芩、栀子、土茯苓、泽泻、生甘草。

3. **外治法**

（1）初、中期宜消肿解毒，用玉露膏掺蟾酥合剂，或升丹外敷。若无蟾酥合剂或升丹，可用外科蟾酥丸研细代之。

（2）后期腐肉未脱，改掺10%蟾酥合剂或五五丹。

（3）腐脱，肉色鲜红，改掺生肌散，外盖红油膏。

4. **名医经验**

（1）顾筱岩　疫疔，内治芩连消毒饮，加外用蟾酥丸。走黄用芩连消毒饮加犀角地黄汤、安宫牛黄丸。外治：玉露膏、八将散或升丹、二保丹、七三丹。腐肉脱落后，改掺八二丹。

（2）凌云鹏　疫疔，治疗以解疫疔之毒为先，方用解毒追疔散（黄连 2g，黄芩 6g，银翘各 12g，重楼 6g，山楂肉 9g，牡丹皮 9g，牛蒡子 9g，菊花 12g，甘草 6g）。

（3）杨泳仙　疫疔，治疗宜中西医结合：重用犀角地黄汤以清营凉血解毒，选用雄黄拌朱砂，或水蛇头（每天 2～4 只，以小者为佳，用豆腐衣包后生吞，不可煎服，连用 3～4 天，以病势减退为宜）、地浆水（在茅草地掘土坑，深约 3 尺许，灌水搅浑，取泥浆，使之沉淀，以清液煎药）。

【转归及预后】 大部分患者经治疗后病情向愈，预后较好。若失治误治，可并发走黄，甚而危及生命。

【预防与调摄】

1. 隔离患者，所用敷料均应焚毁，所用器械必须严格消毒。

2. 加强屠宰管理，及早发现病畜，予以隔离或杀死。死畜须深埋或焚毁。

3. 疫疔患者接触过的皮毛，应进行严格消毒，流行区对牲畜进行预防注射。

4. 制造皮革和加工羊毛工人，在工作时应该用橡皮手套、口罩等保护。

【医案精选】 沈某，男，38 岁。2 日前曾食自死牛肉，右手背一紫暗水疱，麻木作痒，继则寒战高热，3 日后局部色黑，肿胀颇甚，泛恶头眩，苔黄腻，脉滑数。处方：黄连 2g，金银花、连翘、菊花各 12g，重楼、生甘草、牡丹皮、黄芩各 6g，牛蒡子、焦栀子、山楂肉各 10g。外以刀针刺破溃疡四周小脓疱后，点敷冰对散，并加盖千捶膏，用膏药固定。3 日后，热减畏寒止，剪去黑色疮面，并剔除部分腐肉，以红升丹敷之，日换 1 次，内服原方去牛蒡子。三诊时体温正常，韧指之腐肉尽脱，局部四周仍红肿，以三味散撒布，内服原方加青蒿 4g，续服 5 剂，腐去肿退，以九一丹撒布而愈。

（凌云鹏《临诊一得录》）

【临床提要】本节分述了颜面部疔疮、手部疔疮、烂疔、疫疔的病因病机及其证治。疔疮相当于颜面部、手部的急性化脓性感染及部分特殊感染，是一种发病迅速而危险性较大的疾病。其总的治疗原则是清热解毒，常用五味消毒饮、黄连解毒汤加减。若处理不当，易发走黄或损筋伤骨。

第三节　痈

痈是毒邪壅塞而气血不通所致的病证，有"内痈"与"外痈"之分。内痈生在脏腑，外痈生在体表。本节只讲述外痈。

本病的特点是局部光软无头，红肿疼痛（少数初起皮色不变），肿胀范围多在 6～9cm，发病迅速，易肿，易脓，易溃，易敛，多伴有恶寒、发热、口渴等全身症状，一般不会损筋伤骨，也不会造成陷证。由于发病部位不同，本病有许多名称：生于颈部的，称颈痈；生于腋下的，称腋痈；生于脐部的，称脐痈；生于胯腹的，称胯腹痈；生于委中穴的，称委中痈。相当于西医学的体表浅表脓肿、急性化脓性淋巴结炎。

痈早在《内经》中就有较系统的论述，认为它的发病原因有"喜怒不测""六腑不和"，乘于气交四时，虚邪中人等而为患，对定义及发病机制也有精辟的论述。《灵枢·痈疽》中说："荣卫稽留于经脉之中，则血泣而不行，不行则卫气从之而不通，壅遏不得行，故热。大热不止，热盛则肉腐。然不能陷于骨髓，骨髓不为焦枯，五脏不为伤，故名曰痈。"

汉代张仲景对痈的平脉辨证及对脉有无的判断，都有实践经验，在《金匮要略·疮痈肠痈浸淫病》中指出："诸浮数脉，应当发热，而反洒淅恶寒，若有痛处，当发其痈。""诸痈肿，欲知有脓无脓，以手掩肿上，热者为有脓，不热者为无脓。"汉《中藏经》记述痈有阴阳五脏之别。

南齐《刘涓子鬼遗方》宗《灵枢·痈疽》，对诸痈别而治之。"以手按，若随手便起，便是脓"。针脓排脓之法，"半坚薄，半有脓，当上薄者，都有脓，便可破之。所迫之法，应在下逆上破之……。"这些方法至今仍有实际价值。唐代孙思邈在《备急千金要方·痈疽》中提出："凡肿，根广一寸以下名疖，一寸以上名曰小痈。"衍承发展了张仲景的平脉辨证内容，记述："脉数身无热，即有内痈。""脉弱而数，此为振寒，当发痈肿。""脉滑而数……荣卫相搏，即结为痈。"

宋代陈自明《外科精要》对痈疽的证治较为细致，内治喜补，外治喜灸。金元诸家始，痈之证治别开生面，刘完素明治痈之大要，倡托里、疏通、行荣卫三法，并强调正气受损，"受如持虚"在发病中的主导地位。朱震亨述六阴六阳之经，因有气血多少之异，宜辨证而治，对内托诸法论述精要。元代齐德之在《外科精义·辨疮疽疖肿证候法》中说："六腑积热，腾出于外，肌肉之间，其发暴甚，肿皮光软，侵展广大者，痈也。"

明代，薛己、王肯堂、申斗垣、汪机、陈实功等名医辈出，旁征博引，对内外诸痈分门别类详加论述。清代《医宗金鉴·外科心法要诀》认为痈发于肉脉，疽发于筋骨，文中所载痈疽、发类证候，多有虚实之分，持论似较公允。《外科证治全生集》辨证立法，独辟门径，但认为红肿者为痈属阳，白

肿者为疽属阴，其说不当。因一些痈肿，起始病邪初聚，位置
稍深，色白肿痛，但迅及毒聚，皮色透红。故以颜色分辨痈疽
阴阳，固定方药，进行治疗，也甚为不妥。

一、颈痈

颈痈是发生在颈部两侧的急性化脓性疾病，俗名"痰
毒"。相当于西医学的颈部急性化脓性淋巴结炎。特点是初起
局部皮色不变，肿胀、疼痛、灼热，肿块边界不清。

【病因病机】多因外感风温夹痰热，或肝胃火毒夹痰热侵
袭少阳、阳明之络，蕴结于颈侧而发；亦有因乳蛾、口疳、龋
齿或头面疖肿等感染毒邪而诱发者。

【诊断】多见于儿童。常生于颈部两侧，但颌下、耳后、
颏下等处也可发生。初起患部结块，形如鸡卵，白肿、灼热、
疼痛，活动度不大。经 7~10 天，如不消散，即欲成脓，此时
结块处皮色发红，肿势高突，疼痛加剧如鸡啄米样，按之中软
而有波动感。溃后流脓黄白稠厚，肿消痛减，10 天左右愈合。

本病多伴有轻重不同的全身症状，如恶寒、发热、头痛、
口干、便秘、尿赤等。

【病证鉴别】

1. **痄腮** 多发于腮部，常双侧发病；色白漫肿，酸胀少痛；
不会化脓，7~10 天消退；有传染性。

2. **淋巴结核** 本病为慢性颈部淋巴结炎，多由头面疮疖、
口腔感染等疾病引起；结核肿形较小，推之活动，一般不会化
脓，无全身症状。

【辨证】

1. **辨证要点** 颈痈多由外感风温风热，夹痰浊蕴结于少

阳、阳明经络所致；或因肝胃火毒上攻，夹痰凝结而成痈；亦有由乳蛾、口疮、龋齿或头面部疔疮等，因病因、病情发展所处的阶段及以往治疗情况的不同而临床表现有所差异。常分为风温痰结证、气郁化火证、胃热壅盛证、气虚邪恋证。

2. 辨证候

（1）风热痰结证　颌下痰核肿大，形如杏核或鸡卵，继而掀红热痛，伴发热恶寒，咽痛咳嗽。若肿势扩大，可延及对侧颌下或颊下，头痛头昏，口干，尿黄便结。舌红，苔黄腻，脉滑数。

病机分析：外感风热痰毒之邪，蕴结于颈侧，阻于少阳、阳明之络，气血运行受阻而成肿块；风热犯表而有恶寒发热、头痛；风邪犯肺，故有咳嗽、口干；舌红，苔黄腻，脉滑数为痰热之象。

（2）气郁化火证　痈发于颈项一侧，来势较缓，渐渐肿大，若至鸡卵大小，皮色渐红，肿胀疼痛；伴心烦胁痛，失眠易怒，口苦咽干。若肿块按之软而有波动，为脓成外透，穿刺之可抽出脓液。舌质红，苔薄黄，脉弦数。

病机分析：病之初起，或因情志抑郁，肝失疏泄，气郁化火夹痰上攻，循经蕴结于颈部，故肿势散漫，硬结疼痛；肝气郁结故伴心烦胁痛，心烦易怒；舌红，苔黄，脉弦数，为气郁化火之象。

（3）胃热壅盛证　颌下肿胀疼痛，皮肤掀红，或波及颈下，甚者可连及腮颊，开口困难，口干口苦，齿龈肿痛。头痛发热，口气臭，唇干燥，大便秘结。舌红，苔黄少津，脉洪数。

病机分析：胃火夹痰上攻，循经蕴结于颈部，故颌下肿胀疼痛；阳明热甚于内，故口渴，高热烦躁，大便秘结；舌红，苔黄少津，脉洪数，均为胃热壅盛之象。

（4）气虚邪恋证 痈肿溃脓，疮面色暗，脓出稀薄，消散较慢，久不收口；精神不振，神疲乏力，少气微言，语声低弱，面色萎黄；舌淡，苔薄，脉细弱。

病机分析：病值后期，邪随脓泄，肿痛减轻；但脓为气血所化，脓出正亦虚，气血亏虚则脓出稀薄，无力生肌收口则消散较慢，久不收口。精神不振，神疲乏力，少气微言，语声低弱，面色萎黄，舌淡，苔薄，脉细弱均因气血亏虚所致。

【治疗】

1.**治疗要点** 颈痈之治，应先去其所因，伏其所主，因势利导，适时切开排脓，保持引脓通畅，遵循表者疏之、郁者散之、热者清之、痰者化之的治疗法则。若赤肿疼痛，痛如鸡啄酿脓者，宜透脓，常加穿山甲（代）、皂角刺等，使邪去毒消正自安；若为正虚邪恋，排脓不畅，需托补排脓祛邪。切忌用苦寒之品，致使痈肿硬结，毒滞难化。

2.**分证论治**

（1）风热痰结证

治法：治宜疏风清热，化痰消肿。

方药：牛蒡解肌汤加减。

药物组成：牛蒡子、薄荷、荆芥、连翘、栀子、牡丹皮、石斛、玄参、夏枯草等。

（2）气郁化火证

治法：清肝理气，散结消肿。

方药：柴胡清肝汤加石决明、金银花、穿山甲（代）、皂角刺、夏枯草、玄参。

（3）胃热壅盛证

治法：清胃泻热，散坚消肿。

方药：清胃散或玉女煎加黄芩、蒲公英、金银花、紫花地丁、板蓝根、牛蒡子、连翘。

（4）气虚邪恋证

治法：补气祛邪，托毒生肌。

方药：托里排脓汤加柴胡、升麻、穿山甲（代）、皂角刺，重用黄芪。

3. 外治法

（1）初起　铁箍膏或金黄散、玉露散，用温开水调成糊状，外敷患处。

（2）成脓　适时切开排脓，顺皮肤纹理切开，应熟悉解剖，避免伤及神经、血管。

（3）溃后　先用八二丹、九一丹药线引流脓液，待脓尽腐去后，改用生肌散、生肌白玉膏外敷，至疮口痊愈。

4. 单验方

（1）醒消丸　成年人每次 3~6g。一般连服 7 天后，停药 3 天。或蟾酥丸，每次 3~5 粒，每日 2 次。均可用陈酒或温开水送下。小儿剂量酌减，孕妇忌服．

（2）银黄片　成年人每次 4 片，每日 3 次。或清解片，每次 5 片，每日 2 次，小儿药量酌减。

（3）六应丸　每次服 10 粒，每日 3 次，小儿剂量酌减。

5. 针灸　《千金》云："痈疽始作，或大痛，或小痛，或发如米粒，既便出脓，宜急断口味，利去其毒，用骑竹马灸法，或就患处灼艾。重者四面，中央总灸一二百壮，更用敷药，其效甚速。"

6. 名医经验

郭长贵：郭老立疏风清热、化痰祛癖之法，拟疏风化痰汤：防风、蔓荆子、川芎各 6g，僵蚕、制半夏各 10g，生地黄、赤芍各 12g，柴胡、葛根、陈胆南星各 3g（此为 7 ~ 10 岁儿童用量，每日 1 剂，水煎 2 次，取汁 300mL，分 3 次温服。随症加减：头痛项强者，加羌活、独活各 6g；结块坚硬者，加三棱、莪术各 10g；大便干结者，加大黄（后下）、火麻仁各 6g；发热口渴者，加生石膏 15g，黄芩 6g。同时配以外治：初起脓未成者，用自拟黄川膏（黄连、川白芍各 30g，僵蚕、天南星各 15g，共研细末，凡士林调膏），或冲和膏（《金鉴》方）贴敷；脓成者，用万应膏掺七三丹（均为《金鉴》方）盖贴，或切开排脓；溃后用自拟祛腐生肌散（煅石膏 30g，制乳香、没药各 15g，血竭 6g，共研极细末）干撒，加黄连膏（《金鉴》方）盖贴。

【转归及预后】溃后脓出黄白稠厚，排脓畅通，肿退痛减，一般 10 ~ 14 日可愈合；亦有患者因体质虚弱，溃后脓出稀薄，痈肿残存，迁延反复 1 ~ 2 个月，收口愈合较慢，多伴有精神不振，神疲肢软，面色萎黄，舌苔薄，脉细。若治疗得当，正气来复，祛邪外出，脓液变稠，疮面颜色转红，将迅速收口愈合。

【预防与调摄】

1. 注意气温变化，适寒温，避风寒、风热、暑热之邪外袭。

2. 积极治疗原发病。

3. 饮食宜清淡，忌食鱼腥、辛辣，少食难消化易滞之物。

4. 颈痈早期忌用苦寒之剂治疗，不宜挤压。高热时应卧床休息，多饮开水。

【医案精选】薛立斋治二守施希禄。患项毒，脓已成，因畏针，嫩延至胸，色赤如霞，其脉滑数，饮食不进，月余不寐，肢体甚倦。此气血虚而不能溃也，乃针之脓出，即睡觉而思食，用托里药2个月而愈。刘玺素虚患此，不针，溃透颌颊，气血愈虚，竟不救。

一男子患项毒，溃而作痛，以参、芪、地黄、芎、归，补之而止，更以八珍汤，加黄芪、桔梗，三十余剂而愈。

（薛王《薛氏医案》）

二、腋痈

腋痈是生在腋部的急性化脓性疾病，又名"夹肢痈"。其特点是腋下肿胀、热、痛，皮色不变，伴恶寒发热，上肢活动不利。相当于西医学的腋下急性化脓性淋巴结炎。

【病因病机】本病多因上肢皮肤破损染毒，或其他部位疮疡毒邪循经流窜所致；或因肝、脾血热兼恚怒气郁，致腋窝邪毒蕴结，气血瘀滞而成。

【诊断】初起腋窝部多暴肿，皮色不变，灼热疼痛，同时上肢活动不利，伴恶寒发热、纳差。若肿痛日增，寒热不退，经10～14天肿块中央变软，皮色转红，按之波动感明显，溃后脓出稠厚，肿消痛止，容易收敛。如溃后流脓不尽，肿势不退，多因溃口太小，或因溃口位置偏高，引起袋脓，以致引流不畅，影响愈合，甚或导致瘘管形成。

【病证鉴别】腋痈　初起结块推之可动，疼痛不甚，化脓需3个月；溃破后脓水稀薄夹有败絮样物质，收口缓慢；一般无全身症状。

【辨证】

1. 辨证要点 特点是腋下肿胀热痛，皮色不变，伴恶寒发热，上肢活动不利。本病多因上肢皮肤破损染毒，或其他部位疮疡毒邪循经流窜所致；或因肝、脾血热兼恚怒气郁，致腋窝邪毒蕴结，气血瘀滞而成。临床一般为肝郁痰火证、风温阻络证。

2. 辨证候

（1）肝郁痰火证

证候：腋窝肿胀、疼痛，上肢活动不利；伴发热，心烦，头痛，口苦咽干，大便秘结，小便黄赤；舌红，苔黄，脉弦滑数。

病机分析：肝郁气滞，郁久化火，气郁痰火之邪阻滞腋窝经络，气滞血瘀而成痈；热毒蕴结，经络不利，故上肢活动不利；痰火内蕴，故发热，心烦，大便秘结，小便黄赤；舌红，苔黄，脉弦滑数均为痰火之象。

（2）风温阻络证

证候：多为发病初期，局部暴肿，皮色不变，灼热疼痛，上肢活动不便；伴发热恶寒，纳呆；舌苔薄黄，脉浮数。

病机分析：外感风热之邪，蕴结于腋窝经络，气血运行受阻而成肿块，灼热疼痛；风热犯表而有恶寒发热；舌苔薄黄，脉浮数为风热阻络泛表之象。

【治疗】

1. 治疗要点 腋痈其基本病机为肝、脾血热兼恚怒气郁，致腋窝邪毒蕴结，气血瘀滞而成，临床一般为肝郁痰火证、风温阻络证，故治疗以清肝解郁、解毒消肿为主。临床应根据疾病发展不同阶段的病机特点，辨证有所侧重。一般而言，初起内消，法宜清热解毒，疏其气血，促其消散；脓成后宜托；溃后宜补。脓成切开时刀法宜循经直开，低位引流。脓尽可掺生肌散，外盖生肌玉红膏，并加盖棉垫，紧压疮口，以加速愈合。

2. 分证论治

（1）肝郁痰火证

治法：清肝解郁，解毒消肿。

方药：柴胡清肝汤加减。

药物组成：柴胡、陈皮、川芎、芍药、枳壳、甘草、香附。

药物加减：如呼吸不利，加瓜蒌、枳壳宽胸理气。

（2）风温阻络证

治法：疏风散热，清热解毒。

方药：五味消毒饮。

药物组成：金银花、野菊花、蒲公英、紫花地丁、天葵子、荆芥、薄荷、羌活。

3. 外治法　参照颈痈。脓成切开时刀法宜循经直开，低位引流。脓尽可掺生肌散，外盖生肌玉红膏，并加盖棉垫，紧压疮口，以加速愈合。

4. 单验方

（1）六应丸　成年人每次 10 粒，每日 3 次；7～12 岁儿童减半；6 岁以下适量。

（2）银黄片　成年人每次 4 片，每日 2 次。

（3）蟾酥丸　每次 3～5 粒，每日 1～2 次。陈酒或温开水送下。孕妇忌服。

【转归及预后】一般溃后脓出稠厚，肿消痛止，容易收敛。若溃后脓液不尽，肿势不退，多因切口太小，或任其自溃，创口太小，或因疮口位置偏高，引起袋脓，以致引流不畅，影响愈合。此时需要及时扩创，否则迁延日久，难以收口，甚至出现痈毒内陷，走入营血，危及生命。

【预防与调摄】

1. 积极治疗原发病。

2. 应限制患侧上肢活动。

3. 饮食宜清淡，忌食鱼腥、辛辣，少食难消化易滞之物。

4. 调情志，保持心情舒畅。

【医案精选】

腋痈俗称夹痈，此肝、脾二经为患。肝经血滞，脾经气凝共结为肿。初起皮色不变，漫肿无头，日久方疼，乃生寒热，此患难消，终必作脓。未破者柴胡清肝汤，已破者十全大补汤去肉桂加香附、陈皮，软肿胀痛者针之、膏贴。但此症首尾温补，忌用寒凉也。

（陈实功《外科正宗·卷四杂疮毒门》）

三、胯腹痈

胯腹痈是指生在胯腹部的急性化脓性疾病，古代称为"跨马痈"。其特点是结块肿痛，皮色不变，步行困难。相当于西医学的腹股沟急性淋巴结炎。

【病因病机】多因下肢、阴部破损，外染毒邪循经而继发；或因湿热内蕴，气滞夹痰凝结而成。

【诊断】发病者多有下肢、阴部破伤史。

初起在胯腹部有一结块，形如鸡卵，肿胀发热，皮色不变，疼痛明显，患侧步行困难，伴恶寒发热等症状。如肿块增大，皮色转红，持续跳痛，伴有恶寒发热、大便秘结等症状，此为化脓之象。

【辨证】

1. 辨证要点 其特点是结块肿痛，皮色不变，步行困难。初起在胯腹部有一结块，形如鸡卵，肿胀发热，皮色不变，疼痛明显，患侧步行困难，伴恶寒发热等症状。一般为湿热蕴结证。

2. 辨证候

湿热蕴结证

证候：胯腹部结块肿痛，患肢拘急；伴恶寒发热，口干，小便黄赤；舌红，苔黄腻，脉数。

病机分析：湿热之邪蕴结于胯腹部，经络阻滞，气血不畅，故有结块、肿痛；湿热泛溢，故发热，口干，小便黄赤；舌红，苔黄腻，脉数为湿热壅结之象。

【治疗】

1. 治疗要点 腹痈多因下肢、阴部破损，外染毒邪循经而继发，或因湿热内蕴，气滞夹痰凝结而成，故治疗应以清热利湿，解毒消肿为主。根据疾病发展不同阶段的病机特点，辨证有所侧重。

2. 分证论治

湿热蕴结证

治法：清热利湿，解毒消肿。

方药：五神汤合萆薢渗湿汤加减。

药物组成：茯苓、金银花、牛膝、车前子、紫花地丁、萆薢、薏苡仁、土茯苓、滑石、牡丹皮、泽泻、通草、黄柏。

3. 外治法

（1）初起　铁箍膏或金黄散、玉露散，用温开水调成糊状，外敷患处。

（2）成脓　适时切开排脓，顺皮肤纹理切开，应熟悉解剖，避免伤及神经、血管。

（3）溃后　先用八二丹、九一丹药线引流脓液，待脓尽腐去后，改用生肌散、生肌白玉膏外敷，至疮口痊愈。

4. 单验方

（1）六应丸　成年人每次 10 粒，每日 3 次；7～12 岁儿童减半；6 岁以下适量。

（2）银黄片　成年人每次 4 片，每日 2 次。

（3）蟾酥丸　每次 3～5 粒，每日 1～2 次。陈酒或温开水送下。孕妇忌服。

【转归与预后】西医抗炎治疗及外科换药后，疮面渗出物渗出不减，可在疮面散敷白砂糖，次日渗出物可减少，同时清淡饮食，加强营养，一般愈合较好。

【预防与调摄】

1. 治疗中减少活动，避免病变部位摩擦。

2. 饮食宜清淡，忌食鱼腥、辛辣食物。

3. 调情志，保持心情舒畅。

【医案精选】一男子腹内作痛，腹外微肿，或欲药汗之。薛曰：肉色如故，脉数无力，此元气虚损，毒不能外发。遂与参、归、术之类数剂，渐发于外，又数剂，脓成而欲针之。彼惑于人言，用大黄、白芷、穿山甲（代）之类，引脓从便出，以致水泻不止，患处平陷，自汗盗汗，热渴不食。仍用前剂加半夏、陈皮、姜、桂，四剂，形气渐复。又数剂，针去其脓，仍用补剂。幸幼未婚，故得痊也。

四、委中毒

委中毒是发生在腘窝部的急性化脓性疾病。《医宗金鉴·委中毒》云："木硬肿痛、微红、屈伸艰难……缓则筋缩而成废疾。"其特点是腘窝部木硬疼痛，皮色不红，小腿屈伸不利，愈后可有短期屈曲难伸。相当于西医学的腘窝部急性化脓性淋巴结炎。

【病因病机】多因湿热下注，流于脉络所致；或因患肢溃破、足跟皲裂、冻疮溃烂、足癣、湿疹等感染毒邪，以致湿热蕴阻，经络阻隔，气血凝滞而成。

【诊断】初起委中穴处木硬疼痛，皮色不变或微红，形成肿块则患肢小腿屈伸困难，行动不便，伴恶寒发热、纳差等症状，如肿痛加剧，身热不退，2~3周后则欲成脓。溃破后2周左右而愈。

脓成后切口过小或位置偏高，或任其自溃，脓出不畅，则影响疮口收敛。疮口愈合后，患肢仍屈曲难伸者，经功能锻炼后，2~3个月可恢复正常。

【辨证】

湿热蕴阻证

证候：委中穴处木硬肿痛，小腿屈曲难伸；伴发热，口干纳差；舌质淡红，苔黄腻，脉数。

病机分析：湿热之邪下注，蕴阻于腘窝，致经脉阻塞，气血凝滞，故硬肿木痛；邪毒阻滞经络，以致经络不利，故屈伸不利；湿热内蕴，故发热，口干；舌质红，苔黄腻，脉数均为湿热蕴阻之象。

【治疗】

1. **治疗要点** 清热利湿，和营消肿为主，脓成宜切开排脓，刀口位置应在腘窝中央折纹偏下方。

2. **分证论治**

湿热蕴阻证

治法：清热利湿，和营消肿。

方药：活血散瘀汤合五神汤加减。

药物组成：川芎、当归尾、赤芍、苏木、牡丹皮、枳壳、瓜蒌仁（去壳）、桃仁、槟榔、大黄、茯苓、金银花、牛膝、车前子、紫花地丁。

药物加减：湿热重者，加萆薢、生薏苡仁清热利湿；脓成者，加炙穿山甲（代）、皂角刺消毒排脓。

3. **外治法** 参照颈痈。脓成宜切开排脓，刀口位置应在腘窝中央折纹偏下方。

4. **单验方**

（1）六应丸 成年人每次 10 粒，每日 3 次；7～12 岁儿童减半；6 岁以下适量。

（2）银黄片 成年人每次 4 片，每日 2 次。

（3）蟾酥丸 每次 3～5 粒，每日 1～2 次。陈酒或温开水送下。孕妇忌服。

5. **针灸** 《千金》云：痈疽始作，或大痛，或小痛，或发如米粒，既便出脓，宜急断口味，利去其毒，用骑竹马灸法，或就患处灼艾。重者四面，中央总灸一二百壮，更用敷药，其效甚速。

6. **名医经验**

顾筱岩 委中毒生在膝后腘中，常见者有急性及慢性两种。急性者因湿热瘀滞或足跟碰破后，由不洁之物侵入而引起。初起红肿疼痛，步履艰难，恶寒发热，舌苔黄腻，脉浮数，易自溃，收口亦易。治法：内服萆薢渗湿汤（萆薢、当归尾、牡丹皮、牛膝、防己、木瓜、薏苡仁、秦艽）加忍冬藤、茯苓；外敷玉露膏（芙蓉叶末调凡士林）。慢性者由伤筋瘀滞，或寒湿阻络而成。初起皮色如常，肿硬疼痛，足屈难伸，寒热不扬，苔多薄白，脉或带数，溃脓后收口较慢。治法：伤筋瘀滞者，内服活血散瘀汤（当归尾、赤芍、桃仁、大黄、川芎、苏木、牡丹皮、枳壳、瓜蒌仁、槟榔）；寒湿阻滞者去大黄、瓜蒌仁，加独活、苍术、牛膝；外敷冲和膏［紫荆皮（炒）五两，独活（炒）三两，赤芍（炒）二两，白芷（晒干、忌火炒）一两，石菖蒲（晒干、忌火炒）一两五钱］，接以红灵丹（雄黄六钱，乳香六钱，煅月石一两，青礞石三钱，没药六钱，三梅冰片三钱，火硝六钱，朱砂二两，麝香一钱）大半有消退之希望。如 14 天后不消者，即欲成脓，宜内服和营托毒之剂。处方：当归、赤芍、丹参、防己、牛膝、穿山甲（代）、皂角针、乳香、忍冬藤、茯苓（约服 21 天至 1 个月）。按之中软者，乃脓已成熟，可以切开排脓，溃后，用纸线蘸九黄丹（制乳香、制没药、川贝母、石膏、红升、雄黄、辰砂、煅月石、三梅冰片）嵌入密口内，外盖冲和膏；脓净，停用纸线，掺九一丹（熟石膏、升丹）收口。

【转归及预后】伤口愈合后，患肢屈伸不利者，嘱患者坐位足踩圆杠，来回活动患肢膝关节，量患者身体情况适度运动为佳。

【预防与调摄】

1.饮食宜清淡，加强营养，忌食鱼腥、辛辣食物。

2. 调情志，保持心情舒畅。

【医案精选】委中毒生于膝弯内委中穴，穴在膝后腘中中央，褶纹纹陷中，属膀胱经。经曰：腘中毒由胆经积热流入膀胱，壅遏不行而成。夫为膀胱为聚湿之所，热入混淆注于络脉生痛，则莫非湿热凝结为患，初起木硬肿痛，微红屈伸艰难故又名曲瞅，寒热不退，则成脓矣，治宜清湿热，活血化瘀，舒筋散邪，若不速治，恐筋缩成废疾。

（清·高秉钧《疡科心得集·辨委中毒膝眼毒论》）

五、脐痈

脐痈是指生于脐部的急性化脓性疾病。本病多见于初生婴儿。多因结扎、剪断脐带，或在包扎处理时感染毒邪而发病。也可由于脐部的先天性畸形如卵黄管残留症或脐尿管闭合不全而继发感染邪毒引起。其特点是初起脐部微肿，渐大如瓜，脓稠无臭则易愈，脓水臭秽则成漏。

【病因病机】因先天不足，脐部发育不全，复因心、脾湿热，火毒注入小肠，结聚脐中，以致血凝毒滞而成。亦可因脐中出水，复因搔抓染毒而引起。

【诊断】发病前有脐部湿疮史，或有脐孔排出尿液或粪便史。

初起脐部微痛微肿，渐渐肿大如瓜，皮色或红或白，触之疼痛。成脓时伴发热、口干等全身症状。溃后脓出稠厚而无臭味者容易收口。

如溃后脓出臭秽，或夹有粪汁，疮口久不收口，脐孔部胬肉高突，脐孔正中下方有条索状硬结，则已形成脐漏。

辅助检查：对久不收口的患者，可做瘘管造影检查，以明确诊断。

【辨证】

1. 辨证要点　其病机多因先天不足，脐部发育不全，复因心、脾湿热，火毒注入小肠，结聚脐中，以致血凝毒滞而成。如溃后脓出臭秽，或夹有粪汁，创口久不收口，脐孔部胬肉高突，脐孔正中下方有条索状硬结，则已形成脐漏。

2. 辨证候

（1）湿热火毒证

证候：脐中肿胀，皮色红，疼痛；伴发热，口干口苦，大便秘结，小便黄赤；舌质红，苔薄黄，脉弦数。

病机分析：湿热毒邪蕴结于脐中，致毒滞血瘀，故肿胀疼痛；湿热蕴久化火，故全身发热，口干口苦，大便秘结，小便黄赤；舌红，苔薄黄，脉弦数为湿热火毒之象。

（2）气虚夹湿证

证候：疮口经久不敛，脐孔部胬肉高突，中心有漏管，脓出臭秽；伴面色萎黄，肢软乏力，纳差，大便溏；舌质淡红，苔薄白，脉细弱。

病机分析：由于病久致脾气虚弱，气血亏虚，故疮口久不愈合；气虚则运化无力，水湿内停，湿滞成毒，蕴结而生胬肉、漏管；面色萎黄、肢软乏力、纳差、便溏均为脾胃虚弱之征。

【治疗】

1. 治疗要点　脐痈湿热火毒证，治宜清热利湿、解毒消肿，方用黄连解毒汤合四苓散加减；气虚夹湿证，治宜健脾益气，方用四君子汤加味。外治依一般阳证疮疡分期施治。

2. 分证治疗

（1）湿热火毒证

治法：清热利湿，解毒消肿。

方药：黄连解毒汤合四苓散加减。

药物组成：黄连、黄芩、黄柏、栀子、茯苓、泽泻、白术、猪苓。

（2）气虚夹湿证

治法：健脾益气。

方药：四君子汤加黄连、鱼腥草解毒利湿。

药物组成：人参、茯苓、白术、甘草、黄连、鱼腥草。

3. 外治法 初起用金黄膏或玉露膏外敷；溃后用红油膏或青黛膏掺九一丹外敷；脓尽改用白玉膏掺生肌散。

形成脐漏者，可插入七三丹药线或白降丹药捻，化管提脓。必要时可行瘘管切除术及修补术。

4. 单验方

犀角化毒丸 每次1丸，每日2次。

5. 针灸 治法：取手足阳明经穴为主。毫针刺用泻法，留针20~30分钟。一般每日刺1~2次，重症可每隔4小时针刺1次。

【转归及预后】在后期，常有胬肉生长影响疮面愈合，可用提毒散或生肌散撒于疮面，外敷一效膏，多能促进新肉生长。

【预防与调摄】

1. 积极治疗脐部先天性疾病。

2. 经常用75%乙醇擦洗脐孔，保持脐部清洁、干燥。

【医案精选】

1. 一妇以毒药去胎后，当脐右结块，块痛甚则寒热，块与脐高一寸，痛不可按，脉洪数。谓曰：此瘀血流溢于肠外育膜之间，聚结为痈也。遂用补气血行结滞排脓之剂，三日决一锋针，脓血大出，内如粪状者臭甚，病妇恐。因谓气血生肌，则内外之窍自合，不旬日而愈。

（清·俞震《古今医案按》卷十外科）

2. 吕沧洲治一小儿，十二岁，患内痛，腹胀脐凸而颇锐。医欲刺脐出脓，其母不许，请吕视之，见一僧拥炉炽炭，燃铜筋一枚烈火中，瞪目视翁曰：此儿病痛发小肠，苟舍刺脐，无他法。吕谕之曰：脐，神阙也，针刺所当禁。矧痛舍于内，唯当以汤丸攻之。苟如而言，必杀是子矣。僧怒趋而出。吕投透脓散一匙，明日，脓自气合溃，继以十奇汤下万应膏丸而瘥。立斋治给事钱南郭。腹内患痛，已成而不见，欲用托里之药发之，彼用行气破血以图内消。形体甚倦，饮食益少，患处顿陷，色黯坚硬，按之不痛。仍用大补之剂，色赤肿起，脓熟针之，再用托里，肿溃渐愈而消。

（清·俞震《古今医案按》卷十外科）

【临床提要】痈相当于西医学的体表浅表脓肿、急性化脓性淋巴结炎。其临床特点是：局部光软无头，红肿疼痛，肿胀范围 6～9cm，发病迅速，易肿，易敛，多伴有全身症状，预后较佳。根据病位的不同，有颈痈、腋痈、脐痈、胯腹痈和委中痈等。外治依一般阳证疮疡分期施治。

第四节　有头疽

有头疽为临床最常见的中医外科疮疡类疾病，是一种发生在肌肤之间的急性化脓性疾病。其特点是局部初起皮肤上即有粟粒样脓头，红、肿、热、痛，并且非常容易向深部及周围扩散，同时脓头也相继增多，溃烂之后状如莲蓬、蜂窝。又名莲房发、蜂窝发。以中老年，尤其是糖尿病患者居多。好发于项后、背部等皮肤厚韧之处，范围常超过 9～12cm，大者可在 30cm 以上。治之不当，极易发生内陷。本病根据患病部位不同而有不同病名，如生于项部的，名脑疽、对口疽、落头疽；生于背部的，名发背、搭手；生在胸部膻中穴处的，名膻中疽；生于少腹部的，名少腹疽。但其病因、症状和治疗基本相同，故合并论述。本病相当于西医学的痈。

中医学早就有对"疽"的记载。《灵枢·痈疽》:"何为疽……热气淳盛，下陷肌肤，筋髓枯，内连五脏，血气竭，当其痈下，筋骨良肉皆无余，故命曰疽。"提出了本病的病因病机。《外科理例·疮名有三》中说:"疽者，初生白粒如粟米，便觉痒痛……此疽始发之兆……便觉微赤肿痛。三四日后，根脚赤晕展开，浑身壮热微渴，疮上亦热……疽顶白粒如椒者数十，间有大如莲子蜂房者，指捺有脓不流……"对本病的临床表现有了更具体的描述。《医宗金鉴·外科心法要诀》论中说:"疽病俱有难脓，难腐，难溃，难敛，多属逆证。"表明了本病的难治性。

【病因病机】疽病病因病机可以概括为内因、外因两个方面，总由外感风温、湿热，内有脏腑蕴毒，内外邪毒互相搏结，凝聚肌肤，以致营卫不和，气血凝滞，经络阻隔而成。正如《刘涓子鬼遗方·外科精义》所说:"何为疽？五脏风毒积热，毒热炽盛，下陷肌肤，骨髓皆枯，血气涸竭。其肿色夭，坚如牛领之皮。"

内因:多因情志内伤，气郁化火，火毒蕴于肌肤，或因饮食不节，恣食肥甘厚味，脾胃乃伤，脾气虚弱，脾失健运，生化之源不足，阴虚内热，热蕴肌肤而致本病。《医宗金鉴·外科心法要诀》痈疽总论歌云："痈疽原是火毒生，经络阻隔气血凝。"认识本病主要发病机制是火毒内蕴，经络阻隔，气血凝滞。《灵枢·玉版》曰："病之生时，有喜怒不测，饮食不节，阴气不足，阳气有余，营气不行，乃发为痈疽。"或由于房事不节，劳伤精气，以致肾水亏损，水火不济；阴虚则火邪炽盛，感受毒邪之后，往往毒滞难化。

外因：感受风温、湿热之毒，邪客经脉之中，以致气血运行失常而成。正如《素问·生气通天论》所说："营气不从，逆于肉理，乃生痈肿。"

体虚之际容易发生，故消渴患者常易伴发本病。如阴虚之体，每因水亏火炽，而使热毒蕴结更甚；气血虚弱之体，每因毒滞难化，不能透毒外出，如病情加剧，极易发生内陷。

【诊断】好发于项后、背部等皮肤厚韧处。多发于中老年人、体弱或消渴患者。临床特点是：病证初起，皮肤仅有小的脓栓，继则焮热赤肿，渐渐形成多枚脓栓，状似蜂窝或莲蓬，终成较大的软组织溃疡，常伴有持续发热恶寒、头痛、口渴等全身症状。血常规检查白细胞总数、中性增高，另应根据病情做血糖、疮面脓液细菌或血培养及药敏试验，B超检查有助于脓肿形成的诊断，CT检查可以判断脓肿的范围。

根据局部症状可分为四候，《疡科心得集·辨脑疽对口论》云："对疽、发背必以候数为期，七日成形，二候成脓，三候脱腐，四候生肌。"根据病程演化，临床可分为三期：初期、溃脓期、收口期。初期患处起一肿块，上有粟粒样脓头，肿块渐向四周扩大，脓头增多，色红灼热，高肿疼痛。伴发热恶寒、头痛纳差。溃脓期肿块进一步增大，疮面渐渐腐烂，形似蜂窝，肿块范围常超过 10cm，甚至 >30cm，伴壮热、口渴、便秘、溲赤等。收口期脓腐渐尽，新肉开始生长，逐渐愈合。整个病程约 1 个月，病情初期在第 1 周，溃脓期在第 2 周到第 3 周，收口期在第 4 周。

【病证鉴别】

1.**疖** 疖病小而位浅；无明显全身症状；易脓，易溃，易敛。

2.**脂瘤染毒** 患处有结块，或有扩大的毛囊口，可挤出皮脂栓；染毒后红肿多局限；全身症状较轻；溃后脓液中可见豆渣样物质。

3.**发际疮** 生于项后部，病小而位浅，多 <3cm，或多个簇生在一起，2~3 天化脓，溃脓后 3~4 天即能愈合，无明显全身症状，易脓，易溃，易敛，但易复发，缠绵难愈。

4.**急性毛囊炎** 好发于颈、头、面、背部，多为一个毛囊及其所属皮脂腺，初起为小结节，渐变为脓栓，一般无全身症状。

【辨证】

1.**辨证要点** 有头疽发病与风、温、湿、热、脏腑蕴毒、气血凝滞、气阴虚或气虚关系最为密切。临证应首辨证候虚实，次辨虚证主次。一般局部红肿高突，灼热疼痛，根脚收束，迅速化脓脱腐，脓出黄稠者为实证，脓水稀少者为虚证。

2.**辨证候**

（1）火毒凝滞证

证候：多见于壮年正实邪盛者。火毒蕴滞，肿块色红灼热，根脚收束，上有粟粒样脓头，疮面腐烂，流脓黄稠；发热、口渴、便秘、尿赤；舌红，苔黄，脉弦数。

病机分析：外感风温、湿热毒邪，内有脏腑蕴毒，邪毒蕴结于肌表，以致营卫不和，经络阻塞，气血凝滞，故肿胀疼痛；热毒炽盛，故色红而灼热，发热；热胜肉腐，故疮面腐烂，脓出黄稠：口渴、便秘、尿赤、苔黄、脉弦数皆为热毒内盛之象。

（2）阴虚火炽证

证候：疮形平塌，根脚散漫，疮色紫滞，疼痛剧烈，脓腐难化，脓水稀少或带血水；全身高热，烦躁口渴，大便秘结，小便短赤；舌质红，苔黄，脉细数。

病机分析：阴液亏虚，虚火内生，复感湿热毒邪，阴虚无水制火热之邪，而使毒蕴更甚，故疮色紫滞，疼痛剧烈；毒甚走散，故疮脚散漫，疮形平塌；阴液不足，无以化脓，故脓水稀少；热毒入里，故高热、便秘、尿赤；舌红，苔黄，脉细数为阴虚火炽之象。

（3）气虚毒滞证

证候：肿势平塌，根脚散漫，化脓迟缓，皮色赤暗不泽，脓水稀少，腐肉难脱，疮口成空壳，闷胀疼痛；伴畏寒，高热，精神委靡，面色少华，口渴喜饮，小便频数；舌质淡红，苔白腻，脉数无力。

病机分析：气血虚弱，气虚无力托毒，毒邪留滞，故疮形平塌；血虚无以化脓，故腐肉难脱；热毒留滞不解，故仍畏寒发热，口渴喜饮；气血亏虚，机体失养，故精神委靡，面色少华；舌淡红，苔白，脉数无力为气虚之象。

（4）气血两虚证

证候：脓水稀薄，创面新肉不生，新肌色淡，淡红而不鲜或暗红，愈合缓慢；伴有面色㿠白，神疲乏力，纳差；舌淡胖，苔少，脉沉细无力。

病机分析：脾胃为气血生化之源，脾主肌肉，脓为气血所化，脾胃虚弱则生肌无力而愈合缓慢，脓水稀薄，创面新肉不生，新肌色淡；面色㿠白，神疲乏力，纳差，舌淡胖，苔少，脉沉细无力，为脾失健运，气血两虚之象。

【治疗】

1. **治疗要点**　诊断明确，及时治疗，辨证分期用药，脓肿已成者及时切开，外治配合中药内服，方能取得功效。

2. **分证论治**

（1）火毒凝滞证

治法：清热利湿，和营托毒。

方药：仙方活命饮加减。

药物组成：当归、赤芍、丹参、金银花、防风、白芷、陈皮、皂角刺、穿山甲（代）、天花粉、乳香、没药、黄连、紫花地丁、生甘草等。

加减：如恶寒、发热加荆芥、防风祛风解毒；便秘者，加生大黄、枳实泻热通腑；溲赤者加泽泻、车前子清热利湿。

（2）阴虚火炽证

治法：滋阴生津，清热解毒。

方药：竹叶黄芪汤加减。

药物组成：生地黄、麦冬、白芍、黄芪、竹叶、天花粉、石斛、当归、生黄芪、皂角刺、生甘草等。

（3）气虚毒滞证

治法：扶正托毒。

方药：托里消毒散加减。

药物组成：人参、川芎、白芍、黄芪、当归、白术、茯苓、金银花、白芷、甘草、皂角刺、桔梗等。

（4）气血两虚证

治法：气血双补。

方药：十全大补汤加减。

药物组成：生黄芪、肉桂、人参、白术、茯苓、甘草、白芍、当归、川芎、熟地黄、陈皮、金银花等。

3. 外治法 初起用金黄膏加千捶膏外敷，因疽证有"外大如拳，里大如盘"之特点，故在外敷该药时，敷药范围一定要大于红肿范围。溃脓期用金黄膏掺八二丹外敷；如脓水稀或灰绿，则改掺七三丹；若腐肉阻塞，脓液积蓄难出而有波动时，可按疮形大小采用"十"字、双"十"字，或平行纵切开术，手术的原则是广泛切开，清除坏死组织，充分引流。收口期用白玉膏掺生肌散外敷；如疮口腐肉一时不能粘合，可用垫棉法，如无效时，则应采用手术清创。

4. 单验方

（1）鲜蒲公英 30～60g 加红糖、赤小豆适量捣烂；或鲜马齿苋 30g，青黛 3g 捣烂，加适量蜂蜜调匀，外敷患处。

（2）隔姜灸：将姜片置于患处正中，上置艾炷灸之，以痛者灸至不痛，不痛者灸之痛为度。对于初期有头疽有效。

5. 针灸 发于颈后者取肩井、风池、委中；发于背者取膈俞、委中。

6. 名医经验

夏少农 脑疽，西医称为痈，该病治疗失宜，每易造成内陷（败血症）。内陷有三陷，火陷、干陷、虚陷。一般后期虚陷都被忽视，认为脓腐已脱，可以无虑，殊不知"邪不去，正不复"，往往由此造成死亡。

【转归及预后】一般情况下，发于项背部的较重，不易透脓，内陷多见；发于四肢者较轻。病情的轻重与患者的年龄、基础病、营养状况、气血的盛衰有密切的关系。后期应注重补托，早在西汉马王堆古墓出土中的古医帛书《五十二病方》疽病节中就有"肉疽倍黄芪"的记载，《外科正宗》论疽的治疗有"外不起者，内加托药"的记载。说明历代医家素来重视疽疾之补托，并且重用黄芪。《外科理例》论疽的治疗有"不作脓或不甚痛或不溃者，托里药为主"的记载，均说明补托的重要性。

【预防与调摄】

1.项、背部生疖，忌挤压，消渴病患者特别要注意个人卫生。

2.高热时卧床休息，多饮开水。

3.患有头疽之后，切忌挤压、碰伤。在头部者，可用四头带包扎；在上肢者宜用三角巾悬吊；在下肢者宜抬高患肢，减少活动。

4.忌食鱼腥、辛辣等发物或甜腻食物。

5.伴有消渴病患者，积极治疗消渴病，有益于预后。

6.避风邪。《疡医大全》："若一经外风袭入，漫肿，头目臃肿，根脚必硬，不可不慎。"

7.如背疽、脑疽，应避免创面受压。薛立斋云："凡患背疮，切忌仰卧，若仰卧，则疮陷矣。"

【医案精选】一男人项疽十余日，视其疮势颇甚，根连左右，耳项并肿，红赤焮热，脉浮而数。先用黄连解毒散二服退其大势，根脚消定，后用托里消毒散，数服不觉腐溃，但诊脉浮无力……更用十全大补汤加桔梗、白芷、人参、白术各三钱，外用桑木灸法，早晚二次灸之。又涂紫霞膏数日，患者头面俱肿，双目合缝，形状可畏，然后腐溃，并作脓出，日至数升……随用圣愈汤，一服不应，又进一服，加熟附子二钱方应，前症悉退。此以人参养荣汤加麦冬、五味、参、术，常倍至三钱，调理月余……后方元气渐醒，调理四月方愈。

一男子项疮五六日，就肆看视，头便黄色，根赤平散……先用葱艾汤洗净旧药，连煮药筒拔提二处，拔出瘀血碗余，随用银针斜斜插入根脚，通透患底数处，以蟾酥条插入孔内。此最解毒为脓，总以膏盖，走散处以真君妙贴散敷之。日渐日消……如此调理将近三月，方得完口平复。

（明·陈实功《外科正宗·脑疽论第十六》）

【临床提要】有头疽是发生在皮肤与肌肉的化脓性疾病，好发于中、老年人，多发于项后、背部。相当于西医学的痈。其特点为：患处先有粟粒样脓头，脓头相继增多，焮热红肿疼痛。由于脓液排泄不畅，故根脚散漫，肿块范围常在10cm以上，溃烂之后，状如蜂窝，同时伴有比较严重的全身症状。应与疖、脂瘤染毒相鉴别。火毒凝滞证，治宜清热泄火，活血解毒，方用仙方活命饮加减；阴虚火炽证，治宜滋阴生津，清热解毒，方用竹叶黄芪汤加减；气虚毒滞证，治宜扶正托毒，方用托里消毒散加减。外治分为三期：初期与溃脓期应箍围消肿，提脓去腐；若脓腐已熟，应手术切开，以彻底引流；后期则用生肌收口药。

第五节 走黄与内陷

走黄与内陷是疮疡阳证在病变发展过程中，因火毒炽盛，或正气不足，导致毒邪走散，内传脏腑而引起的一种危险性证候。疔疮毒邪走散为走黄，其他疮疡引起毒邪内传者大多称为内陷。相当于西医学的毒血症、败血症、脓毒血症。由于走黄与内陷在病机上有所不同，临床症状也有差异，故分别介绍。

一、走黄

走黄是疔毒走散，内攻脏腑所致的一种急性全身性危重病证。

《疮疡经验全书·疔疮》云："疔疮初生时，红软温和，忽然顶陷黑，谓之癀走，此证危矣。"癀走，即走黄。该书作者窦汉卿从局部表现特征论述了该病属逆证范畴。《外科正宗》论疔疮走黄："其形虽小，其恶甚大，再加艾灸，火益其势，逼毒内攻，反为倒陷，走黄之症作矣。既作之后，头目耳项俱能发肿，形如尸胖，七恶顿作，治虽有法，有百中难保一二。"其特点是：疮顶忽然陷黑无脓，肿势迅速扩散，伴见七恶证。《疡科心得集》说："外症虽有一定之形，而毒气之流行，亦无定位，故毒入于心则昏迷，入于肝则惊厥，入于脾则腹胀痛，入于肺则喘嗽，入于肾则目暗，手足冷。"

【病因病机】生疔之后，火毒炽盛是发生走黄的关键。生疔之后，因早期失治，未能及时控制毒势，或因挤压碰伤，或因过早切开，造成毒邪扩散，或误食辛热之药及酒、肉、鱼、腥等发物，或加艾灸，更增火毒，促使火毒鸱张，以致机体防御功能破坏，疔毒走散，毒入血分，内攻脏腑，而成走黄之病。

【诊断】有原发疔疮病灶。原发病灶处忽然疮顶陷黑无脓，肿势散漫，迅速向四周扩散，皮色暗红。出现寒战高热、头痛，烦躁不安；或伴恶心呕吐，口渴喜饮，便秘腹胀或腹泻；或伴肢体拘急，骨节肌肉疼痛；或伴发附骨疽、流注等；或伴身发瘀斑、风疹块、黄疸等；甚至伴神昏谵语、呓语谵妄、咳嗽气喘、胁痛痰红、惊厥等。辅助检查：血常规检查血象偏高。脓液和血液细菌培养多为阳性。还应根据病情做肝肾功能和电解质测定，以及心电图、胸部 X 线摄片、B 型超声波检查等。

【辨证】

1. 辨证要点　本病的特点是疮顶突然凹陷，肿势迅速扩散，伴有"七恶证"出现。其基本病机是机体防御功能破坏，疔毒走散，毒入血分，内攻脏腑，基本证型为毒热入营血证。辨证时，要注意全身的状况，根据邪毒内传脏腑的不同有所侧重，不能仅仅着眼于局部疮疡的情况。

2. 辨证候

（1）气营两燔证

证候：寒战高热，汗出口渴，头痛烦躁，小便短赤；舌质红绛，苔黄干，脉洪数。

病机分析：火毒炽盛，内陷脏腑，入于营血，故见疔疮肿势软漫，疮顶陷黑，热邪入里，正邪相争，故寒战，高热，大渴，汗出，小便短赤；热邪扰乱心神，故见烦躁；舌红绛，苔黄干，脉洪数均为热毒炽盛、耗伤阴津之象。

（2）热入营血证

证候：壮热持续不退，夜晚加重，躁扰不安，神识昏蒙，严重时可见神昏谵语，惊厥抽搐，皮肤瘀斑；舌红绛，苔少而干，脉细数。

病机分析：邪热入于营血，故壮热不退；血热扰心，故躁扰不安，甚则神昏谵语；血热妄行，故发斑、衄血；舌红绛，苔少而干，脉细数为热入营血、阴津亏损之象。

【治疗】

1.治疗要点 本病的基本病机是正气不足，疔毒走散，毒入血分，内攻脏腑，基本证型为毒热入营血证。治疗可按温病学的思路，抢救宜及时，不可延误病机。气阴两燔者，治以清气泄热，解毒凉营；热入营血证，治以清热解毒，凉血清营。根据邪毒内传脏腑的不同，有所侧重地辨证治疗。外治方面，主要是积极处理原发病灶。

2.分证论治

（1）气营两燔证

治法：清气泄热，解毒凉营。

方药：黄连解毒汤合清营汤加减。

方药组成：大黄、黄连、黄柏、栀子、水牛角、连翘、玄参、麦冬、生地黄、金银花、竹叶、丹参。

加减：神昏者，冲服紫雪；咳喘者，加竹沥液（炖温服）；咳吐痰血，加浙贝母、天花粉、藕节炭、白茅根，以凉血止血，清热化痰；呕吐口渴，加竹叶、生石膏、栀子，以清热生津；便秘，加生大黄、玄明粉，以泻热通腑；便溏，加地榆炭、黄芩炭、金银花炭，以清热止泻；阴液损伤，加石斛、麦冬，以养阴生津；惊厥，加山羊角粉（冲服）、钩藤（后下）、龙齿（先煎），以平肝息风止痉；并发黄疸，加茵陈蒿，以清热利湿退黄。

（2）热入营血证

治法：清热解毒，凉血清营。

方药：犀角地黄汤合五味消毒饮加减。

方药组成：水牛角、生地黄、赤芍、牡丹皮、蒲公英、紫花地丁、野菊花。

3. 外治法 积极处理好原发病灶。具体参照原发疔疮外治。

4. 单验方

（1）疔毒汤 犀牛角（水磨冲服）3g，金银花100g，野菊花100g。煎服。

（2）七叶治疔汤 夏枯草9g，菊花9g，紫花地丁9g，金银花9g，蒲公英9g，重楼6g，生甘草3，石斛9g。水煎服。

（3）家菊 一握捣汁碗许，白矾末15g和匀，徐徐灌之。

5. 中成药

（1）小金丹 每次1支，每日2次。

（2）西黄丸 每次1支，每日2次。

（3）安宫牛黄丸 1~2粒调服，每6小时1粒。

6. 名医经验

（1）顾伯华 疔疮火毒攻心，神明受扰，神识昏迷，可用神犀丹（研细吞服），紫雪散4.5g，分3次吞服，或安宫牛黄丸2粒，分2次化服。

（2）阮国治 疔疮走黄应立即用大剂清热解毒、通泻里热、镇惊出风之法，若服药呕吐，可下胃管灌注中药。安宫牛黄丸每次1丸，每天3次。

（3）夏少农 对疮疡原发处肿势不甚，而远离疮疡处的近心端肿势反较甚者，为"越界肿"，是疮疡局部走黄的重要特征，应引起重视。

【预防与调摄】

1. 疔疮尤其是颜面部疔疮切忌挤压、碰伤、过早切开，患病后应及早处理。

2. 对疔疮重症，应严密观察病情，定时测体温及呼吸、脉搏、血压等，并做好记录。

3. 绝对卧床休息，并固定患肢。

4. 忌食辛辣刺激、鱼腥等发物。

【医案精选】一妇年近四旬，因抑郁季夏腮发一疔，六日后方延余治，毒已走散，头目唇项具肿，形色紫赤。余曰：肉肿疮不肿，业已走黄。余不忍弃治，但疮势既大，非药力可回，先刺破肿处，令人吸出恶血数碗，温汤洗净，蟾酥涂之，金黄散围敷，内服护心散、蜡矾丸，六日后肿稍退，因暴怒，肿甚于前，又针刺出血，并外敷，内服人参养荣汤加香附、贝母。数日后，疮头高肿，仍用蟾酥化腐清创，外用生肌收口药，内服开郁和中、养血健脾药，百日外方愈。

（陈实功《外科正宗·卷二上部疽毒门》）

二、内陷

凡生疮疡，正不胜邪，毒不外泄，反陷入里，客于营血，内传脏腑，称之为"内陷"。临床以有头疽并发内陷者较为多见，因此又称为"疽毒内陷"。其特点是疮顶忽然下陷，根盘散漫不收，脓腐不透或脓少而薄，伴邪盛热极，或正虚邪盛，或阴阳两竭的全身证候。因内陷的病因及临床表现不同，又可分为火陷、干陷、虚陷3种类型。

《刘涓子治痈疽神仙遗论》较早提及毒邪内陷的症状及其预后，如"阳毒发背……满背焮肿热饮之状，赤紫或红如焰，脓毒难成，成后不止，止住痛不除，忽数日之间，复平如旧，将谓消肿，此是内陷，不可疗矣"。《外科精要》云："腹气浮行于表，故痈肿浮高为易治；脏血沉寒入里，故疽肿内陷为难治。"《外科正宗》有疽毒"平塌阴陷者死""里陷者死""紫陷者死"。《外科大成》云："始则高肿，至数十日，内外忽平塌者，此内攻之候也，急宜托里。"

【病因病机】本病的发生，根本原因在于正气内虚，火毒炽盛，加之治疗失时或不当，以致正不胜邪，反陷入里，客于营血，内犯脏腑而成。火陷型多由于阴液不足，火毒炽盛，复因挤压疮口，或治疗不当，治疗失时，以致正不胜邪，毒邪内陷入营；干陷型多因气血两亏，正不胜邪，不能酿化为脓，托毒外出，以致正愈虚，毒愈盛，形成内闭外脱；虚陷型毒邪虽已衰退，而气血大伤，脾气不复，肾阳亦衰，遂致生化乏源，阴阳两竭。

【诊断】多见于老年人，或既往有消渴病。尤易并发于脑疽、背疽患者。

1. **火陷型** 多见于疽证 1~2 候（五日为一候）。局部疮顶不高，根盘散漫，疮色紫滞，疮口干枯无脓，灼热剧痛。伴壮热口渴，便秘溲赤，烦躁不安，神昏谵语，或胸胁隐痛。

2. **干陷型** 多见于疽证 2~3 候。局部脓腐不透，疮口中央糜烂，脓少而薄，疮色晦暗，肿势平塌，散漫不聚，闷胀疼痛或微痛，伴发热或恶寒，神疲少食，自汗胁痛，神昏谵语，气息粗促。或体温不高，四肢厥冷，大便溏薄，小便频数。

3. **虚陷型** 多见于疽证 4 候。局部肿势已退，疮口腐肉已尽，而脓水灰薄，或偶带绿色，新肉不生，状如镜面，光白极亮，不知疼痛。全身出现虚热不退，形神委顿。饮食日减，或者腹痛腹泻，自汗肢冷，气息低促，随即陷入昏迷厥脱等脾肾阳虚之证。或见舌光如镜、口舌生糜等阴伤胃败证。

以上 3 种陷证，比较而言，火陷发生在疾病初起阶段，邪盛热极，预后较佳；干陷发生在溃脓阶段，正虚邪盛，预后次之；虚陷发生在收口阶段，正虚邪衰，阴阳两竭，预后最差。

辅助检查：血常规检查提示血象升高；血及脓液细菌培养多为阳性；血糖、尿糖均增高。

【辨证】

1. 辨证要点 疮顶忽然下陷，根盘散漫不收，脓腐不透或脓少而薄，伴邪盛热极，或正虚邪盛，或阴阳两竭的全身证候。本病发病的根本原因在于正气内虚，火毒炽盛，以致正不胜邪，反陷入里，客于营血，内犯脏腑而成。火陷型多由于阴液不足，火毒炽盛，毒邪内陷入营；干陷型多因气血两亏，正不胜邪，不能酿化为脓，托毒外出，以致正愈虚，毒愈盛，形成内闭外脱；虚陷型毒邪虽已衰退，而气血大伤，脾气不复，肾阳亦衰，遂致生化乏源，阴阳两竭。

2. 辨证候

（1）火陷证

证候：主症见"诊断"。

病机分析：火毒之邪炽盛，故见壮热口渴，便秘尿黄；邪毒内陷入营，扰乱心神，故烦躁不安，神昏谵语；阴液不足，毒邪阻滞，则疮口干枯无脓，闷热剧痛，疮色紫滞；由于正不胜邪，邪毒内陷，则疮顶不高，根盘散漫。

（2）干陷证

证候：主症见"诊断"。

病机分析：气血两虚，不能酿脓，故脓腐不透，脓少而薄，疮色紫暗，肿势平塌；毒邪不能透于外，而内陷入里，则神昏谵语，神疲自汗，气息粗促；毒邪内陷，阳气虚弱，则见肢冷，大便溏，小便频数。

（3）虚陷证

①脾肾阳衰证

证候：除局部症状外，伴虚热不退，形神委顿，饮食减少，或腹痛腹泻，自汗肢冷，气息低促；舌质淡红，苔薄白，脉沉细或虚大无力。

辨证分析：毒邪衰退，阳气大伤，正气衰竭，故虚热不退，形神委顿，饮食减少；阳气衰弱，不能温煦，脾失运化，故腹痛腹泻，自汗肢冷，气息低促；舌质红，苔薄白，脉沉细或虚大无力均为阳虚之象。

②阴伤胃败证

证候：除局部症状外，伴舌光如镜，口舌生糜；舌质红绛，脉细数。

辨证分析：津液不能上承，故舌光如镜，口舌生糜；舌红绛，脉细数为阴虚内热之象。

【治疗】

1.治疗要点 本病发病的根本原因在于正气内虚，火毒炽盛，以致正不胜邪，反陷入里，客于营血，内犯脏腑。火陷型多由于阴液不足，火毒炽盛，毒邪内陷入营，治以清热凉血解毒，养阴清心开窍。干陷型多因气血两亏，正不胜邪，不能酿化为脓，托毒外出，以致正愈虚，毒愈盛，形成内闭外脱，治以益气补血，托毒透邪，清心安神。虚陷型毒邪虽已衰退，而气血大伤，脾气不复，肾阳亦衰，遂致生化乏源，阴阳两竭，根据阴阳亏损情况，治疗或温补脾肾，或养阴生津。

2.分证论治

（1）火陷证

治法：清热凉血解毒，养阴清心开窍。

方药：清营汤合黄连解毒汤加减。神昏谵语者，加服安宫牛黄丸或紫雪丹。

药物组成：大黄、黄连、黄柏、栀子、水牛角、连翘、玄参、麦冬、生地黄、金银花、竹叶、丹参。

（2）干陷证

治法：益气补血，托毒透邪，清心安神。

方药：托里消毒散加减。神昏谵语者，加服安宫牛黄丸清心开窍。

药物组成：黄芪、人参、当归、川芎、炒赤芍、白术、茯苓、金银花、白芷、生甘草。

（3）脾肾阳衰

治法：温补脾肾。

方药：附子理中汤加减。

药物组成：附子、干姜、甘草、白术、人参。

（4）阴伤胃败

治法：养胃生津。

方药：益胃汤加减。

药物组成：生地黄、麦冬、北沙参、玉竹、冰糖、石斛。

3. 外治法　参照"有头疽"。

4. 单验方

凉血托毒汤　大黄9g，水牛角30g，连翘30g，生地黄30g，金银花30g，牡丹皮12g，赤芍30g，生黄芪30g，皂角刺15g，僵蚕12g。水煎服。

5. 中成药　参考走黄。

6. 名医经验

（1）唐汉钧　正虚邪盛是导致三陷变局的主因。注重托法，重用生黄芪，全程益气扶正托毒，并根据不同情况，分别选用清热托毒、益气托毒、养阴托毒等，同时注重治疗原发病，如消渴患者应尽快控制消渴。

（2）吴信受　走黄内陷中医辨证多为热毒炽盛，热入营血。治以清热解毒，凉血清营。方用犀角地黄汤，必要时加三宝，正虚加独参汤。

【转归及预后】一般而言，火陷发生在疾病初期，预后较佳；干陷发生在溃脓阶段，预后次之；虚陷在收口阶段，预后最差。

【预防与调摄】参照走黄。

【医案精选】张山雷治一老人，年逾古稀，患脑疽，漫肿无根，皮肉黑黯，皆隐隐欲腐，坚硬麻木，几不知痛，平塌不高，舌淡白薄腻，脉有神，畏风。投以温补升阳之品，外掺以天仙子和少许三仙丹，两日后，脓毒聚，胃纳安，仍畏风。乃以别直参易党参，鹿茸易鹿角，再加附子、炮姜，外治法不变，一路温补，不及两旬而愈。

（张山雷《古今医案评议》）

【临床提要】走黄与内陷是中医外科的危急病证，相当于西医学的全身性化脓性感染。均是疔、疖、痈、疽等感染性疾病的火热毒邪不能内消或随脓而外解，反而客于营血，内陷脏腑，引起的严重的全身性中毒症状；在治疗上，二者均应行中西医结合治疗。中医治法，必须抓住"火毒"为患这一特点，在施治中始终注意消除火毒之邪；而内陷多因"虚"引起，因而在辨治中始终要注意扶正祛邪。

第六节　窦　道

　　窦道是一种由深部组织通向体表，只有外口而无内口相通的病理性盲管。其特点是局部疮口，脓水淋漓不尽，病程经过缓慢，较难愈合，或愈合后又易复溃。临床上往往有一个或多个外口，管道或长或短，或直或弯，一般不与内脏有腔脏器相通。

　　本病早在《内经》中就有记载。如《素问·生气通天论》云："陷脉为瘘，留连肉腠。"指出因寒气深陷脉中，留连肉腠之间，气血不通，久则成为疮瘘。隋《诸病源候论·诸瘘候》中有九瘘及三十六种瘘的记载，并云："但瘘病之生，或因寒暑不调，故血气壅结所作，或由饮食乖节……毒流经脉，变化而生，皆能使血脉结聚，寒热相交，久则成脓而溃漏也。"指出因痈疡久溃而成之漏。以后所载之痈瘘、冷瘘、久瘘、久疽候、久痈候等，皆属此类瘘之范畴。并在"瘘候"中又云："脓血不止，谓之漏也。是皆五脏六腑之气不和，致血气不足，而受寒热邪气。"指出漏之含义，并认为成漏之因皆由气血不足，这一认识对后世有一定的影响。本书"久瘘候"中有："久瘘者，是诸瘘连滞，经久不瘥，或暂瘥复发，或移易三两处，更相应通，故为久瘘。"表明古代医家对疾病的观察甚为细致。宋《外科精要》曰："疮疡为漏，皆因元气不足，营气不从，逆于肉里，或寒气相搏，稽留血脉，腐溃既久，阳气虚寒，外邪乘虚下陷，即成是患。"详论了本病之病因，认为漏之成有先气血不足和久溃不敛阳气虚寒两种情况，这对本病的治疗无疑是有较大指导意义的。清《疡医大全》，在《外科启玄》八漏病名的基础上又提出："凡破漏之症，多因气血亏损……亦有因庸医日以药线入，将疮内嫩肉磨成厚肉，疮口久不能聚合，初则嫩管，久则长成硬管，渐生岔管者甚多，亦有脓血去多，阴分受亏，阳火亢盛，梦泄遗精，或不慎房欲，多成久漏之候，最为难治。"至此对本病的论述更为全面，更加完善，其治疗原则与方法至今仍为临床所遵循。

【病因病机】本病的发生以气血不足为本，而疮面引流不畅，或医治不当，或术中异物滞留为其诱发原因。

1. 气血不足　先天禀赋不足，或年老气血虚弱，或痈、疽溃后，脓水淋漓，耗伤气血，气血两虚，不能托毒外出生肌收口，久则成漏。

2. 余毒未尽　痈肿切口过小，脓毒引流排泄不畅，或手术中残留异物刺激等，使局部毒邪留滞，气血运行受阻，脓腐不脱，新肉不生，溃口久不愈合，日久成漏。

【诊断】

1. 局部皮肤可见窦道外口，疮口肉芽不鲜，或胬肉高突。

2. 疮口溃后又易复溃，脓水淋漓不尽，或有异物排出，病程缓慢，愈合困难。

3. 可用球头银丝探针探查窦道的走向和深浅。

【病证鉴别】

1. 附骨疽　慢性者，疮口脓水淋漓，不能收敛，可有死骨从疮口排出，经久不愈者，可成漏道。

2. 流痰　是一种慢性的阴证，日久成脓破溃，脓水清稀，或有豆腐花样物流出，疮口不愈。

【辨证】

1. 辨证要点　本病病因病机主要以气血不足为本，故辨证上以气血虚衰证为主，而疮口内有物留滞者，或反复溃脓者，皆属毒滞不化证。

2. 辨证候

（1）气血虚衰证

证候：疮口色淡，肉色灰白，脓水清稀淋漓，或窜生他处，经久不愈，新肌不生；伴有面色㿠白，神疲乏力，食少懒言；舌质淡，苔白，脉沉细。

病机分析：素体气血不足或久溃脓泄耗伤气血，肌肤失养，故而疮色淡，肉灰白，脓水清稀，新肉不生；气血亏虚无力托毒外出，毒邪易旁窜而窜生他处；血虚不能上荣于颜面，故面色㿠白；气血虚不能濡养，故见精神委顿，体倦乏力，食少懒言；舌质淡，苔白，脉沉细，均为气血虚之征。

（2）毒滞不化证

证候：疮口胬肉突起，久不愈合，脓液时稠时清，时多时少，有时局部可有轻微肿痛、焮热；一般全身症状不明显。

病机分析：多因手术后线头等异物残存于里，或痈肿切排过小，脓泄不畅，无力托毒，邪毒外泄不畅，脓液不绝，不断刺激而致胬肉突起，疮口不能愈合；毒邪瘀滞，气血凝阻，故肿痛，焮热；久溃不敛，脓液久泄，耗伤气血，故脓水清稀。

【治疗】

1. 治疗要点　本病治疗以外治为主，宜提脓祛腐法，注意疮口内的异物，保持引流通畅。内治上，可分为气血虚衰证，治宜补益气血，托里生肌；毒滞不化证，治宜和营解毒托里。

2. 分证论治

（1）气血虚衰证

治法：补益气血，托里生肌。

方药：托里散加减。

药物组成：生黄芪、茯苓、白术、当归、赤芍、丹参、蒲公英、金银花、生薏苡仁、穿山甲（代）、皂角刺、甘草等。

（2）毒滞不化证

治法：和营解毒托里。

方药：托里消毒散加减。

药物组成：人参、生黄芪、茯苓、白术、当归、赤芍、川芎、金银花、白芷、甘草、桔梗、皂角刺等。

3. 外治法

（1）先用五五丹或千金散药线引流蚀管，外敷红油膏纱布，每日1次。

（2）有手术丝线、死骨片等异物时，应及时取出。待脓液由多而稀薄转为少而稠厚时，用八二丹药线引流，外盖红油膏纱布。

（3）腐尽，肉芽色红，疮口流出黏液稠水而无脓液时，用生肌散，外盖白玉膏。

（4）患于腹部者，除按上法选用药物外，宜用垫棉加绷带紧压伤口；会阴部的窦道，应用"丁"字带垫棉紧压会阴部。疮口愈合后应继续压迫2周，以巩固疗效，防止复发。

4. 名医经验

顾伯华　治疗时应根据瘘管的部位、性质，采用不同的方法和药物。对肛门、乳房、耳前部等的瘘管，如生于浅部者，宜采用手术切除；生于深部者，采用橡皮筋挂线；性质复杂者，采用手术切开配合橡皮筋挂线。对结核性或胁肋部或因腹腔手术后引起的瘘管，则以药线蚀管为主，其方法是先将千金散或五五丹蘸在药线上，按瘘管深浅插入管中，每天换药

1～2次，到脓液减少而稠厚时，可改用二宝丹或九一丹药线引流，约再经2周，当取出药线时，疮口先有少量脓液流出，接着流出黏稠黄色液体用棉花蘸之能拉出一条丝状者，改用生肌散收口，必要时可用垫棉法。对一般性的瘘管，经切开或挂开瘘管后，可用七三丹、二宝丹提脓祛腐。对有异物所致的瘘管，须先取出异物。

【转归及预后】窦道和瘘管是外科疑难病证，常常病程较长，不易治愈，日久可引起消耗性的营养不良。

【预防与调摄】

1.探查瘘管时宜耐心细致，动作轻柔，切忌用暴力。

2.保持引流通畅。

3.注意疮面卫生，如疮面渗出较多时，宜勤换药，预防疮周湿疹的形成。

4.加强营养，增强抵抗力。

【医案精选】

杜某，女，32岁，外院会诊病例。会诊日期1971年7月7日。

主诉：腹部手术后，伤口感染未愈合已一个多月。

现病史：患者于5月12日行子宫切除术，术后伤口感染，久不愈合，形成窦道。曾使用抗生素、紫外线照射等治疗未愈合。其后2次行扩创术，长期换药，均未愈合，持续一个多月，脓性分泌物较多，请赵老医生会诊。

检查：下腹部有一手术瘢痕，居中处有一创面，肉芽组织发白，有脓性分泌物，用探针探时，有6cm深的窦道，窦道口周围组织较硬。

脉象：沉缓。

舌象：舌苔薄白，舌质淡。

西医诊断：腹部手术后切口感染形成窦道。

中医辨证：气血不足，毒热未清。

立法：补气托毒，生肌长肉。

方药：党参 15g，穿山甲（代）炭 9g，皂角刺炭 9g，白芍 9g，陈皮 9g，泽泻 12g，山药 30g，生芪 15g，白术 15g，茯苓 15g。

外用：甲字提毒药捻纳入窦道，外敷化毒散软膏。

7月16日已服上方7剂；隔日换药1次，外用药甲字药捻、化毒散膏后，开始2天分泌物较多，以后逐渐减少，窦道变浅。依前法改服全鹿丸、人参养荣丸，3天后窦道消失，疮面愈合而治愈。

患者术后气血双亏，切口感染，曾经抗炎及2次扩创仍未愈合，因气血不足，肌肤失养，方用补气血中又加穿山甲（代）炭、皂角刺炭托毒透脓而不伤正。根据赵老医生的经验，用其炭透托之力较缓和，目的是能够保持创口不致过早愈合，待其余毒出尽时再封口；否则余毒未尽，愈合过早，出毒不畅，循经流窜，则功亏一篑。

《赵炳南临床经验集》

【临床提要】窦道是一种由深部组织通向体表，只有外口而无内口相通的病理性盲管。其发生以气血不足为本，疮面引流不畅，或医治不当或手术中异物留滞为其诱因。本病治疗以外治为主，宜提脓祛腐法，注意疮口内的异物，保持引流通畅。内治上，气血虚衰证，治宜补益气血、托里生肌，毒滞不化证，治宜和营解毒托里。

第三章　乳房疾病

第一节　乳　痈

乳痈是发生在乳房部的最常见的急性化脓性疾病。其特征是乳房结块，红、肿、热、痛，溃后脓出稠厚，伴恶寒发热等全身症状。好发于产后 45 天以内的哺乳妇女，尤以初产妇为多见。发生于哺乳期的称"外吹乳痈"，占全部病例的 90%以上；发生于怀孕期的称"内吹乳痈"，临床上较为少见；不论男女老少，在非哺乳期和非怀孕期发生的称为"不乳儿乳痈"，则更少见。

乳痈之名首见于晋《针灸甲乙经》："乳痈有热，三里主之。"历代文献中还有称本病为"妒乳""吹乳""吹奶""乳毒"等。晋·葛洪《肘后备急方》曰："凡乳汁不得泄，内结名妒乳，乃急于痈。"南齐·龚庆宣《刘涓子鬼遗方》中记载了多个治乳痈方，但未描述乳痈的症状。

隋·巢元方《诸病源候论·妒乳候》指出"乳汁蓄结与血气相搏"而成痈，"壮热大渴引饮，牵强掣痛，手不得近"，提到了本病的病因病机及临床表现。宋《太平圣惠方》载："妇人乳汁不出，内结肿，名乳毒。"金《儒门事亲》中有"乳痈发痛"，"俗称曰吹乳"的记载。唐宋金元诸家对本病的病因病机、治法方药等均有所发挥。

至明清，对本病的认识更全面，论述更详细，其治疗方药至今仍为临床借鉴。明《秘传外科方录》将本病分为"有儿者名为外吹奶，有孕者名为内吹奶"。根据病变范围大小，申斗垣《外科启玄·卷之五·乳痈》指出"乳痈最大者名曰乳发，次曰乳痈"。《外科理例》认识到本病成脓不切开有传囊之变，丰富了临床辨病内容，"夫乳者，有囊蠹，有脓不针，则遍诸囊矣"。另外，《外科理例》尚有"男子乳痈"之称。陈实功《外科正宗》中记载了证治方剂，"又有忧郁伤肝，肝气滞而结肿，宜牛蒡子汤主之；厚味饮食，暴怒肝火妄动，结肿者，宜橘叶散主之"。

清·顾士澄《疡医大全》引胡公弼论"又曰不乳儿，妇人患乳曰害干奶子"或"席风呵乳"。王洪绪《外科全生集》提出鉴别诊断："妇人被儿鼻风吹入乳房以致闭结，内生一块红肿作痛，大谓痈，小谓疖。"高秉钧《疡科心得集·辨乳痈乳疽论》对乳痈的辨证治疗论述较详："凡初起当发表散邪，疏肝清胃，速下乳汁，导其壅塞，则自当消散，若不散成脓，宜用托里；若溃后肌肉不生，脓水清稀，宜补脾胃；若脓出反痛，恶寒发热，宜调营卫。""其药初起如牛蒡子散、橘叶汤、逍遥散之类，溃后则宜益气养营汤。又若半夏、贝母、瓜蒌消胃中壅痰，青皮疏厥阴之滞，公英、木通、山甲解热毒、利关窍，当归、甘草补正和邪，一切清痰疏肝、和血解毒之品，随宜用之可也。"《仙传外科集验方》指出不能过用寒凉之药："初发之时，切不宜用凉药冰之，盖乳者血化所成，不能漏泄，遂结实肿核，其性清寒，若为冰药一冰，凝结不散，积久而外血不能化乳者，方作热痛蒸逼乳核而成脓，其苦异常。"

【病因病机】外吹乳痈总因内有肝郁胃热，或夹风热毒邪侵袭，引起乳汁郁积，乳络闭阻，气血瘀滞，从而腐肉酿脓而成乳痈。正如元·朱震亨《丹溪治法心要·卷六·乳痈第一百二》所说:"乳房阳明所经,乳头厥阴所属,乳子之母,或厚味,或忿怒,以致气不流行,而窍不得通,汁不得出,阳明之血热而化脓。亦有儿之口气婉热,吹而结核,于初起时,便须忍痛揉令软,气通自可消散。失此不治,必成痈疖。"

1. 肝胃蕴热 女子乳头属肝,乳房属胃。新产伤血,肝失所养,若忿怒郁闷,肝气不舒,则肝之疏泄失畅,乳汁之分泌失调;或饮食不节,胃中积热,则肝胃失和,肝郁胃热阻滞乳络,乳汁淤积,气血瘀滞,热盛肉腐,终成乳痈。清·吴谦《医宗金鉴·外科心法要诀·乳痈》即云:"此症总由肝气郁结,胃热壅滞而成,男子生者稀少,女子生者颇多。"

2. 乳汁瘀积 因乳头破碎,怕痛拒哺,或乳头内陷等先天畸形,妨碍乳汁排出,或乳汁多而少饮,或初产妇乳络不畅,或断乳不当,均可引起乳汁瘀滞不得出,宿乳蓄积,化热酿脓,而成乳痈。宋《圣济总录·乳痈》:"然此病产后而有者,以冲任之经,上为乳汁,下为月水,新产之人,乳脉正行,若不自乳儿,乳汁蓄结,气血蕴结,即为乳痈。"说明乳汁淤积是致病因素之一。

3. 外邪侵袭 新产体虚,汗出腠理疏松,授乳露胸,容易感受风邪;或外邪从破碎的乳头处乘隙而入;或乳儿口气婉热,含乳而睡,热气从乳孔吹入,均可使邪热蕴结于肝胃之经,闭阻乳络,变生乳痈。

4. 胎气上冲 内吹乳痈多由怀孕时胎气上冲,肝失疏泄,与邪热互结蕴蒸阳明之络而成。明·陈实功《外科正宗》明确指出:"内吹,因胎气旺而上冲,致阳明乳房结肿。"

不乳儿乳痈常因在非哺乳期给儿女假吸而诱发。男子乳痈可由胃火炽盛,壅于乳房而生。初生小儿患乳痈多因胎热余毒，加之挤伤染毒而成。

【诊断】外吹乳痈初起乳房胀痛，乳汁排泄不畅，结块或有或无，皮色微红或不红。继则结块，胀痛明显，可伴恶寒发热，头痛骨楚，胸闷不舒，纳少呕吐，大便干结，苔薄白或薄黄，脉弦数。此时若治疗适当，2~3日内乳汁排出通畅，热退肿消痛减，可获消散。若结块渐增大，焮红灼热，疼痛加重，伴壮热不退，口渴喜饮，舌苔黄腻，脉弦数，势在酿脓。约10日结块中软，按之应指，是为成脓。若病位深在，常需穿刺确诊。若脓蚀乳管，乳孔可有脓液流出。溃后脓出稠厚，多能身热渐退，肿消痛减，逐渐愈合。

若脓出不畅，肿痛不减，身热不退，可能袋脓，或脓液旁侵其他乳囊形成传囊乳痈。有时乳汁从疮口溢出，久难收口，形成乳漏。也有初起大量使用抗生素或过用寒凉中药，导致局部结块质硬不消，迁延日久的；其中有些可再次染毒，邪热蕴蒸，也能导致酿脓。极少数患者因治疗不当，或妄加挤压，以致毒邪扩散，出现热毒内攻脏腑的危象。

内吹乳痈多见于怀孕后期。初起乳房结块肿痛，皮色不变，病情较外吹乳痈轻，但不易消散，化脓亦慢，约需1个月，病程较长，有些须待分娩后才能收口。

不乳儿乳痈大多与外吹乳痈临床表现相似，但发生于非哺乳、非怀孕期间，比较容易消散，或溃脓，或收敛，症情最轻。

【病证鉴别】粉刺性乳痈 多发生于非哺乳非怀孕期，大部分患者伴有先天性乳头凹陷等畸形，肿块多位于乳晕部，溃后脓液中夹有粉渣样物质，不易收口，可反复发作，形成乳漏。全身症状较乳痈为轻。

【辨证】

1.辨证要点 乳痈根据发病时间不同而分外吹乳痈、内吹乳痈和不乳儿乳痈,后二者的全身及局部症状一般均较外吹乳痈轻。其基本病机是肝胃经气壅滞,乳络不畅。因病因、病情发展所处的阶段及以往治疗情况的不同而临床表现有所差异,常分为气滞热壅证、热毒炽盛证、正虚毒恋证、胎旺郁热证、气血凝滞证来辨证施治。

2.辨证候

(1)气滞热壅证

证候:乳房结块,排乳不畅,皮色不变或微红,肿胀疼痛;伴恶寒发热,头痛骨楚,胸闷呕吐,食欲缺乏,大便秘结等;舌质正常或红,苔薄白或薄黄,脉浮数或弦数。

病机分析:病之初起,或因情志抑郁,肝失疏泄,则乳汁排出不畅,或外感风热,或饮食不节,胃中积热,阻滞乳络,则乳汁瘀积,均能导致乳房结块,皮色不变或微红,排乳不畅,肿胀疼痛。肝胃失和,气机不畅,则胸闷呕吐,食欲缺乏,大便秘结;邪正相争,则恶寒发热,头痛骨楚。舌质正常,苔薄白,脉浮是病邪在表之象;兼热则见舌红,苔薄黄,脉数;肝郁气滞,郁而有热则脉弦数。

(2)热毒炽盛证

证候:乳房结块增大,肿痛加重,焮红灼热,继之结块中软应指,或切开排脓后引流不畅,红肿热痛不减,有"传囊"现象;伴壮热,口渴喜饮;舌质红,苔腻,脉弦数。

病机分析:若邪滞经络不散,易化热生火,则乳房结块增大,肿痛加重,焮红灼热,伴壮热不退,口渴喜饮;热盛肉腐化脓,则结块中软应指。舌质红,苔腻,脉弦数,均为热毒炽盛之征。若切开排脓后引流不畅，热毒不能尽泄而旁窜为患，则红肿热痛不减，而成"传囊"之变。

（3）正虚毒恋证

证候：溃脓后乳房肿痛虽轻，但疮口脓水清稀不尽，愈合缓慢或形成乳漏；伴面色少华，神疲乏力，或低热不退．饮食量少；舌质淡，苔薄，脉弱无力。

病机分析：病值后期，邪随脓泄，乳房肿痛减轻；但脓为气血所化，脓出正亦虚，气血亏虚则脓水清稀，无力生肌收口则愈合缓慢或形成乳漏。面色少华，神疲乏力，或低热不退，饮食量少，舌质淡，苔薄，脉弱无力，均因气血亏虚、失却濡养所致。

（4）胎旺郁热证

证候：发生于怀孕期，乳房肿痛结块，皮色不红或微红；可伴恶寒发热，头痛骨楚，胸闷不舒，纳少呕吐，大便干结；苔薄白或薄黄，脉弦数。

病机分析：有孕在身，若胎气上冲，使肝失疏泄，气滞与邪热互结，蕴蒸阳明之络，则乳房肿痛结块，病之初期局部皮色不红或微红；邪正相争，则见恶寒发热，头痛骨楚；肝胃失和，则胸闷不舒，纳少呕吐，大便干结；苔薄白或薄黄，脉弦数，是属郁热为患。

（5）气血凝滞证

证候：初起应用大量抗生素或过用寒凉中药后，乳房结块，质硬不消，微痛不热，皮色不变或暗红；舌质正常或边有瘀点，苔薄白或黄，脉弦涩。

病机分析：初起过用寒凉中药或抗生素后，热毒虽退，余邪未净，致使气血凝滞更甚，形成僵块，质硬不消，微痛不热，皮色不变或暗红，既不消散，亦不化脓；舌质正常或边有瘀点，苔薄白或黄，脉弦涩，皆为血瘀之象。

【治疗】

1. 治疗要点　乳痈的治疗强调及早处理，以消为贵。内吹乳痈、不乳儿乳痈症情一般较外吹乳痈轻浅，治疗可参照外吹乳痈。形成乳漏等按相应病证治疗。

2. 分证论治

（1）气滞热壅证

治法：疏肝清热，通乳消肿。

方药：瓜蒌牛蒡汤加减。

药物组成：瓜蒌、牛蒡子、金银花、连翘、黄芩、柴胡、青皮、陈皮、天花粉、乳香、没药、生甘草等。

加减：乳汁壅滞者，加鹿角霜、漏芦、王不留行、路路通、木通等；偏于气郁者，加枳壳、川楝子；偏于热盛者，加生石膏、鲜生地黄；新产妇恶露未净者，加当归尾、益母草，酌减凉药；需要回乳者，加生山楂、生麦芽等。

（2）热毒炽盛证

治法：清热解毒，托里透脓。

方药：五味消毒饮合透脓散。

药物组成：金银花、黄芩、蒲公英、野菊花、紫花地丁、橘叶、当归、生黄芪、炒穿山甲（代）、皂角刺等。

（3）正虚毒恋证

治法：调补气血。

方药：八珍汤加生黄芪、制香附、陈皮等。

药物组成：生黄芪、党参、白术、茯苓、熟地黄、白芍、川芎、蒲公英、制香附、陈皮、生甘草等。

（4）胎旺郁热证

治法：疏肝清胃，理气安胎。

方药：偏于热盛者，选用橘叶散加紫苏梗、苎麻根等；偏于气滞胎旺者，选用逍遥散加橘叶、蒲公英、紫苏梗等。

药物组成：橘叶、连翘、黄芩、柴胡、天花粉、蒲公英、栀子、青皮、石膏、紫苏梗、苎麻根、生甘草等。

（5）气血壅滞证

治法：疏肝理气，祛瘀散结。

方药：选用四逆散加鹿角片、穿山甲（代）、桃仁。

药物组成：柴胡、白芍、枳实、鹿角片、乳香、当归、川芎、穿山甲（代）、桃仁、生甘草等。

3. 外治法

（1）初起金黄散或玉露散或双柏散，用冷开水或鲜菊花叶、鲜蒲公英等捣汁调敷。或金黄膏或玉露膏外敷。皮色微红或不红者，用冲和膏外敷。仙人掌适量去刺捣烂外敷。

（2）成脓宜切开排脓。切口呈放射状，避开乳晕区，以免损伤乳络；切口位置宜取低位，以免袋脓。也可用火针放脓。

（3）溃后：八二丹或九一丹药线引流，外敷金黄膏。待脓净仅流黄稠滋水时，改用生肌散，红油膏盖贴。脓腔较大，或切开创口流血时，可用红油膏纱布填塞脓腔，1~2天后，改用药线引流。

（4）袋脓或乳汁从疮口溢出，可用垫棉法，袋脓者垫在脓腔下方，乳汁溢出者宜垫棉束紧患侧乳房。

（5）传囊：可先用垫棉法压迫，以免再次手术。若无效，传囊乳痈部位已应指处，再做一辅助切口。

（6）塞鼻法：公丁香研细末，用棉球包好塞鼻；或鲜芫花根皮洗净捣烂，搓成细长条塞鼻，用于早期乳痈。

（7）按摩法：适用于外吹乳痈初期，乳汁瘀滞，局部肿痛者。先在患侧乳房涂以少许润滑袖，用五指从乳房四周轻轻向乳头方向施以正力，按摩推挤，将瘀滞乳汁排出，同时可以轻揪乳头数次。

4. 单验方

（1）鹿角粉 10g，用陈黄酒送服，服后覆被待汗。适用于乳痈早期。

（2）蒲公英 60g；或熟牛蒡、青皮各 15g，蒲公英 30g；或蜂房 30g，生甘草 15g。均为每日 1 剂，水煎服。

（3）复方蒲公英糊剂：蒲公英、延胡索、沙篙子、灯笼草、薄荷脑等外敷，每 8 小时换药 1 次。

（4）鹿角地丁汤：鹿角、紫花地丁、穿山甲（代）、黄芩、郁金、王不留行、生甘草、忍冬藤、连翘、当归、赤芍、栀子、香附、漏芦。寒热交作，加防风、荆芥；局部红肿甚剧，加川黄连；坚硬较剧，加柴胡、牛蒡子、皂角；乳汁过多过稠，加木通、橘叶。

5. 针灸 取肩井、膻中、足三里、列缺、膈俞、血海等穴，用泻法，留针 15～20 分钟，每日 1 次。

6. 名医经验

（1）顾伯华 乳痈内因是肝经之气郁结，诱因是外感风邪、风吹、积乳。发病初起时，不论局部红肿、白肿或有无硬块，虽有发热高至 39℃～40℃，经服解表、疏肝、和胃、通乳之剂后，绝大部分均能迅速消退。

（2）许履和

①乳痈初起，表证正盛者，须用解表之剂，其热易退，

其病易愈。

②局方逍遥散：为解郁之主方，故乳房疾患因情绪不畅而起者，最为相宜。今于原方之中去白术、茯苓、薄荷、生姜，加香附、青皮、橘叶以疏肝，蒲公英以消痈，穿山甲（代）、木通、漏芦以通乳，郁结解，乳汁通，则乳痈自消。又乳痈初起，漫肿，按之无显著硬块者，宜用围药，红、肿、热者用青敷药或金黄散；若初起按之有硬块者，宜用薄贴（膏药），再加消散药粉，如万应膏加八将丹、硼砂散盖贴，则收效更显。

③景岳石膏散：由石膏、白芷、川芎组成，专治孕妇胎气上冲，乳房有核成痈。今于此方之中，加入蒲公英、银翘以解毒，柴胡、橘叶以疏肝，白术、黄芩、紫苏梗以安胎，较之原方更为妥帖。

④治疗乳痈，不论乳汁蓄积或排乳不畅，必须设法将乳汁排出，才有消散希望，否则用药虽当，终将成脓；不仅初起如此，即溃脓之后，亦须将乳汁吸出，才能得到早期愈合，并能防止传囊，此为治疗乳痈之关键。

⑤寒热头痛，脉来浮数，此为表证，故用薄荷、牛蒡子、柴胡以散其风邪，蒲公英、银翘以清其热毒；然得力处不尽在此，他如瓜蒌、贝母、青皮、橘叶之化痰理气，归尾、赤芍之活血散瘀，漏芦、穿山甲（代）、王不留行之通络下乳，更足以相辅成功。同时用吸奶器吸出奶汁，外敷青敷药清热消肿，内外并治，是以见效甚捷。

⑥此症大多由急性期用清热解毒药或抗生素后，热毒虽退，余邪未净，致使气血凝滞，形成僵块，既不消散，亦不化脓。此时清余毒、和气血，固与病机相符，但气血凝滞已甚，若不加用味辛性热、善行疾走之附子，不足以使阳气宣通，络

脉和畅；且清解药中加用热药，亦不致余烬复燃而再化脓。

【转归及预后】本病初期治疗得当，则邪散块消，肿痛皆除，是为痊愈；初起大量使用抗生素或过用寒凉中药，导致局部结块质硬不消，迁延日久的，如邪热鸱张可发展为乳发、乳疽。

未能消散则进入成脓期，溃后脓出稠厚，多能身热渐退，肿消痛减，逐渐愈合。若脓出不畅，肿痛不减，身热不退，可能袋脓，或脓液旁侵其他乳囊形成传囊乳痈；部分僵块可再次染毒，邪热蕴蒸，也能导致酿脓。

溃后如有乳汁从疮口溢出，或正虚无力托毒生肌，久难收口，可形成乳漏。

极少数患者因治疗不当，或妄加挤压，以致毒邪扩散，出现热毒内攻脏腑的危象。

【预防与调摄】

1. 妊娠后期常用温水清洗乳头，或用 75% 乙醇擦洗乳头，并纠正乳头内陷。

2. 培养良好的哺乳习惯，注意乳头清洁。每次哺乳后排空乳汁，防止淤积。

3. 及时治疗乳头破碎及身体其他部位的化脓性疾病，并注意乳儿口腔清洁，有口腔炎应及时治疗。

4. 保持心情舒畅。忌食辛辣炙愽之品，不过食膏粱厚味。

5. 患乳用三角巾或乳罩托起，减少疼痛，防止袋脓。

6. 若体温过高，或乳汁色黄，应停止哺乳，但必须用吸奶器吸尽乳汁。

7. 断奶时应先减少哺乳次数，逐渐减少泌乳量，断奶前用麦芽、山楂各 60g 或生枇杷叶 15g 煎汤代茶，外敷芒硝。

【医案精选】

一妇人右乳疼痛，肿如覆碗，诊之脉数有力，此有余症，欲作脓也。以托里消毒散，数服而胀痛，即针之出脓碗许，又以十全大补汤加香附十余服而安。

一妇人暴怒，左乳结肿疼痛，自服仙方活命饮，二服疼痛稍止，结肿不消；仍服清凉败毒之剂，肿痛反作，形体日弱。予诊之脉浮数而无力，此属真气虚而邪气实也，非补不可，以益气养荣汤四五服，其肿始高，寒热亦退；又十余服而脓溃，兼以十全大补场，两月而痊。此非纯补之功，其疾岂能得愈。

（明·陈实功《外科正宗·乳痈论第二十六》）

病者柔弱畏痛，既不敢于乳下别出一头。而脓水从上注下，颇难出尽，故有传囊之患。忽生一法，用药袋一个，于乳头之下，用帛束缚之，使脓不能下注。外以热茶壶熨之，使药气乘热入内。又服生肌托脓之丸散。于是脓从上泛，厚而且多，七日而脓尽生肌。

（清·余听鸿《外证医案汇编·卷三·乳胁腋肋部》）

【临床提要】 乳痈以乳房结块，红肿热痛，溃后脓出稠厚，伴恶寒发热等全身症状为特征。好发于产后45天以内的哺乳妇女，尤以初产妇为多见。有外吹乳痈、内吹乳痈、不乳儿乳痈之分。多因内有肝郁胃热，或夹风热毒邪侵袭，引起乳汁瘀积，乳络闭阻，气血瘀滞，从而腐肉酿脓而成。分气滞热壅证、热毒炽盛证、正虚毒恋证、胎旺郁热证、气血壅滞证辨证论治，同时分初起、成脓、溃后等采用不同的外治法。

治疗乳痈，强调早期治疗，突出通络下乳，避免过用寒凉药物。一旦乳汁通畅，肿痛结块渐消。一般发病3天之内，单用中药内服外敷均能治愈，与西医应用抗生素治疗相比，具有显著优势。对于西医治疗感到较为棘手的传囊乳痈、乳房硬结日久不消者，中医中药治疗也有良好疗效。

第二节　粉刺性乳痈

粉刺性乳痈，即西医学的浆细胞性乳腺炎。是一种以乳腺导管扩张，浆细胞浸润为病变基础的慢性非细菌性感染的乳腺化脓性疾病。古籍文献中无和此病明确对应的中医病名，20世纪80年代，顾伯华、陆德铭等著《实用中医外科学》将本病命名为"粉刺性乳痈"。其特点是多在非哺乳期或非妊娠期发病，常有乳头凹陷或溢液，初起肿块多位于乳晕部，化脓溃破后脓中夹有脂质样物质，易反复发作，形成瘘管，经久难愈，全身炎症反应较轻。

【病因病机】素有乳头凹陷畸形，加之情志抑郁不畅，肝郁气滞，营气不从，经络阻滞，气血瘀滞，聚结成块，蒸酿腐肉而成脓肿，溃后成瘘；若气郁化火，迫血妄行，可致乳头溢血。

西医学认为，由于乳头凹陷或乳腺导管开口堵塞，乳腺导管上皮细胞脱落及大量类脂分泌物积聚于导管内而导致其扩张，积聚物分解产生化学性物质刺激导管壁而引起管壁炎性细胞浸润和纤维组织增生，此种病变逐渐扩展累及部分乳腺而形成肿块，有时炎症呈急性发作则成脓肿，脓液中常夹有粉渣样物排出，脓肿破溃后可形成瘘管。

【诊断】

1.临床表现　多见于青春期后任何年龄女性，且均在非哺乳期、非妊娠期发病，大多数患者有先天性乳头全部凹陷或呈线状部分凹陷。单侧乳房发病，少数患者亦有双侧乳房先后发病，呈慢性经过，病情表现多样，病程长达数月或数年。

（1）乳头溢液　乳头溢液是本病早期的一种表现。多表现为间歇性、自发性，并可持续较长时间。溢液性状多为浆液性，还可是乳汁样、脓血性或血性。量有多有少。输乳孔多有粉刺样物或油脂样物分泌，并带有臭味。

（2）乳房肿块　最为常见。往往起病突然，发病迅速。患者感觉乳房局部疼痛不适，有刺痛或钝痛，并发现肿块。肿块多位于乳晕区，或向某一象限伸展。肿块大小不等，大多不到3cm，个别可达10cm以上。肿块形状不规则，质地硬韧，表面可呈结节样，边界欠清，无包膜，常与皮肤粘连，但无胸壁固定，可推移。继则肿块局部可出现红、肿、热、痛，红肿范围可迅速扩大，若炎症得不到控制，则可形成脓肿；有的乳房皮肤水肿，呈橘皮样变；有的可伴患侧腋下淋巴结肿大、压痛。一般无全身发热。也有些患者一直以乳房肿块为主诉，持续时间可达数年，始终无明显的红肿表现。

（3）乳腺瘘管　脓肿自溃或切开后，常反复流脓并夹有粉渣样物，常形成与乳头相通的瘘管，经久不愈。

2. 辅助检查

（1）乳腺 X 线钼靶摄片　在乳晕下区可见均匀致密肿块阴影，边缘不清，形态不规则，偶尔见片状钙化灶。

（2）乳头溢液涂片　在脓血性和乳汁样溢液涂片中，可见到大量的白细胞、吞噬细胞、组织细胞、淋巴细胞及浆细胞，腺上皮细胞可因炎症而有形态上的改变。

（3）乳腺肿块细针穿刺抽吸细胞学检查　抽吸发现多种细胞混杂，浆细胞较多见，还有其他炎性细胞。

3.鉴别诊断

（1）乳腺癌　粉刺性乳痈在急性炎症期易与炎性乳腺癌相混淆。炎性乳腺癌多见于妇女妊娠期及哺乳期，乳房迅速增大，发热，皮肤呈红色或紫红色，弥漫性肿大，无明显肿块，同侧腋窝淋巴结明显肿大，质硬固定，病变进展迅速，预后不良，甚至于发病数周后死亡。

（2）乳晕部痈疖　粉刺性乳痈在急性期局部有红肿热痛等炎症反应，常被误诊为乳晕部一般痈疖，根据素有乳头凹陷，反复发作的炎症以及切开排脓时脓液中夹有粉渣样或油脂样物等特点，可与一般乳房部痈疖相鉴别。

（3）导管内乳头状瘤　有乳头溢液，呈血性及淡黄色液体，有时乳晕部触到绿豆大圆形肿块，易与粉刺性乳痈相混淆。但无乳头凹陷畸形，乳孔无粉渣样物排出，肿块不会化脓。

（4）乳房部瘘管　多为急性乳腺炎、乳房蜂窝织炎或乳房结核溃后形成，病变在乳房部，瘘管与乳孔多不相通，无乳头凹陷畸形。

此外，还应注意与乳房结核、乳腺增生病及乳腺纤维腺瘤相鉴别。

4.诊断要点

（1）病史　多有先天性乳头内陷病史。

（2）主要症状　乳头溢液、乳房肿块及乳房部瘘管。

（3）辅助检查　乳腺超声、钼靶，及乳头溢液涂片、穿刺细胞学等检查可辅助进行诊断。

【治疗】中医药治疗本病有良好的疗效，宜首选。乳头溢液患者，宜寻找病因，适当对症处理。乳房肿块尚未成脓时，促其消散。化脓成瘘管者，可采用中医内服外治结合治疗。

1. 辨证论治

（1）肝经郁热证

证候：乳头凹陷、乳晕部结块红肿疼痛；伴发热，头痛，大便干结，尿黄；舌质红，舌苔黄腻，脉弦数或滑数。

治法：疏肝清热，活血消肿。

方药：柴胡清肝散加减。

推荐处方：柴胡、黄芩、人参、川芎、栀子、连翘、甘草、白花蛇舌草、山楂、桔梗。乳头有血性溢液者，加茜草炭、生地榆、仙鹤草；乳头溢液呈水样者，加生薏苡仁、茯苓；脓成者，加白芷、炙穿山甲（代）。

（2）正虚邪滞证

证候：脓肿自溃或切开后久不收口，脓水淋漓形成乳漏，时愈时发，局部有僵硬肿块；舌质淡红或红，舌苔薄黄，脉弦。

治法：扶正托毒。

方药：托里消毒加减。

推荐处方：人参、黄芪、当归、川芎、芍药、白术、茯苓。不论何型，均可酌加白花蛇舌草、生山楂、虎杖、丹参等清热活血祛脂药物。

2. 外治

（1）肿块初起时用金黄膏外敷。

（2）成脓后切开引流，术后创口用八二丹药捻引流，红油膏或金黄膏盖贴。

（3）形成瘘管者，待急性炎症消退后，可根据情况选用切开法、挂线法及垫棉绷缚法等。

3. 其他疗法

（1）手术　可做乳腺区段切除术。少数年龄较大、肿块较大或皮肤粘连严重或形成多个窦道者，可行皮下乳腺切除术或乳房单纯切除术。

（2）西药治疗　感染严重时可用甲硝唑与其他广谱抗生素联合应用。

【预防与调摄】

1. 经常保持乳头清洁，清除分泌物。

2. 保持心情舒畅。忌食辛辣炙煿之物。

3. 发病后积极治疗，形成瘘管后宜及时手术，以防止病情加重。

第三节　乳　癖

乳癖是乳腺组织的既非炎症也非肿瘤的良性增生性疾病。乳癖之名首见于华佗《中藏经》，相当于西医学的乳腺增生病。其特点是单侧或双侧乳房疼痛并出现肿块，乳痛和肿块与月经周期及情志变化密切相关。乳房肿块大小不等，形态不一，边界不清，质地不硬，活动度好。本病好发于 25～45 岁的中青年妇女，其发病率占乳房疾病的 75%，是临床上最常见的乳房疾病。根据研究资料发现，本病有一定的癌变危险，尤其对伴有乳癌家族史的患者，更应引起重视。

【病因病机】

由于情志不遂忧郁不解，久郁伤肝，或受到精神刺激，急躁恼怒，可导致肝气郁结，气机阻滞，蕴结于胃络乳房，乳络经脉阻塞不通，不通则痛而引起乳房疼痛；肝气郁久化热，热灼津液为痰，气滞痰凝血瘀即可形成乳房肿块。

因冲任失调，使气血瘀滞，或阳虚痰湿内结，经脉阻塞，而致乳房结块、疼痛、月经不调。

【诊断】

1.**临床表现** 好发病年龄在 25～45 岁。城市妇女的发病率高于农村妇女。社会经济地位高或受教育程度高、月经初潮年龄早、低经产状况、初次怀孕年龄大、未授乳和绝经迟的妇女为本病的高发人群。

乳房疼痛以胀痛为主，也有刺痛或牵拉痛。疼痛常在月经前加剧，经后疼痛减轻，或疼痛随情绪波动而变化，痛甚者不可触碰，行走或活动时也有乳痛。乳痛主要以乳房肿块处为甚，常涉及胸胁部或肩背部。有些患者还可伴有乳头疼痛和作痒，乳痛重者影响工作或生活。

乳房肿块可发生于单侧或双侧，大多位于乳房的外上象限，也可见于其他象限。肿块的质地中等或质硬不坚，表面光滑或颗粒状，活动度好，大多伴有压痛。肿块的大小不一，一般在 1～2cm，大者可超过 3cm。肿块的形态常可分为以下数种类型。

（1）**片块型** 肿块呈厚薄不等的片块状，圆盘状或长圆形，数目不一，质地中等或有韧性，边界清，活动度良好。

（2）**结节型** 肿块呈扁平或串珠状结节，形态不规则，边界欠清，质地中等或偏硬，活动度好。亦可见肿块呈米粒或砂粒样结节。

（3）**混合型** 有结节、条索、片块、砂粒样等多种形态肿块混合存在者。

（4）**弥漫型** 肿块分布超过乳房 3 个象限以上者。

乳房肿块可于经前期增大变硬，经后稍见缩小变软。个别患者还可伴有乳头溢液呈白色或黄绿色，或呈浆液状。

乳房疼痛和乳房肿块可同时出现，也可先后出现，或以乳痛为主，或以乳房肿块为主。患者还常伴有月经失调，心烦易怒等症状。

2. 辅助检查 乳房钼靶X线摄片、超声波检查及红外线热象图有助于诊断和鉴别诊断。对于肿块较硬或较大者，可考虑做组织病理学检查。

3. 鉴别诊断 乳岩：常无意中发现肿块，不痛，逐渐长大，肿块质地坚硬如石，表面高低不平，边缘不整齐，常与皮肤粘连，活动度差，患侧淋巴结可肿大，后期溃破呈菜花样。

4. 诊断要点

（1）病史 多发生于青壮年妇女。

（2）临床表现 主要是乳房疼痛、肿块、乳头溢液。

（3）辅助检查 乳腺超声及钼靶检查可辅助诊断。

【治疗】止痛与消块是治疗本病之要点。根据具体情况进行辨证论治。对于长期服药而肿块不消反而增大，且质地较硬、边缘不清，疑有恶变者，应手术切除。

1. 辨证论治

（1）肝郁痰凝证

证候：多见于青壮年妇女。乳房肿块随喜怒消长，伴有胸闷胁胀，善郁易怒，失眠多梦，心烦口苦。苔薄黄，脉弦滑。

治法：疏肝解郁，化痰散结。

方药：逍遥蒌贝散加减。

推荐处方：柴胡、当归、茯苓、芍药、白术、甘草、瓜蒌、贝母、生姜、薄荷、预知子、郁金、制香附。

（2）冲任失调证

证候：多见于中年妇女。乳房肿块月经前加重，经后缓减。伴有腰酸乏力，神疲倦怠，月经失调，量少色淡，或闭经。舌淡，苔白，脉沉细。

治法：调摄冲任。

方药：二仙汤合四物汤加减。

推荐处方：仙茅、淫羊藿、巴戟天、当归、黄柏、知母、桃仁、红花、当归、赤芍、三棱。

2. 外治　中药局部外敷于乳房肿块外，多为辅助疗法，如用阳和解凝膏掺黑退消或桂麝散盖贴，或以生白附子或鲜蟾蜍皮外敷，或用大黄粉以醋调敷。若对外用药过敏者，应忌用之。

3. 其他疗法

（1）针灸治疗　体针选取乳根、屋翳、肩井、天宗、期门、肝俞等穴，耳针选取乳腺、内分泌、神门、卵巢等穴，虚补实泻，或单独使用，或体针与其他针法配合使用。

（2）效验方　①小金丹，每次0.6g，每日2次；②乳增宁片，每次5片，每次3次；③鲜商陆制成片剂，每片相当于生药0.5g，每次6片，每日3次。

（3）西医治疗　对于久治肿物仍无缩小甚至增大者应注意排除乳腺癌的可能性，可行乳腺切除术去除病灶并明确诊断。

【预防与调摄】

1. 应保持心情舒畅，情绪稳定。

2. 应适当控制脂肪类食物的摄入。

3. 及时治疗月经失调等妇科疾患和其他内分泌疾病。

4.对发病高危人群要重视定期检查。

第四节　乳　疬

乳疬是指在乳晕部一侧或两侧出现疼痛性结块的疾病。乳疬之病名始见于宋《疮疡经验全书》："奶疬，是十五六岁女子，经脉将行，或一月二次，或过月不行，多生寡薄，形体虚弱，乳上只有一核可治，若串成三四个难治。"本病好发于青春发育期前女性（10岁以前）、青春发育期男性（13～17岁），中老年男性（50～70岁）也可发生。

【病因病机】本病主要由肝郁肾亏、痰瘀凝结而成。

1.**冲任失调**　多见于青春发育期发病者。先天禀赋不足，肾气不充，精血不能资助冲任二脉，冲任失调则女子月经不正常，男子睾丸发育不良；精少不足，肝失所养，则肝气郁结，气血运行失常，乳络失和，而成乳疬。是谓"虽云肝病，其本在肾"。

2.**肝郁化火**　多见于中老年男性患者。情志不遂，或暴怒伤肝，肝气不舒，郁久化火，火灼肝肾之精，炼液成痰，则乳络受阻，结成乳疬。

3.**阴虚火旺**　多见于中老年男性患者。年事渐高，体衰肾亏；或因房劳伤肾，肾阴不足，虚火自炎；或水不涵木，气郁化火，皆能炼液成痰，则痰火互结，阻于乳络，而成乳疬。正如明《医学入门》所云："盖由怒火房欲过度，以致肝虚血燥，肾虚精怯，不得上行，痰湿凝滞亦能结核。"

【诊断】

1.**临床表现**　一侧或两侧乳晕部发生一个扁圆形结块，形如围棋子，质地中等或韧硬，边界清楚，推之可动，有轻触痛。有些男子乳房变大增厚，状如妇乳，或伴有乳头溢液，多为乳汁样。

若有先天性睾丸发育不全，则患者具有女性化征象，如声音变尖、面部无须、臀部宽阔等；有时伴有生殖器畸形。性早熟女性可伴有第二性征提早出现、月经来潮等表现。中老年男性患者往往有睾丸疾病、肝疾病史，或长期使用激素等药物史。根据不同的病因，临床表现也不同，需做相应的检查。

2. 实验室及其他辅助检查　乳腺超声可进一步明确乳腺厚度、血流等情况。

3. 鉴别诊断

（1）假性男性乳房发育　因肥胖致乳房部脂肪堆积而导致乳房部外形增大。用手指压按乳头可有一种按入孔中的空虚感，局部无结块肿痛，常伴臀部脂肪沉积。

（2）男性乳岩　乳晕下结块，质硬不痛，并迅速增大，或结块与皮肤或深部组织粘连，或乳头溢液呈血性，或伴腋下淋巴结肿大。

4. 诊断要点

（1）病史　男性多有性激素水平异常或肝功能障碍等病史。

（2）主要症状　男性或青春发育期前女性乳房肿块、疼痛，或存在乳头溢液。

（3）辅助检查　超声可明确腺体厚度、血流等情况。

【治疗】本病主要由肝郁肾亏、痰瘀凝结而成。临床根据患者年龄、性别及乳房胀痛程度，结合全身症状常分为冲任失调证、肝郁化火证、阴虚火旺证。治疗本病抓住补肾疏肝，兼以化痰散结。临床结合证候的不同，或侧重于温肾化痰，或侧重于清肝化痰，或侧重于滋阴化痰，疏通乳络不离其中。

1. 辨证论治

（1）冲任失调证

证候：乳房结块，疼痛不甚；伴腰酸神疲，体弱矮小；舌质淡胖，苔薄，脉细无力。

治法：调摄冲任，化痰散结。

方药：二仙汤。

推荐处方：仙茅、淫羊藿、巴戟天、当归、黄柏、知母、海藻、昆布、牡蛎。阴道出血者加墨旱莲、仙鹤草；阴道分泌物多者加椿根皮。

（2）肝郁化火证

证候：乳房结块，胀痛明显；伴烦躁易怒，胸胁胀痛，口苦咽干；舌尖红，苔白或薄黄，脉弦或弦数。

治法：疏肝理气，清热化痰。

方药：丹栀逍遥散。

推荐处方：白芍、当归、柴胡、茯苓、白术、甘草、牡丹皮、栀子、夏枯草、制半夏、牡蛎。

（3）阴虚火旺证

证候：乳房结块，隐隐作痛，乳头、乳晕部皮色较深；头晕耳鸣，五心烦热，口干津少；舌质红，苔少，脉细数。

治法：滋阴泻火，化痰软坚。

方药：知柏地黄汤。

推荐处方：熟地黄、山茱萸、山药、牡丹皮、茯苓、当归、夏枯草、炙龟甲、川贝母。

2. 外治法　阳和解凝膏掺黑退消或桂麝散或八将丹盖贴，每 5～7 日换药 1 次。

3. 其他疗法

（1）效验方　①肾阳虚者，逍遥丸合右归丸，每次4.5g，每日2次；或逍遥丸4.5g合鹿角粉1.5g，每日2次；或苁蓉片5片，每日2次。②肾阴虚者，逍遥丸合左归丸，每次4.5g，每日2次。③小金丹0.5g，每日2次。④小金片4片，每日2次。

（2）西医治疗　手术。男性患者乳房明显肥大影响外貌者，可考虑手术治疗。但对女性患者即使活检也要十分慎重。

【预防与调摄】

1. 保持心情愉快，调节情绪，注意劳逸结合。即使患病后，也要乐观开朗，配合治疗，尤其要注意青春发育期少男少女的心理健康。

2. 多食新鲜蔬菜和水果，少食煎炸油腻食品，避免服用含激素滋补品。

第五节　乳　岩

乳岩是指乳房部的恶性肿瘤。相当于西医学的乳腺癌。其特点是乳房部出现无痛，无热，皮色不变，而质地坚硬的肿块，推之不移，表面不光滑，凹凸不平，或溢血，晚期溃烂，凹如泛莲。是女性最常见的恶性肿瘤之一。无生育史或无哺乳史的妇女，月经过早来潮或绝经期愈晚的妇女，有乳腺癌家族史的妇女，乳腺癌的发病率相对较高。男性乳腺癌较少发生。

【病因病机】

1. 情志失调　女子以肝为先天，肝主怒、性喜条达而恶抑郁，肝属木，克脾土。情志不畅，所愿不遂，肝失条达，气机不畅，气郁则生瘀；肝郁克犯脾土，运化失职则痰浊内生，肝脾两伤，经络阻塞，痰瘀互结于乳房而发病。

2. 饮食失节 久嗜厚味炙煿则湿热蕴结脾胃，化生痰浊，随气流窜，结于乳中，阻塞经络，气血不行，日久成岩。

3. 冲任不调 冲为血海，任主胞胎，冲任之脉隶属于肝肾。冲任失调，则气血失和，月经不行，气郁血瘀，阻塞经络，结于乳中而成乳岩。乳岩多发于绝经期前后，故与冲任失调有密切关系。

此外，在经气虚弱的情况下，感受风寒之气，阻塞经络，气滞血瘀，日久停痰结瘀，亦可导致乳岩。

总之，乳岩的发病，是情志失调，饮食失节，冲任不调，及外感风寒之气或先天禀赋不足引起机体阴阳平衡失调，脏腑失和所致。

【诊断】

1. 临床表现 发病年龄一般在 40~60 岁，绝经期妇女发病率相对较高。

乳癌可分为一般类型乳腺癌及特殊类型乳腺癌。

（1）一般类型乳腺癌 常为乳房内无痛肿块，边界不清，质地坚硬，表面不光滑，不易推动，常与皮肤粘连，出现病灶中心酒窝征，个别可伴乳头溢液。后期随着癌肿逐渐增大，产生不同程度疼痛，皮肤可呈橘皮样水肿、变色；病变周围可出现散在的小肿块，状如堆栗；乳头内缩或抬高，偶可见到皮肤溃疡。晚期，乳房肿块溃烂，疮口边缘不整齐，中央凹陷似岩穴，有时外翻似菜花，时渗紫红血水，恶臭难闻。癌肿转移至腋下及锁骨上时，可触及散在、数目少、质硬无痛的肿物，以后渐大，互相粘连，融合成团，继而出现形体消瘦，面色苍白，憔悴等恶病质貌。

（2）特殊类型乳腺癌

①炎性乳癌：临床少见，多发于青年妇女，半数发生在妊娠或哺乳期。起病急骤，乳房迅速增大，皮肤水肿、充血，发红或紫红色、发热；但没有明显的肿块可扪查到。转移甚广，对侧乳房往往不久即被侵及。并很早出现腋窝部、锁骨上淋巴结肿大。本病恶性程度极高，病程短促，常于1年内死亡。

②湿疹样癌：临床较少见，其发病率占女性乳腺癌的0.7%~3%。临床表现像慢性湿疹，乳头和乳晕的皮肤发红，轻度糜烂，有浆液渗出因而潮湿，有时覆盖着黄褐色的鳞屑状痂皮。病变的皮肤甚硬，与周围分界清楚。多数患者感到奇痒，或有轻微灼痛。中期，数年后病变蔓延到乳晕以外皮肤，色紫而硬，乳头凹陷。后期，溃后易于出血，乳头蚀落，疮口凹陷，边缘坚硬，乳房内也可出现坚硬的肿块。

2. 辅助检查

（1）钼靶X线摄片　癌肿可见致密的肿块阴影，大小比实际触诊要小，形态不规则，边缘呈现毛刺状或结节状，密度不均匀，可有细小成堆的钙化点，常伴血管影增多增粗，乳头回缩，乳房皮肤增厚或凹陷。

（2）B超检查　可见实质性占位病变。病理切片检查，可帮助确诊。

3. 鉴别诊断

（1）乳癖　好发于30~45岁女性。月经期乳房疼痛，胀大。有大小不等的结节状或片块状肿块，边界不清，质地柔韧，常为双侧性。肿块和皮肤不粘连。

（2）乳核　多见于20~30岁的女性，肿块多发生于一侧，形如丸卵，表面坚实光滑，边界清楚，活动度好，可推移。病

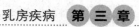

程进展缓慢。

（3）乳痨　好发于 20～40 岁女性，肿块可一个或数个，质坚实，边界不清，和皮肤粘连，肿块成脓时变软，溃破后形成瘘管，经久不愈。

4. 诊断要点

（1）病史　发病年龄一般在 40～60 岁，绝经期妇女发病率相对较高。

（2）主要症状　乳房内肿物，边界不清，表面不光滑，活动度差。

（3）辅助检查　乳腺超声及钼靶可辅助诊断，活检可明确诊断。

【治疗】早期诊断是乳岩治疗的关键。原则上以手术治疗为主。中医药治疗多用于晚期患者，特别对手术后患者有良好的调治作用，对放、化疗有减毒增效作用，可提高患者生存质量，或延长生存期。

1. 辨证论治

（1）肝郁痰凝证

证候：情志抑郁，或性情急躁，胸闷胁胀，或伴经前乳房作胀或少腹作胀。乳房部肿块皮色不变，质硬而边界不清。苔薄，脉弦。

治法：疏肝解郁，化痰散结。

方药：神效瓜蒌散合开郁散加减。

推荐处方：瓜蒌、当归、乳香、没药、白芍、当归、白芥子、柴胡、炙甘草、全蝎、白术、茯苓、郁金、香附、天葵。

（2）冲任失调证

证候：经事紊乱，素有经前期乳房胀痛，或婚后从未生育，或有多次流产史。乳房结块坚硬。舌淡，苔薄，脉弦细。

治法：调摄冲任，理气散结。

方药：二仙汤合开郁散加减。

推荐处方：仙茅、淫羊藿、巴戟天、当归、黄柏、知母、海藻、昆布、牡蛎、白芍、白芥子、柴胡、炙甘草、全蝎、白术、茯苓、郁金、香附。

（3）正虚毒炽证

证候：乳房肿块扩大，溃后愈坚，渗流血水，不痛或剧痛。精神委靡，面色晦暗或苍白，饮食少进，心悸失眠。舌紫或有瘀斑，苔黄，脉弱无力。

治法：调补气血，清热解毒。

方药：八珍汤加减。

推荐处方：当归、川芎、白芍、熟地黄、人参、白术、茯苓、炙甘草、半枝莲、白花蛇舌草、石见穿、露蜂房。

（4）气血两亏证

证候：多见于癌肿晚期或手术、放化疗后。形体消瘦，面色萎黄或㿠白，头晕目眩，神倦乏力，少气懒言，术后切口皮瓣坏死糜烂，时流渗液，皮肤灰白，腐肉色暗不鲜。舌质淡，苔薄白，脉沉细。

治法：补益气血，宁心安神。

方药：人参养荣汤加减。

推荐处方：人参、白术、茯苓、甘草、陈皮、黄芪、当归、白芍、熟地黄、五味子、远志。

（5）脾虚胃弱证

证候：手术或放化疗后，食欲缺乏，神疲肢软，恶心欲呕，肢肿怠倦。

治法：健脾和胃。

方药：参苓白术散或理中汤加减。

推荐处方：人参、白术、白茯苓、桔梗、薏苡仁、怀山药、扁豆、甘草。

2. 外治 适用于有手术禁忌证，或已远处广泛转移，已不适宜手术者。初起用阿魏消痞膏外贴；溃后用海浮散或冰狮散、红油膏外敷；坏死组织脱落后，改用生肌玉红膏、生肌散外敷。

3. 其他疗法

（1）效验方 西黄丸，每次 3g，每天 2 次；醒消丸，每次 3g，每天 2 次；小金丹，每次 0.6g，每天 2 次。

（2）西医治疗

①手术治疗、化疗、放疗：手术仍是乳腺癌治疗的首选方法，近年手术范围渐趋缩小，配以大化疗、大放疗。采用新辅助化疗、联合化疗及众多的化疗新药进一步提高了疗效。但正确掌握适应证、合理治疗依然十分重要。

②内分泌治疗：主要适用于雌激素受体、孕激素受体阳性患者。起效缓慢、作用持久、耐受性较好，一般需用药 5 年。主要有雌激素拮抗药、芳香化酶抑制药、LH–RH 类似物及孕激素等，近年在乳腺癌综合治疗中的地位不断上升。

【预防与调摄】

1. 普及防癌知识宣传，推广和普及乳房自我检查。

2. 重视乳腺癌高危人群的定期检查。

3. 积极治疗乳腺良性疾病。

第六节 乳 核

乳核是发生在乳房部最常见的良性肿瘤。相当于西医学的乳腺纤维腺瘤。历代文献将本病归属"乳癖""乳痞""乳中结核"的范畴。隋《诸病源候论》谓:"癖者,癖侧在两胁之间,有时而痛是也。"其特点是好发于 20～25 岁青年妇女,乳中结核,形如丸卵,边界清楚,表面光滑,推之活动。

【诊断】

1. 临床表现 好发于 20～25 岁女青年。一般无任何症状,少数(约 15%)可有轻度疼痛。患者多是在无意中触摸到,或普查时发现乳房有肿块的。肿块单发者居多,多发者约占 15%。肿块大多位于乳房边缘及厚实区域,乳晕区少见。形状多呈圆形、椭圆形或结节形,直径大多在 0.5～5cm,边界清楚,质地坚实,表面光滑,按之有硬橡皮球的弹性感,活动度大,触诊常有滑脱感。

2. 实验室及其他辅助检查

(1)B 超检查 肿块边界清楚和完整,有一层光滑的包膜。内部回声分布均匀,后方回声多数增强。

(2)钼钯 X 线摄片 可见边缘整齐的圆形或椭圆形致密肿块影,边缘清楚四周可见透亮带,偶见规整粗大的钙化点。

3. 鉴别诊断

(1)乳房囊肿 其肿块与乳核很难鉴别。须借助超声波检查,囊肿大多可显示液性暗区。有时囊肿其内容物呈乳酪样物,则超声波也无法区别,肿块穿刺可抽出乳酪样物质。

(2)乳岩 肿块单个,质地常偏硬或坚硬如岩石,表面高低不平,活动度差,或与皮肤或深部组织有粘连。肿块表面皮肤呈橘皮样变，或有乳头抬高或内陷等。早期肿块有时酷似乳核。

（3）乳癖 好发年龄为 30～45 岁，肿块多为扁平片块状或颗粒状，常见多个肿块或双侧乳房发病，大多数患者伴乳房疼痛，而且肿块和疼痛随月经周期和情绪改变而变化。但有时在乳癖基础上可有乳核形成。

4.诊断要点

（1）病史 多发生于青年女性。

（2）主要症状 乳房肿块，边界清楚，表面光滑，活动度好。

（3）实验室及其他辅助检查 超声和钼靶检查可辅助诊断，病理检查可明确诊断。

【治疗】本病的基本病机是气血、痰浊凝聚于乳房，临床常分为肝气郁结证和血瘀痰凝证。对单发乳核的治疗以手术切除为宜。对于多发性或复发性者，或婚前女青年体积较小的乳核，试用中医中药辨证治疗，可起到控制肿块生长，缩小甚至消除肿块，减少复发的作用。

1.辨证论治

（1）肝气郁结证

证候：肿块较小，发展缓慢，不红不热，不觉疼痛，推之可移；伴胸闷叹息；舌质正常，苔薄白，脉弦。

治法：疏肝解郁，化痰散结。

方药：逍遥散加减。

推荐处方：白芍、当归、柴胡、茯苓、白术、甘草、川楝子、郁金。

（2）血瘀痰凝证

证候：肿块较大，坚实木硬，重坠不适；伴胸胁牵痛，烦闷急躁，或月经不调，痛经等；舌质暗红，苔薄腻，脉弦滑或弦细。

治法：理气活血，软坚散结。

方药：开郁散加减。

推荐处方：白芍、当归、白芥子、柴胡、炙甘草、全蝎、白术、茯苓、郁金、香附、天葵。郁久化火者，加夏枯草、栀子、橘叶等；月经不调者，加肉苁蓉、淫羊藿；痛经者，加益母草、泽兰；肿块较硬者，加莪术、桃仁、石见穿；多发肿块者，加生黄芪、党参。

2.外治法　阳和解凝膏掺黑退消外贴，7天换1次。

3.其他疗法

（1）单验方　①内消瘰疬丸 4.5g，每日 2 次；②小金丹 4丸，每日 2 次。

（2）西医治疗　手术。一般应做手术切除，尤其是绝经后或妊娠前发现肿块者，或服药治疗期间肿块继续增大者。术后均需做病理检查，有条件应及时做冰冻切片检查。

【预防与调摄】

1.调摄精神，劳逸结合。

2.定期自我检查，发现肿块及时诊治。

3.手术后应定期复查，也可配合中药做预防性治疗。

第四章 瘿 病

第一节 气 瘿

气瘿是瘿病的一种，因其患部柔软无痛，可随喜怒而消长，故称为气瘿。俗称"大脖子"病。其特征是颈前漫肿，边界不清，皮色如常，按之柔软，无痛，生长缓慢，并随喜怒而消长。本病多流行于缺碘的高原山区，如云贵高原及陕西、山西、宁夏等地，但平原地带亦有散发。相当于西医学的单纯性甲状腺肿。

早在公元前 3 世纪战国时期，我国已有关于瘿病的记载，《庄子·德充符》："瓮盎大瘿说齐桓公，桓公说之。"而《吕氏春秋·季春纪》中载"轻水所，多秃与瘿人"，不仅记载了瘿病的存在，而且观察到瘿的发病与地理环境密切相关。

汉代许慎的《说文解字》明确指出："（瘿）颈瘤也……瘿，婴也。婴在颐缨理之中也……山居多瘿。饮水之不流者也。"

东晋时期葛洪所著《肘后备急方》，提出用海藻治瘿，是世界上最早应用含碘食物治疗甲状腺疾病的记载。

隋代《诸病源候论》谓："瘿者，由忧恚气结所生，亦曰饮沙水，沙随气入于脉，搏颈下而成之。"说明本病的原因一为忧恚，二为水土。主要由于忧恚情志内伤，以致肝脾气逆，脏腑失和而生。其与生活地区和所饮水质有关者，亦每因动气而增患。故《诸病源候论》说："诸山水黑土中出泉流者，不可久居，常食令人作瘿病，动气增患。"

宋代陈无择《三因极一病证方论·卷十五·瘿瘤证治》："坚硬不可移者，名曰石瘿；皮色不变，即名肉瘿；筋脉露结者，名筋瘿；赤脉交络者，名血瘿；随忧愁消长者，名气瘿。"

清代沈金鳌《杂病源流犀烛·瘿瘤》："瘿瘤者，气血凝滞、年数深远、渐长渐大之症。何谓瘿，其皮宽，有似樱桃，故名瘿，亦名瘿气，又名影袋。"指出瘿多因气血凝滞，日久渐结而成。

【病因病机】

1.肝郁气滞　忧患气结，情志抑郁，使肝失调达，肝郁气滞，横逆犯脾，脾失健运，痰浊内生，痰气互结，循经上行，结于喉结之处而成。

2.水土因素　居于高山地区，久饮沙水，入于脉中，搏结颈下而成。

3.肾气亏损　妇女经期、产后、绝经期，肾气受损，正气不足，外邪乘虚而入，亦能引起本病。

总之，外因平素饮水或食物中含碘不足，内因情志不畅，忧怒无节，气化失调，升降障碍，营运阻塞，此外，产后肾气亏虚，外邪乘虚侵入，皆能引起本病。本病的病位主要在肝、脾，病机关键是气滞、痰凝，久则兼有血瘀。

西医学认为，单纯性甲状腺肿的病因有3类：①甲状腺素原料（碘）的缺乏；②甲状腺素需要量的增高；③甲状腺素合成和分泌的障碍。而碘的缺乏是引起单纯性甲状腺肿的主要因素。

【诊断】

1.临床表现　女性发病率较男性略高。一般多发生在青春期，在流行地区常见于入学年龄的儿童。初起时无明显不适感，甲状腺呈弥漫性肿大，腺体表面较平坦，质软不痛，皮色如常，腺体随吞咽动作而上下移动。如肿块进行性增大，可呈下垂，自觉沉重感，可压迫气管、食管、血管、神经等而引起各种症状。

（1）压迫气管 比较常见。自一侧压迫，可使气管向他侧移位或变弯曲；自两侧压迫，气管变为扁平，由于气管内腔变窄，呼吸发生困难。

（2）压迫食管 可引起吞咽不适感，但不会引起梗阻症状。

（3）压迫颈深部大静脉 可引起头颈部的血液回流受阻，出现颈部和胸前表浅静脉的明显扩张。

（4）压迫喉返神经 可引起声带麻痹，患者发音嘶哑。

2.**辅助检查** 超声波探测显示：对称，均匀性甲状腺增大，规则，或有囊肿。

【病证鉴别】

1.**肉瘿** 甲状腺肿块多呈球状，边界清楚，质地柔韧。

2.**瘿痈** 有急性发病史；甲状腺肿痛，质地较硬，伴发热、吞咽疼痛等全身症状。

【辨证】

1.**辨证要点** 本病以实证多见，初起多为肝气郁滞，气郁而津凝痰聚；久则脉络瘀阻，痰气、瘀血合而为病。

2.**辨证候**

（1）肝郁气滞证

证候：颈部弥漫性肿大，边缘不清，皮色如常，质软不痛，可随喜怒消长，随吞咽而上下移动等；舌淡红，苔薄，脉弦。

病机分析：肝气郁滞，则颈部弥漫性肿大，随喜怒消长，舌淡红，苔薄，脉弦；气滞痰凝，故而皮色如常，质地柔软。

（2）痰气瘀结证

证候：颈部弥漫性肿大，瘿肿过大时有沉重感，或伴有呼吸困难，咽下不适，声音嘶哑等；舌暗红，苔薄，脉弦涩。

病机分析：颈前肿大日久加重，痰气凝滞久则局部脉络瘀阻，脉络瘀阻则见颈前肿大难消、舌暗红、脉弦涩。

【治疗】

1. 治疗要点　本病的治疗以疏肝健脾，理气化痰为原则；化痰药以含碘高的海产品为主。

2. 分证论治

（1）肝郁气滞证

治法：疏肝理气，解郁消肿。

方药：四海舒郁丸加减。

药物组成：青木香、陈皮、海蛤粉、海带、海藻、昆布、海螵蛸等。

加减：伴有胸胁胀满，口苦，心烦者，酌加柴胡、香附、郁金、延胡索、川楝子等；伴有咽部不适者，酌加桔梗、玄参、牛蒡子、威灵仙等。

（2）痰气瘀结证

治法：理气化痰，活血通络。

方药：海藻玉壶汤加减。

药物组成：海藻、昆布、贝母、半夏、青皮、陈皮、当归、川芎、连翘、甘草等。

加减：痰湿重则酌加瓜蒌、白芥子、茯苓；血瘀重则酌加莪术、桃仁、穿山甲（代）、夏枯草等。

3. 外治法 手术：巨大气瘿，临床压迫症状明显者，应施行手术治疗。

4. 单验方 本病主要因摄碘不足而引起，故常服含碘的食物即可预防、治疗本病。如海带 50g，水煎服并吃下，每日 1 次；紫菜 15g，白萝卜 300g，陈皮 6g，水煎服，每日 2 次。目前的含碘盐即起到对本病的预防作用。

5. 针灸 主穴曲池、阿是穴，配穴天突。肿大的甲状腺两侧选出对称点，即阿是穴，针刺 1~1.5 寸，有针感后退针，再刺曲池，隔日 1 次，15 次为 1 个疗程。或用耳针，取肾上腺、内分泌区，每日 1 次，15 次为 1 个疗程。

6. 名医经验

（1）**明代陈实功** 人生瘿瘤之症，非阴阳正气结肿，乃五脏瘀血浊气痰滞所成。治疗上，初起无表里之症相兼，但结成形者，宜行散气血。已成无痛无痒，或软或硬，色白者，痰聚也，宜行痰顺气。已成色红，坚硬渐大，微痒微疼者，宜补肾气，活血散坚。形如茄蒂，瘤大下垂者，用药点其蒂，茄落生肌收敛。已破流脓不止，瘤仍不消，宜健脾胃为主，佐以化坚。已溃出血不常，瘤口开放者，宜养血凉血，佐以清肝。溃后瘤肿渐消，脾弱不能收敛者，补肾气，兼助脾胃。

（2）**郭爱廷** 贝蛎郁藻散（郁金 50g，海藻 50g，浙贝母 50g，牡蛎 50g，将诸药研成细末，过 100 目筛，装瓶备用）每次 2g，每日 3 次，黄酒送服。治疗单纯性甲状腺肿 9 例，恢复正常 6 例，有效 2 例。

（3）**路波** 行气化瘿汤（柴胡 14g，枳壳 14g，川芎 14g，陈皮 14g，木香 14g，青皮 14g，夏枯草 14g，白芍 18g，浙贝母 20g，瓜蒌 20g，煅牡蛎 20g，炙甘草 6g。水煎服）每日

2次，每日1剂。治疗散发性甲状腺肿40例，痊愈10例，显效（甲状腺直径减少4cm以上）20例，有效（甲状腺直径减少2～4cm）7例，无效3例。

【转归及预后】本病发现后积极治疗，绝大多数预后很好。少数患者迁延日久，可发展为结节性甲状腺肿，严重者可合并甲状腺癌。

【预防与调摄】

1. 在流行地区内，除改善水源外，应以碘化食盐（即每千克食盐中，加入5～10mg碘化钾）煮菜，作为集体性预防，服用至青春发育期过后。

2. 经常用海带或其他海产植物佐餐，尤其在怀孕期和哺乳期。

3. 平时保持心情舒畅，勿郁怒动气。

【医案精选】王左，肩膀肿大如盆，名曰气瘿，难治之症也，治宜调营顺气。潞党参（二钱）、茯苓（三钱）、生白术（一钱）、全当归（二钱）、大白芍（二钱）、大川芎（八分）陈广皮（一钱）、仙半夏（一钱）、制香附（一钱五分）、淡昆布（二钱）、淡海藻（二钱）、大枣（四枚）、生姜（二片），外用冲和膏。

孙左，痰气凝于肉里，右臂膊发为气瘿，肿大如盆，不易调治。拟养营流气，而化痰瘀。全当归（二钱）、大白芍（二钱）、大川芎（八分）、大生地黄（三钱）、杭菊花（一钱五分）、紫丹参（二钱）、制香附（一钱五分）、川续断（三钱）、柏子仁（三钱）、小金丹（陈酒化服，一粒）。

（丁甘仁《丁甘仁医案》）

【临床提要】气瘿以颈前漫肿，边界不清，皮色如常，按之柔软，无痛，生长缓慢，并随喜怒而消长为特征。发病有一定地域性，女性多发。

治疗气瘿，辨证论治的同时，强调应用含碘类药物，如海藻、昆布、牡蛎、浙贝母、海螵蛸、夏枯草等，同时还可多吃含碘高的食物如海带、紫菜等。对久治不愈并伴有结节的患者要定期检查，防止甲状腺癌的发生。

第二节 肉 瘿

肉瘿是瘿病中较常见的一种，特征是颈前喉结一侧或两侧结节，柔韧而圆，如肉之团，随吞咽而上下移动，发展缓慢。本病好发于青年及中年人，女性多发。相当于西医的结节性甲状腺肿、甲状腺腺瘤或囊肿。

明代陈实功《外科正宗·瘿瘤论》："夫人生瘿瘤之症，非阴阳正气结肿，乃五脏瘀血、浊气、痰滞而成。"提出瘿瘤的主要病理是气、痰、瘀壅结的观点。

清代《医宗金鉴·外科心法要诀》："脾主肌肉，郁结伤脾，肌肉浇薄，土气不行，逆于肉里，致生肉瘿、内瘤，宜理脾宽中、疏通戊土、开郁行痰、调理饮食，加味归脾丸主之。"

清代沈金鳌《杂病源流犀烛·颈项痛源流》："皮色不变曰肉瘿，宜人参化瘿丹：海带、海藻、海蛤、昆布四味俱焙，泽泻（炒）、连翘、猪靥、羊靥、人参。"

【病因病机】由于情志抑郁，肝失条达，气滞血瘀，或忧思郁怒，肝旺侮土，脾失运化，痰湿内蕴，气滞、湿痰、瘀血随经络而行，留注于结喉，聚而成形，乃成肉瘿。

西医学对本病的病因认识尚不清楚，有的学者认为，甲状腺瘤是由甲状腺内残存的胚胎细胞发展而形成。

【诊断】

1.临床表现 患者年龄多在 30~40 岁，以女性占多数。在结喉正中一侧或双侧有单个肿块，呈半圆形，表面光滑，可随吞咽动作上下移动，按之不痛，生长缓慢，一般无明显全身症状。有些患者可发生肿物突然增大，并出现局部疼痛，是因腺瘤囊内出血所致。巨大肉瘿可压迫气管移位，但很少发生呼吸困难和声带麻痹。部分患者可伴有急躁、心悸、易汗、脉数、月经不调、手部震颤等，或出现能食善饥、体重减轻、形体消瘦、神疲乏力、脱发、便溏等甲状腺功能亢进征象。少数患者可发生癌变。

2.辅助检查 超声波探测显示甲状腺内有实质性肿块，或有液性暗区。[131] 碘扫描多显示温结节，囊肿多为凉结节，伴甲状腺亢进者多为热结节。

【病证鉴别】**甲状舌骨囊肿** 是胚胎期的甲状舌管退化不全而形成的先天囊肿，肿块位于颈部正中，位置较低，常在胸锁关节上方；一般不随舌咽动作上下移动，但随伸舌动作上下移动。

【辨证】

1.辨证要点 本病初起多为肝郁气滞，脾失健运，气郁痰凝之证；久则脉络瘀阻，而见血瘀兼证。进一步发展还可出现肝肾阴亏，气郁化火，而见阴虚火旺证等。

2.辨证候

（1）气滞痰凝证

证候：颈部一侧或两侧肿块呈圆形或卵圆形，不红、不热，随吞咽动作上下移动；一般无明显全身症状，如肿块过大可有呼吸不畅或吞咽不利；苔薄腻，脉弦滑。

病机分析：肝气郁滞，则颈部弥漫性肿大；气滞痰凝，故而皮色如常，质地柔软，苔薄腻，脉弦滑。

（2）阴虚火旺证

证候：颈部肿块柔韧，随吞咽动作上下移动；常伴有急躁易怒，汗出心悸，失眠多梦，消谷善饥，形体消瘦，月经不调，手部震颤等；舌红，苔薄，脉弦。

病机分析：久则肝肾阴虚，阴虚则阳亢，而见颈部肿块，急躁易怒，汗出心悸，形体消瘦，舌红，苔薄，脉弦；肝肾阴虚，则月经不调，肝阳上扰则失眠多梦；气郁化火则消谷善饥等。

【治疗】

1. 治疗要点 本病的治疗以疏肝健脾，理气化痰为原则；晚期注意滋补肝肾之阴。

2. 分证论治

（1）气滞痰凝证

治法：疏肝理气，化痰散结。

方药：逍遥散合海藻玉壶汤加减。

药物组成：柴胡、香附、海藻、昆布、贝母、半夏、陈皮、白术、茯苓、当归、川芎、连翘、甘草等。

加减：痰瘀偏重则酌加莪术、桃仁、穿山甲（代）、夏枯草、山慈菇等；伴有咽部不适者，酌加桔梗、玄参、牛蒡子、威灵仙等。

（2）阴虚火旺证

治法：滋阴降火，软坚散结。

方药：天王补心丹合消瘰丸加减。

药物组成：生地黄、人参、玄参、天冬、麦冬、丹参、当归、茯苓、石菖蒲、远志、五味子、酸枣仁、柏子仁、桔梗、贝母、夏枯草等。

3. 外治法

（1）外治 阳和解凝膏掺黑退消或桂麝散外敷。

（2）手术 多发结节的肉瘿，内服药治疗3个月而症状无改善者，或伴有甲状腺功能亢进，或近期肿块增大较快，有恶变倾向者，应及时考虑手术治疗。

4. 单验方

（1）川芎天葵汤 当归、川芎、乌药各6g，玄参、海浮石各12g，海藻、昆布、土贝母、天葵子各10g，预知子9g。治疗痰瘀互结型甲状腺腺瘤。

（2）消瘿汤 海藻、龙胆、海蛤粉各60g，通草、昆布（烧存性）、枯白矾、松萝各30g，半夏75g，麦曲45g，白芷30g。为末，每服15g，用酒煎服。

5. 针灸 取定喘穴，隔日针刺1次。

6. 名医经验

（1）陈如泉 采用中西医结合治疗甲状腺疾病，对甲状腺肿大无结节，辨证属痰气瘀阻者，常用三子养亲汤加穿山龙、橘叶等药物，若见甲状腺囊肿者，酌加瞿麦、薏苡仁；颈前肿大伴结节，证属痰血瘀阻者，常选急性子、桃仁、鬼箭羽、郁金、猫爪草、浙贝母、土鳖虫、水蛭等。甲状腺功能亢进属气阴两虚者，加女贞子、枸杞子、桑椹子、五味子，并配以大剂量黄芪、二至丸及八珍汤加减等。

（2）唐汉钧 认为本病多因饮食失宜，情志失调，思虑过度或劳逸失调而致脾气受损，盖脾为仓廪之官，饮食失宜最先伤脾。情志不畅则肝气郁结，木郁克土，脾气自虚，脾为生痰之源，脾虚则水液运行失常，日久聚液为痰，痰阻气机，反之又加重脾失健运的病机，痰湿凝聚，久而成瘀，痰瘀互结于颈前而成甲状腺结节。据此病机在治疗上以健脾理气化痰散结为法立方，脾气健运则运化输布水液正常，湿邪自祛而生痰无源，气机条畅则痰瘀易解而肿自消，佐以化痰散结而顽症可消。脾为喜燥恶湿之脏，故健脾则用党参、白术、茯苓，取四君子汤而加减，以温运脾阳、助化湿痰；理气则以柴胡、郁金、预知子以疏肝解郁，抑木扶土；佐以陈皮、半夏兼具理气化痰之功；化痰软坚散结则用象贝母、海藻、莪术，以破解瘀结；病程长者，恐其久病入络，瘀久生毒，再酌加僵蚕、龙葵以剔络解毒散结。诸药合用，攻补兼施，临证每收良效。

【**转归及预后**】本病为良性肿瘤，预后很好。但如合并甲状腺功能亢进，控制不理想，则可造成多脏器的损伤。少数患者可并发甲状腺癌。

【**预防与调摄**】

1. 保持心情舒畅，避免忧思郁怒。

2. 定期复查，防止癌变。

3. 手术患者注意伤口出血，预防喉痉挛的发生。

【**医案精选**】

1. 吴某，男，26 岁。2005 年 4 月 19 日初诊。甲状腺肿大 4 个月余。初诊：患者 2004 年底体检时发现甲状腺囊腺瘤，在外院服中药治疗 3 个月（具体用药不详），后复查腺瘤有所增大，故来就诊。现纳可，无心慌、汗多等症，睡眠安，二便调，舌暗红，苔薄黄，脉弦细。诊断：瘿瘤，辨证为肝郁血瘀证。本病多因情志抑郁，肝气不畅，久则气郁血瘀，凝结于瘿部而成。治法：疏肝化瘀。方用逍遥散加味。处方：柴胡 6g，白芍 10g，当归 10g，茯苓 10g，白术 10g，延胡索 10g，川楝子 10g，三棱 10g，莪术 10g，玄参 15g，大贝 10g，生牡蛎 30g，枳壳 10g，红花 8g，桃仁 6g，连翘 10g。7 剂，水煎服。并嘱患者注意情绪。复诊：服上方后，患者诸症尚平。即拟上方略有加减，治疗近 2 个月，复查 B 超显示肿块明显缩小。

（《当代名老中医典型医案集·外伤科分册》章真如医案）

2. 沈某，女，44 岁。首诊：1998 年 9 月 21 日，患者于 2 年前自觉颈前胀闷不适，于外院做 B 超示：双侧甲状腺见多发性囊性结节。于外院服用甲状腺激素片治疗，甲状腺结节未见缩小，反有增大趋势，外院建议手术治疗，患者为求保守治疗，慕名前来唐师门诊。首诊时患者自觉颈前胀闷不适，诉平时乏力感明显，无心悸、汗出、手抖等症，夜寐尚可，大便偏干，苔薄白，脉濡细。体检：双侧甲状腺可触及多个散在的大小不等的结节，以右侧结节为大，质中等，活动度一般，边缘光滑，可随吞咽而活动，按之不痛。甲状腺激素各项检查均在正常水平。唐师据其症状辨为脾虚痰凝，治拟健脾理气化痰散结为法，处方：生黄芪 12g，党参 12g，白术 12g，茯苓 12g，陈皮 9g，半夏 9g，柴胡 9g，郁金 9g，预知子 9g，海藻 9g，象贝母 9g，婆婆针 12g，桃仁 12g，生甘草 6g。连服 3 周后复诊，患者诉颈前胀闷不适明显好转，颈前结块明显缩小，再予前方中加山慈菇 12g，龙葵 30g。3 周后复诊，B 超示：双侧甲状腺内质地不均匀，未见结节影。患者诉诸症若失，半年后随访未见复发。

（唐汉钧工作室《唐汉钧证治经验》）

【临床提要】肉瘿是以颈前喉结一侧或两侧结节，柔韧而圆，随吞咽而上下移动，发展缓慢为特征的甲状腺良性肿瘤。

好发于女性。

　　治疗肉瘿，以理气化痰、活血散结为法，对有甲状腺功能亢进者，兼以滋阴清热。对久治不愈并伴有结节增大的患者要及时检查，防止甲状腺癌的发生。

第五章 肛肠疾病

第一节 痔

传统上认为痔是直肠末端黏膜下和肛管皮肤下的直肠静脉丛发生扩大、曲张所形成的柔软的静脉团。目前认为痔是肛垫病理性肥大、移位及肛周皮下血管丛血流瘀滞形成的局部团块。肛管周围皮下血栓形成及肛缘结缔组织增生形成的皮赘也称为痔。

痔有多种名称，如痔疮、痔病、痔核等。

我国对痔病的认识最早可追溯到夏商时期（公元前21—前11世纪），当时的甲骨文中就有关于"痔病"的记载。而在西周时期（公元前11世纪）的《山海经》中，最早明确地提出了"痔"的病名，如《山海经·西山经》中记有："合之山，有鸟焉，其状如鹑，黑文而赤翁，名曰栎，食之已痔。"《说文解字》中也说："痔，后病也。"《增韵》中称为"隐疮"，皆指的是发病的部位。《医学纲目·痔》中称："肠澼为痔，如大泽之中有小山突出为峙，人于九窍中，凡有小肉突出皆曰痔。"《三因极一病证方论》中称"如大泽中有小山突出为痔，于人九窍中凡有小肉突出者皆曰痔，不特于肛门边生"。

我国现存最早的医书《五十二病方》把痔分为4类，即牡痔、牝痔、脉痔、血痔。《素问·生气通天论》曰："因而饱食，筋脉横解，肠澼为痔。"后世医家在对痔的病因病理的论述中大都提到了这一经典之语，并在此基础上，加以解释、发展和进一步的论述。如《医学入门·痔》指出："痔非外邪，乃脏内湿热风燥，四气相合，蕴久流入大肠而成毒，有肠头肿块者，湿也。肛肿后坠，湿兼热也。出脓血水者，热胜血也。痛极者，火热也。痛痒者，风热也。大便秘者，燥热也。小便涩者，肝火湿热也。又疮头向上或硬者热多，向下者或软者湿多。"

男女老幼皆可得病，其中 20 岁以上的成年人占大多数。据国内有关文献报道，痔患者约占受检人群的 46.3%。发生痔的确切病因目前认识尚不一致，但主要与解剖学因素、饮食因素、遗传因素、妊娠与分娩、职业及年龄等有密切有关。根据痔核发生的部位，又可分内痔、外痔和混合痔。

一、内痔

传统上认为发生于肛门齿线以上，直肠末端黏膜下的痔内静脉丛扩大、曲张所形成的柔软静脉团块，称为内痔，又称"里痔"。现代的观点认为内痔是肛垫的病理性肥大并向下移位，包括血管丛扩张、纤维支持结构松弛、断裂。内痔是肛管直肠病中最常见的疾病，民间有"十人九痔"之称。好发于截石位的 3、7、11 点处。发生于该处的痔核称为母痔，其他部位的称为子痔。其症状特点是便血，痔核脱出，肛门不适感。

【病因病机】

1.病因

（1）饮食不节　醉饱无时、饥饱无度、恣食肥甘、嗜食辛辣、炙煿酽酒等，而至湿热内生，下注肛门。

（2）情志不调　情志不畅，心情不舒，肝郁气滞，郁久生热，化火生风，风热下冲肛门。

（3）**房劳过度** 房室不慎，醉饱入房，精气脱泄，肾气不足，虚火内生，热毒乘虚，下灼肛门。

（4）**外感六淫** 外感六淫之邪，入里化热生风，风热下冲肛门。

（5）**脾胃虚弱** 脾气不足，中气下陷，升提无力，气血下坠于肛门。

此外，先天禀赋不足，经脉虚弱，易于受损，气血郁滞，瘀血下宿于肛门，也可导致本病。

痔的发生及加重还与以下几方面诱因有关：①久站、久坐、负重远行；②久泻、久痢、久咳不止；③便秘、腹泻；④妊娠、分娩、月经不调。

2. 病机

（1）**风热下冲** 外感六淫、化热生风或肝郁化火生风等原因而致风热下冲肛门，致使局部气血郁滞，经脉不通，经络阻塞。

（2）**湿热下注** 湿热下注，蕴结肛门，宿滞不散，凝积于肛门局部，而致局部血脉不通，气血纵横，经络阻塞。

（3）**气血瘀滞** 脏腑本虚、脾胃受损、精气不足等原因引起气血不足，中气下陷，气血下坠于肛门，而致局部气血运行不畅，经络不通，血气郁积不散，凝聚成块，发为痔。

3. 西医病因病理 本病发生的确切病因不明，常与多种因素有关，故形成多种学说。

（1）**静脉曲张学说** 认为因人体直立、痔静脉缺少瓣膜、括约肌痉挛及粪便嵌塞等，导致肛门直肠静脉回流障碍，痔静脉曲张，而形成痔。

（2）**肛垫下移学说** 齿线以上的黏膜及黏膜下存在着静脉

丛、Treitze 肌、结缔组织，统称为"肛垫"，是正常的解剖组织。当"肛垫"增生、肥大，或因肛管直肠壁的支持、固定组织松弛，或肛管括约肌的紧张度发生改变，使得肛垫向下移位而成本病。

【诊断】

1. 症状

（1）便血和脱出　内痔的早期症状是便血，其出血的特点是间断性、无痛性和便鲜血，出血的方式有滴血、喷射状出血、手纸带血或大便上附有血迹，便后出血即止。严重者可引起贫血。随着病情的发展，痔核逐渐增大，在排便时可脱出肛门外，称之为脱出或脱垂，轻者便后可以自行回纳，重者需用手送回，甚至不能回纳。

（2）肛门坠胀　表现为肛门部下坠不适感，尤其是劳累或久站后明显，是由于肿大的痔核或发炎的痔核对直肠黏膜的刺激和向下牵拉所致。

（3）肛门潮湿　由于内痔反复脱出，可使肛门括约肌松弛；反复脱出也可促进黏液的分泌，引起肛门部潮湿和瘙痒不适。

（4）排便困难　由于痔核较大或便后脱出，可引起患者排便不畅，或有排便不尽的症状。

（5）疼痛　单纯性内痔无疼痛，若内痔嵌顿或感染、血栓形成时可引起较为剧烈的疼痛。

2. 检查　肛门外观无异常表现，如有脱出者，便后或蹲位时可以见到痔核。

肛诊一般无异常，只有痔核较大时，可触及肛管处增厚的黏膜隆起。

肛门镜检查可见齿线上黏膜隆起，状如草莓，大小不等，黏膜隆起区域色泽鲜红或紫红，表面纤维化明显者变为灰白色，或有黏膜增厚，有时可以看到黏膜表面有出血点或糜烂。

3.分期

Ⅰ度内痔：便时带血、滴血或喷射状出血，无内痔脱出，便后出血可自行停止。

Ⅱ度内痔：便时带血、滴血或喷射状出血，伴内痔脱出，便后可自行回纳。

Ⅲ度内痔：便时带血、滴血，伴内痔脱出或久站、咳嗽、劳累、负重时内痔脱出，需用手回纳。

Ⅳ度内痔：内痔脱出不能回纳，可伴发嵌顿。

【鉴别诊断】

1.直肠脱垂 脱出物呈环状或螺旋状，表面光滑，无静脉曲张，一般不出血。

2.直肠息肉 多见于儿童。脱出物一般为单个，有长蒂，头圆，表面光滑，质较痔核硬，可活动，容易出血，但多无射血、滴血现象。

3.肛乳头肥大 脱出物呈锥形或鼓锤状，灰白色，表面为上皮，质地中等偏硬，一般无便血，常有疼痛或肛门坠胀。

4.直肠癌 多见于中老年患者，粪便中混有脓血、黏液、腐臭的分泌物，便次增多，有里急后重，晚期患者大便变细。指检可触及菜花状块物，或凹凸不平溃疡，质地坚硬，推之不移，触之易出血。

5.下消化道出血 溃疡性结肠炎、克罗恩病、直肠血管瘤、憩室、家族性息肉病等，常有不同程度的便血，需做结肠镜或X线钡剂灌肠造影等鉴别。

6. 肛裂 以便时疼痛或便后周期性疼痛为主要症状，便血色泽鲜红，量少，局部检查可见 6 点钟位，或 12 点钟位有梭形溃疡。

【辨证】

1. 辨证要点

（1）抓住主诉 内痔的主诉是便鲜血、便后脱出。

（2）确定分类 结合局部检查方能准确判断。内痔发生在齿线以上；外痔发生在齿线以下；如果内痔和外痔在同一方位，联为一体，括约肌间沟消失者则为混合痔；痔若不在同一方位发生，仅称内痔或外痔。

（3）确定病性 内痔病性属实或本虚标实，虚以气血不足为主，实以风热、湿热多见。内痔实证的表现多为便血色泽鲜红，喷射状出血或滴血，伴肛门坠胀疼痛、大便秘结等。内痔虚证表现为便血色泽较淡，痔核脱出不纳，伴有乏力倦怠、大便稀薄等。临证每多虚实夹杂，需要仔细斟酌。

2. 辨证分型

（1）风热伤络证

证候：大便带血，滴血或喷射状出血，血色鲜红，或有肛门瘙痒；舌质红，苔薄黄，脉数。

辨证分析：风热下冲，灼伤肠络，故有大便带血；因风邪善行而数变，故表现为滴血或喷射状出血；因有热象，故血色鲜红；因风邪致病，故可有肛门瘙痒。舌红、苔薄、脉数均为风热之象。

（2）湿热下注证

证候：便血色鲜，量较多，肛内肿物外脱，可自行回纳，肛门灼热，重坠不适；苔黄腻，脉弦数。

辨证分析：湿热下注，灼伤血络，故便血量多；湿性重浊，湿热互结，宿滞不散，蕴阻肛门，故肛内肿物脱出，肛门灼热，重坠不适。苔黄腻，脉弦数为湿热之象。

（3）气滞血瘀证

证候：肛内肿物脱出，甚或嵌顿，肛管紧缩，坠胀疼痛，甚则内有血栓形成，肛缘水肿，触痛明显；舌质红，苔白，脉弦细涩。

辨证分析：气滞血瘀，经络阻隔，不通则痛，故坠胀疼痛明显。舌脉均为气滞血瘀之象。

（4）脾虚气陷证

证候：肛门松弛，内痔脱出不能自行回纳，需用手法还纳；便血色泽淡红，伴头晕，气短，面色少华，神疲自汗，纳少，便溏等；舌淡，苔薄白，脉细弱。

辨证分析：脾气不足，中气下陷，故肛门松弛，内痔脱出，不能回纳；头晕，气短，面色少华，神疲自汗，纳少，便溏均为脾虚气陷之征；舌淡，苔薄白，脉细弱亦为脾虚之象。

【治疗】

1. 分证论治

（1）风热伤络证

治法：祛风清热，凉血止血。

方药：凉血地黄汤。

药物组成：生地黄、当归、赤芍、地榆、槐角、黄连、天花粉、甘草、升麻、枳壳、黄芩、荆芥。

加减：大便秘结者，可加火麻仁、桃仁、大黄等；出血较多者，可加三七粉、白及等。

（2）湿热下注证

治法：清热利湿止血。

方药：脏连丸。

药物组成：猪大肠、黄连、黄芩、地黄、赤芍、当归、槐角、槐花、荆芥穗、地榆炭、阿胶。

加减：出血多者加三七粉、白及、仙鹤草；便秘者加桃仁、火麻仁、大黄等。

（3）气滞血瘀证

治法：行气活血。

方药：止痛如神汤。

药物组成：秦艽、防风、苍术、黄柏、泽泻、槟榔、桃仁、皂角、当归、熟大黄。

加减：疼痛明显加延胡索、制乳香、制没药等；便秘者可加火麻仁、杏仁、莱菔子等。

（4）脾虚气陷证

治法：补中益气，升阳举陷。

方药：补中益气汤。

药物组成：黄芪、人参、白术、陈皮、炙甘草、当归、升麻、柴胡。

加减：血虚者可加熟地黄、白芍、川芎等；出血多者加地榆炭、仙鹤草；便秘者加火麻仁、桃仁、白术（可用生白术）。

2.外治法

（1）熏洗法　各期内痔均可应用，具有清热利湿、活血止痛、收敛消肿等作用。常用的有祛毒汤、五倍子汤、苦参汤等。

（2）外敷法　适用于各期内痔及手术后换药。有油膏和散剂之分，具有消肿止痛、收敛止血、祛腐生肌等作用。常用的有五倍子散、黄连膏、生肌膏、九华膏等。根据不同症状应选用不同的油膏、散剂，以药物直接敷于患处。

（3）塞药法　适用于各期内痔。用药物制成各种栓剂塞入直肠内，在体温的作用下熔化，直接作用于患处。具有清热消肿、止痛止血等作用，市场上有多种治疗痔的栓剂，酌情选用。

（4）枯痔法　适用于较严重的内痔，如Ⅱ度、Ⅲ度脱出肛外的内痔。具有消痔枯脱的作用，主要为枯痔散、灰皂散等。即以药物敷于痔核表面，能使痔核干枯坏死，达到痔核脱落治愈的目的。因所用药物大都具有较强的腐蚀作用，涂药时应避免伤及周围的正常组织，此法目前已少采用。

3. 手术治疗

（1）注射法　是指直接将药物注射在痔核上的一种治疗方法，临床上根据所用药物的不同分为硬化萎缩法和坏死枯脱法。由于坏死枯脱法术后常有大出血、感染、直肠狭窄等并发症，故目前临床上运用较少。

①硬化剂注射：是指将硬化萎缩剂直接注射于痔核，使组织产生无菌性炎症反应，然后逐渐纤维化，达到治疗目的的一种方法。目前国内外应用较为广泛。注射的药物较多，国外主要有5%酚甘油或5%的酚植物油（杏仁油、橄榄油等）。国内主要有消痔灵注射液。

适应证：适用于各期内痔、混合痔的内痔部分。

禁忌证：外痔、有并发症的内痔（如血栓、感染等）以及合并较为严重的内科疾病。

注射方法：由于所用的药物不同，注射方法有所区别，但其注射的基本要点有以下几点。选择适当的体位，常规皮肤消毒，铺治疗巾。选择适当的麻醉，消毒肛管。首先检查痔核的表现，如痔核的数量、大小、形状、部位等，以及痔核周围的情况，然后再行注射。注射时在喇叭口肛门镜下，将痔核显露清楚。注射的顺序是先注射较小痔核，然后注射较大痔核。注射的部位应以痔核中心为主，根据痔核的大小适当选择进针的部位，有的方法要注射少量的药物到痔核的上方，即所谓痔动脉区，以起到阻断血流的作用。注射的深浅要合适，一般以痔核的黏膜下层为主，以注射齿线上方为主。药物的用量要根据所注射的药物来决定，但原则上应使痔核均匀肿胀，充满整个痔体，痔核表面色泽发生改变。注意注射药物时要回抽血液，以防药液入血，引起毒性反应。注射后肛门内放置痔栓或油纱条，外盖纱布固定。注射时一定要注意无菌操作。

②消痔灵注射法：在腰俞麻醉或局部麻醉下，患者取左侧卧位或截石位，肛门部常规消毒，通过喇叭口肛门镜显露内痔，检查内痔的部位和数目，然后消毒黏膜，开始注射，第1步注射于内痔核上方的痔动脉区，用1∶1的消痔灵液（生理盐水或0.5％的普鲁卡因与消痔灵），一般注射1～2mL。第2步注射于痔核的黏膜下层，用1∶1的消痔灵液，在痔核的中部进针，刺入黏膜下层做扇形注射，使药液尽量充满黏膜下层的血管丛中，注入药量的多少，以痔核弥漫肿胀为度，一般用药3～5mL。第3步注射于痔核的黏膜固有层，当第2步注射完毕，缓慢退针，退至黏膜固有层注射药物，一般注射1～2mL，注射后黏膜呈水泡状。第4步注射于齿线稍上方的窦状静脉区，用1∶1消痔灵液，在齿线上方0.1cm处进针，刺入痔体的斜上方0.5～1cm呈扇形注射，一般注药2～3mL。

注射完毕，肛门内放置痔栓或油纱条，外盖纱布固定。

（2）结扎法

①单纯结扎法：适用于Ⅱ度、Ⅲ度内痔，该法操作较为简单，常规消毒、铺巾、麻醉后，以组织钳将痔核牵出，用止血钳夹住痔核的基底部，用7号或10号线于止血钳下结扎痔核，缓慢松钳，逐渐紧线，将痔核结扎牢靠，并将痔核送入肛内，伤口可放止血粉油纱条或消炎止痛栓剂，外盖敷料并固定即可。

②贯穿结扎法：患者取左侧卧位或截石位，常规消毒，铺巾，麻醉后，消毒肛管，扩肛，使内痔核脱出肛门外，或用组织钳将其牵出肛门外，再用止血钳将内痔核基底部夹紧，并在齿线处剪开一个小口，也可不剪，然后用10号线在止血钳下做贯穿"8"字缝扎。可以剪除部分痔核，将痔核纳入肛内，伤口可填止血粉油纱条或消炎止痛栓剂，敷料固定，手术完成。

③分段结扎法：适用于环状痔，将环状内痔分为几个痔块，在所划分的痔与痔之间的分界线处，用两把止血钳夹起黏膜，于中间剪断，上至痔顶端，下至齿线。用同样方法处理其他几个痔核分界处。最后，用止血钳夹住被分离的痔基底，用丝线圆针在止血钳下贯穿"8"字形缝扎。用同样的方法处理其他痔块。为了防止水肿，可在结扎线下方，向外做0.5～1cm的放射状减压切口，然后将痔核送回，肛门内可放置止血粉油纱条或消炎止痛栓剂，敷料固定即可。

④胶圈套扎法：是通过一定的器械，将乳胶圈套入痔核根部，利用胶圈较强的弹性，阻断内痔的血液运行，使痔核缺血、坏死、脱落，创面组织修复愈合，而达到治愈目的的一种

治疗方法。这种疗法是在结扎法的基础上发展而来的，具有操作简单、病人痛苦小、疗效确切可靠的特点，适用于各期内痔及混合痔的内痔部分。胶圈套扎所用的器械称为胶圈套扎器，国内外有多种多样，且不断改进，但大体上可分为两种，一种为牵拉套扎器，一种为吸引套扎器，也可以不用特殊的套扎器，而直接用血管钳进行套扎。因此，归纳起来，临床上有3种套扎方法，简述于下。

牵拉套扎法：所用器械为牵拉型套扎器。常规消毒肛门部皮肤，在喇叭口肛镜下，消毒肛管及痔核。左手持套有胶圈的套扎器，套扎器的套管口径应与痔核的体积大小相适应，右手持组织钳经结扎器套管伸出，经肛镜伸入肛管内，张开组织钳于内痔上部将痔核夹牢，并拉入套扎器的套管内，此时亦可将套扎器上推（左手推，右手拉），如套扎器内大管前缘已到达痔基底部时，即可收紧握柄，通过轴心起动外套管而将乳胶圈推出，套于痔基底部，张开组织钳与套扎器一起取出，套扎结束。所有痔核同法处理，套扎后肛内涂以油膏，敷料固定。

吸引套扎法：所用器械为吸引型套扎器。准备阶段同上，显露痔核后，直接将套扎器的套管前端对准痔核，连续扣动扳手几次，痔核即被吸入套管内，如果吸入不全，可以再次扣动扳手几次，最后将胶圈推出套扎于痔核基底部，其他处理同牵拉套扎法。

血管钳套扎法：取截石位，肛门周围皮肤常规消毒铺巾，局部麻醉后，消毒肛管，先将备好的胶圈套在一把血管钳上，用另一把血管钳夹住胶圈的一侧壁，然后将套好胶圈的血管钳沿着直肠纵行垂直夹住痔的基底部，如为内痔，直接从齿线上0.3cm处开如夹住，如为混合痔，要从齿线下0.2cm处剪至齿线上 0.3cm 处再夹。然后用钳夹住胶圈的一侧壁拉长胶圈绕过痔的上端，套扎于痔的基底部。将痔核纳入肛内，放置痔栓，敷料固定。

二、外痔

外痔发生于齿线以下。由痔外静脉丛纡曲扩张形成的肛管或肛缘处的皮肤隆起，称之为静脉曲张性外痔；由痔外静脉丛破裂形成血栓而引起的皮肤隆起，称之为血栓性外痔；由于炎症的反复刺激而引起的肛缘皱襞的皮肤发生结缔组织增生、肥大，痔内无曲张的静脉丛，称为结缔组织性外痔（包括哨兵痔、赘皮外痔）。外痔的症状特点是：肛管或肛缘有隆起，并有肛门坠胀、疼痛，异物感。

【病因病机】外痔多与湿、热、瘀有关，使得局部气血运行不畅，筋脉阻滞，日久瘀结不散所致。

1. 气滞血瘀　局部气血瘀滞，肠道气机不畅，不通则痛。

2. 湿热下注　湿性重着，常犯于下，湿热蕴阻肛门，经络阻滞，瘀结不散。

3. 脾虚气陷　年高、体弱多病者，脾胃功能失常，中气不足，脾虚气陷，无力摄纳，而致肛门坠胀，肿物难以消退。

【诊断】

1. 诊断要点

（1）静脉曲张性外痔　发生在肛缘皮下，外观呈椭圆形肿物，触之柔软。便时或下蹲等致腹压增加时肿物增大，并呈暗紫色，便后或按摩后肿物缩小。一般不疼痛，仅觉肛门部坠胀不适。有静脉曲张外痔的患者，多伴有内痔。

（2）血栓性外痔　好发于膀胱截石位的 3 点钟、9 点钟处。

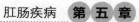

肛缘突然剧烈疼痛，皮下有一触痛性肿物，排便、坐下、行走，甚至咳嗽等动作均可使疼痛加剧。检查时在肛缘可见一暗紫色圆形硬结节。界限清楚，触按痛剧。

（3）结缔组织性外痔　肛门异物感为结缔组织性外痔的主要症状。肛门边缘处赘生皮瓣，逐渐增大，质地柔软，一般无疼痛，不出血，仅觉肛门有异物感，常因染毒而肿胀，肿胀消失后，赘皮依然存在。若发生于截石位 6 点钟、12 点钟处的外痔，常由肛裂引起，又称哨兵痔或裂痔；若发于 3 点钟、7点钟、11 点钟处的外痔，多伴有内痔；赘皮呈环形或形如花冠状的，多见于经产妇。

【鉴别诊断】

（1）外痔继发感染　亦称为炎性外痔。表现为肛门部皮肤隆起、疼痛。检查可见肛门皮肤皱襞或原有外痔充血、水肿、触痛。

（2）血栓外痔　表现为肛门外肿物、疼痛。检查可见肛门外皮肤圆形肿物，光滑、质硬、压痛、色暗紫。常见于 3 点钟、9 点钟位。

（3）肛周脓肿　表现为肛门周围肿起、疼痛。部分伴有全身症状，如发热、恶寒。检查可见肛门周围局部红肿、触痛、有波动感。

【辨证】

1. 辨证要点

（1）明辨症状　外痔的主要症状有肛门异物感，不适感，疼痛；检查可发现肛门处肿物，皮色正常或暗红，或为皮赘样。辨证以实为主，或本虚标实。以湿热、瘀血多见。

（2）分清类别　外痔分为静脉曲张外痔、血栓外痔、结缔组织外痔，辨证时要首先明确是哪种外痔，结合病证特点，分清缓急，进行辨证治疗。如血栓外痔突然发病，疼痛明显，多为急症，应以行气活血止痛为主。静脉曲张外痔发病较缓，症状不显，应以益气升提为主。结缔组织外痔，继发感染时，应以清热利湿、消肿止痛为主，平时无须药物治疗。

2. 辨证分型

（1）气滞血瘀证

证候：肛缘肿物突起，排便时可增大，有异物感，可有胀痛或坠痛；舌紫暗，苔薄黄，脉弦涩。

辨证分析：气滞血瘀、瘀久不散，或血溢脉外，瘀积成块，故可见肛缘肿物突起，排便时可增大，有异物感；气血瘀滞，不通则痛，故有胀痛或坠痛。舌紫暗，苔薄黄，脉弦涩均为气滞血瘀之象。

（2）湿热下注证

证候：肛缘肿物隆起，灼热疼痛或局部有分泌物，便干或溏；舌红，苔黄腻，脉滑数。

辨证分析：湿热蕴结，宿滞不散，聚结成块故见肛门肿物隆起；湿热阻滞，气血瘀滞，不通则痛，故灼热疼痛；舌脉为湿热之象。

（3）脾虚气陷证

证候：肛缘肿物隆起，肛门坠胀，似有便意或排便不尽，神疲乏力，纳少便溏；舌淡胖，苔薄白，脉细无力。

辨证分析：脾气不足，中气下陷，升提无力故肛门坠胀，或排便不尽；脾虚故见神疲乏力，纳少便溏；舌淡胖，苔薄白，脉细无力均为脾虚气陷之象。

【治疗】

1. 分证论治

（1）气滞血瘀证

治法：理气化瘀。

方药：活血散瘀汤。

药物组成：川芎、当归尾、赤芍、苏木、牡丹皮、枳壳、瓜蒌仁（去壳）、桃仁（去皮、尖）、槟榔、大黄（酒炒）。

加减：便秘者加火麻仁、桃仁、生大黄等。

（2）湿热下注证

治法　清热利湿。

方药：萆薢渗湿汤。

药物组成：萆薢、薏苡仁、茯苓、牡丹皮、泽泻、通草、滑石、黄柏。

加减：便秘者加火麻仁、桃仁、生大黄等。

（3）脾虚气陷证

治法：理气健脾。

方药：补中益气汤加减。

药物组成：黄芪、人参、白术、陈皮、炙甘草、当归、升麻、柴胡。

加减：血虚者可加熟地黄、白芍、川芎等；出血多者加地榆炭、仙鹤草；便秘者加火麻仁、桃仁、白术（可用生白术）。

2. 外治法

（1）熏洗法　各种外痔均可应用。具有清热利湿、活血止痛、收敛消肿等作用，常用的有祛毒汤、五倍子汤、苦参汤等。

（2）外敷法　各种外痔及术后均可运用，具有消肿止痛、收敛止血、祛腐生肌等作用，常用的有黄连膏、生肌膏、九华膏等，以药物直接敷于患处。

3. 手术法

（1）静脉丛剥离术

适应证：静脉曲张性外痔。

操作方法：取侧卧位或截石位。局部消毒铺巾，局麻。用组织钳提起外痔组织，在痔中心自下缘至齿线做一纵行"V"字形切口，再用剪刀分离皮下曲张的静脉丛，将皮肤及皮下组织一并切除，用凡士林纱条纳敷创面引流，无菌纱布包扎。每天便后用1：5000高锰酸钾溶液坐浴，更换敷料。

（2）血栓外痔剥离术

适应证：血栓外痔较大，血块不易吸收，炎症水肿局限者。

操作方法：取侧卧位，病侧在下方，局部消毒。局麻后在痔中央做放射状或梭形切口，用止血钳将血块分离，并摘除。修剪伤口两侧皮瓣，使创口敞开，用凡士林纱条嵌塞，外盖无菌纱布，宽胶布固定。每日便后熏洗换药。

（3）外痔切除术

适应证：单发的静脉曲张性外痔、结缔组织性外痔和血栓外痔纤维化者。

操作方法：取截石位或侧卧位，在局麻或腰俞麻醉下，常规肛门消毒，用组织钳提起外痔组织，以剪刀环绕其痔根四周做一梭形切口，切口上端必须指向肛门中心呈放射状，再用剪刀分离皮下曲张的静脉团及增生的结缔组织或血栓，将皮肤连同皮下组织一并切除，创面开放或对位缝合。

三、混合痔

混合痔是指同一方位的内外痔静脉丛曲张并相互贯通吻合，括约肌间沟消失，使内痔部分和外痔部分形成一整体者。多发于膀胱截石位 3 点钟、7 点钟、11 点钟处，以 11 点钟处最为多见。兼有内痔、外痔的双重症状。

【病因病机】同内痔外痔。

【诊断】

1. 可有便血和脱出等内痔的症状。

2. 可有肛门下坠、不适和异物感的外痔表现。

3. 检查时肛门外观可见肛周皮肤隆起，蹲位时明显，皮色正常；肛门镜下见齿线上黏膜隆起与齿线下皮肤隆起，且相互连接。

【治疗】

1. **辨证施治**　内治参照内痔和外痔部分。

2. **外治法**　参见内痔、外痔部分。

3. **手术法**　外剥内扎术。

适应证：混合痔。

操作要点：麻醉后，肛门部常规消毒，铺治疗巾，消毒肛管直肠，充分扩肛，使内痔核全部暴露。在外痔部分，先做"V"形切口，注意保留肛管皮瓣，用组织钳提起"V"字形皮瓣，将皮瓣下方的外痔静脉丛剥离至齿线处，然后用止血钳夹住内痔部分的基底部，注意保留适当的齿线部分，止血钳应向上多夹住一些黏膜，避免内痔因黏膜松弛而术后脱出，在止血钳夹住的内痔部分的正中，用丝线圆针做贯穿结扎，剪去外痔和被结扎的内痔部分，修剪皮缘整齐，使肛缘皮肤呈开放性放射状切口，检查无出血，创面及肛门内放入油纱条，敷料固定。

【预防与调摄】

1. 加强体育锻炼 能增强体质，减少和防止疾病的发生。对于从事脑力劳动的人尤其重要，对于久站、久坐的患者，要尽量安排时间活动下肢和臀部肌肉，促使气血通畅，减少局部所滞血瘀。

2. 注意饮食调理 少食刺激性食物，诸如胡椒、辣椒、芥末、葱蒜等；少饮酒。多食水果、蔬菜，多喝开水。饮食不宜过分精细，要食五谷杂粮，荤素搭配。饮食要有规律，不可过饱过饥。要注意饮食卫生。

3. 防止大便秘结 调整饮食结构，多食粗粮杂食，多食蔬菜水果，多饮水，少食精细食品。建立良好的排便习惯，排便要定时，不要经常抑制排便感，不要排便时读书报。及时治疗与便秘有关的其他疾病。

第二节　肛　裂

肛管的皮肤全层纵行裂开并形成感染性溃疡者称肛裂。临床上以肛门周期性疼痛、出血、便秘为主要特点。中医将本病称为"钩肠痔""裂痔""裂肛"等。

肛裂是一种常见的肛门疾患，也是中青年人产生肛门处剧痛的常见原因。本病好发于青壮年，女性多于男性。肛裂的部位一般在肛门前后正中位，尤以后位多见，位于前正中线的肛裂多见于女性。

肛裂作为病名不见于历代中医文献，但作为一个名词是有记载的。如清·陈鄂《一见知医》有这样一段记载："大便

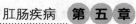

秘结，血不足也，肠燥肛裂，名阴结，以治血为主……"

中医学对本病早有认识，文献中关于脉痔、裂痔、钩肠痔的描述与肛裂一致。脉痔之名首见于《五十二病方》，此书却没有描述其临床特点，后来隋·巢元方《诸病源候论》一书中对脉痔做了这样的描述："肛边生疮，痒而复痛，出血者，脉痔也。"宋·杨士瀛在《仁斋直指方》里给脉痔下了这样一个定义："肠口颗颗发磊且痛且痒，出血淋沥，曰脉痔。"清·祁坤《外科大成》中有钩肠痔的描述，如"肛门内外有痔，折缝破裂，便如羊粪，粪后出血，秽臭大……"描述了肛裂便秘、肛门疼痛、便血的临床表现。清·吴谦《医宗金鉴·外科心法要诀》说明肛裂的特点是："肛门围绕，折纹破裂，便结者火燥也。"

【病因病机】中医认为肛裂因阴虚津乏，或热结肠燥，而致大便秘结，排便努责，而使肛门皮肤裂伤，然后染毒而逐渐形成慢性溃疡。

肛裂的形成与肛管及其括约肌的解剖特点有关，并因局部损伤、感染而诱发，内括约肌痉挛是肛裂形成和裂口久不愈合的重要因素。而当前新的观点认为肛管后方局部缺血是肛裂形成的重要原因，因而在治疗上也发生了一些变化。

肛裂患者除了有肛管纵行溃疡外，常常并发裂口上方邻近的肛乳头肥大、裂口上方的肛窦发炎、裂口下方结缔组织增生并形成外痔或称为成哨兵痔、肛管紧缩状态、皮下瘘及肛管狭窄等。

【诊断】

1. 症状特点

（1）疼痛　肛裂可因排粪引起周期性疼痛，这是肛裂的主要症状。排粪时，粪块刺激溃疡面的神经末梢，感到肛门灼痛，但便后数分钟疼痛缓解，此期称疼痛间歇期。之以后因内括约肌痉挛，又产生剧痛，此期可持续半小时到数小时，使患者坐立不安，很难忍受，直至括约肌疲劳后，肌肉松弛，疼痛缓解。但再次排便，又发生疼痛。以上临床称为肛裂疼痛周期。疼痛时还可放射到会阴部、臀部、大腿内侧或骶尾部。

（2）便秘　因肛门疼痛不愿排便，久而久之引起便秘，粪便更为干硬，便秘又可使肛裂加重，形成恶性循环。

（3）便血　排便时常在粪便表面或便纸上见有少量新鲜血迹，或滴鲜血。

2. 专科检查　取适宜的体位，用双拇指将肛缘皮肤轻轻向两侧分开，可见肛管后方或前方有一梭形溃疡。一般不行指检和窥镜检查，如必要检查时，可予适当的麻醉后，再行检查。如为慢性肛裂，可见到哨兵痔、肛乳头肥大、皮下瘘等其他病理变化。

3. 临床分期

（1）Ⅰ期肛裂　肛管皮肤浅表纵行溃疡，创缘整齐，基底新鲜，色红，触痛明显，创面富于弹性。病程较短，溃疡色红，底浅，裂口新鲜，创缘软而整齐，无瘢痕形成。

（2）Ⅱ期肛裂　有肛裂反复发作史，创缘不规则，增厚，弹性差，溃疡基底部紫红色，有脓性分泌物。

（3）Ⅲ期肛裂　溃疡边缘发硬，基底色紫红，有脓性分泌物。上端邻近肛窦处肛乳头肥大，创缘下端有前哨痔，或有皮下瘘管形成。

【鉴别诊断】

1. 肛管结核性溃疡　溃疡的形状不规则，边缘不齐，有

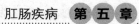

潜行，底部呈暗灰色，并可见干酪样坏死，疼痛不明显，有结核病史。

2. 肛门皲裂 可发生于肛管任何部位，其裂口表浅，仅局限于皮下，常常可见几处裂口同时存在，疼痛轻，出血少，瘙痒明显。

3. 梅毒性溃疡 患者多有性病史，溃疡不痛，位于肛门侧面，对触诊不敏感。溃疡呈圆形或梭形，微微突起，较硬，有少量分泌物。双侧腹股沟淋巴结肿大。

4. 肛管皮肤癌 溃疡形状不规则，边缘隆起，坚硬，溃疡底部凹凸不平，表面覆盖坏死组织，有特殊臭味。

【辨证】

1. 风热肠燥 大便秘结，二三日一行，便时滴血或手纸染血，肛门疼痛，腹部胀满，溲黄，裂口色红。舌质偏红，苔黄燥，脉弦数。

2. 湿热蕴结 大便秘结或不爽，便后肛门呈周期性疼痛，时带鲜血，肛门坠胀，裂口溃疡呈梭形，伴潜行瘘管，时流黄水，舌苔黄腻，脉数。

3. 血虚肠燥 大便燥结，便后绵绵作痛，出血量少色淡，面色萎黄。裂口灰白，边缘不整齐，肛门前后有哨痔及肥大的肛乳头。舌淡，苔薄略燥，脉细无力。

【治疗】

1. 辨证治疗

（1）风热肠燥

治法：祛风清热，凉血润燥。

方药：凉血地黄汤加减。

药物组成：生地黄 15g，当归 15g，赤芍 10g，地榆 10g，槐角 10g，黄连 10g，天花粉 12g，生甘草 10g，升麻 6g，枳壳 10g，黄芩 10g，荆芥 10g。

加减：便秘者加火麻仁、生白术、生大黄、杏仁等。

（2）湿热蕴结

治法：清热利湿，润肠通便。

方药：内疏黄连汤加减。

药物组成：黄连 6g，栀子 9g，黄芩 6g，桔梗 3g，木香 6g，槟榔 6g，连翘 9g，芍药 9g，薄荷 3g，当归 6g，大黄 6g，甘草 3g。

加减：肿痛明显者加延胡索、枳壳、川芎、制乳没等；瘙痒者加苍术、苦参、白鲜皮等。

（3）血虚肠燥

治法：养血润燥。

方药：润肠汤加减。

药物组成：桃仁 10g，生地黄 15g，当归 10g，麻仁 10g，甘草 10g。

加减：便血明显者加白及、三七粉、大小蓟等。

2. 中成药治疗　地榆槐角丸、功劳去火片、麻仁润肠丸等。

3. 外用治法

（1）熏洗法　朴硝或苦参汤外洗。

（2）外敷法　Ⅰ期肛裂用黄连膏、生肌玉红膏；Ⅱ～Ⅲ期肛裂可先用七三丹或枯痔散等腐蚀药搽于裂口，两三天腐脱后，改用生肌白玉膏、生肌玉红膏。

4. 手术治疗

（1）扩肛术

①适应证：适用于早期肛裂，无结缔组织外痔、肛乳头肥

大等合并症者。

②禁忌证：严重高血压、心脏病、凝血功能不正常者、严重的腹泻和瘢痕体质者。

③操作要点：取截石位，常规消毒肛门周围皮肤，铺治疗巾，麻醉后，消毒肛管，术者戴橡皮手套，并将双手示指和中指涂上润滑剂，先用右手示指插入肛内，再插入左手示指，两手腕部交叉，两手示指掌侧向外侧扩张肛管，以后逐渐伸入两中指，持续扩张肛管3~4分钟，使肛管内外括约肌松弛，术后即可止痛。肛裂创面经扩大并开放、引流通畅，创面很快愈合。手术中注意勿用暴力快速扩张肛管，以免撕裂黏膜和皮肤。

④术后处理：术后，便后坐浴，无须换药。

（2）肛裂切除术

①适应证：适用于陈旧性肛裂伴有哨兵痔、肛乳头肥大或肛窦炎或潜行瘘者。

②禁忌证：同前。

③操作要点：取截石体位，常规消毒肛门周围皮肤，铺治疗巾，麻醉后，消毒肛管，扩肛至3~4指。沿肛裂正中做一外大内小的梭形切口，其下端在肛缘外1cm，顶端在齿线上0.5cm，同时从外向内依次切除哨兵痔、溃疡、瘢痕组织及该处肛隐窝、肥大的肛乳头，如有潜行瘘管，以带钩探针探入并切开，并在直视下切断部分内括约肌和外括约肌皮下部，至手指无紧缩感为度。如有出血可在切口上方缝合一针以止血，创面不必缝合，伤口填塞油纱条，外用塔形纱布固定。

④术后处理：术后换药至伤口愈合。

（3）肛裂侧切术

①适应证：适用于无合并病变的慢性肛裂，保守治疗无效。

②禁忌证：同前。

③操作要点：侧切有多种方法，以下介绍一种线状刀皮下潜行切断术。常规消毒肛门周围皮肤，铺治疗巾，麻醉后，取截石体位，消毒肛管，扩肛至 3～4 指。以左手示指抵至括约肌间沟处，于截石位 5 点处距肛缘 0.5cm 处以线状刀刺入，沿皮下潜行向上行至手指抵压处，避免穿透肛管皮肤及黏膜，向外下切断部分内括约肌和外括约肌皮下部，拔除线状刀，用手指压迫切口数分钟，以防出血，伤口填塞油纱条，外用塔形纱布固定。

④术后处理：术后无须换药，便后坐浴，肛内纳痔疮栓 1 粒，无须换药。

（4）纵切横缝术

①适应证：陈旧性肛裂伴肛管狭窄者。

②禁忌证：同前。

③操作要点：常规消毒肛门周围皮肤，铺治疗巾，麻醉后，取截石体位，消毒肛管，扩肛至 3～4 指。沿肛裂正中做菱形切口，其下端在肛缘外 0.5cm，上端在齿线上 0.5cm，同时从外向内依次切除哨兵痔、溃疡、瘢痕组织及该处肛隐窝、肥大的肛乳头，如有潜行瘘管，以带钩探针探入并切开，并在直视下切断部分内括约肌和外括约肌皮下部，至手指无紧缩感为度。然后将切口横行缝合，缝合时宜略带基底组织，缝合时张力不宜过大。如张力过大时，应在该缝合切口外侧再做一横行切口，不予缝合或纵行缝合。伤口填塞油纱条，外用塔形纱

布固定。

④术后处理：术后换药至伤口愈合。

5. 其他治疗

（1）**注射法**　于裂口基底部注入长效止痛液（亚甲蓝 0.2g，盐酸普鲁卡因 2g，加水至 100mL，过滤消毒）3~5mL，每周1次。

（2）**封闭法**　于长强穴用 0.5~1% 普鲁卡因 5~10mL 做扇形注射，隔天 1 次，5 天为 1 个疗程。

（3）**烧灼法**　以高热烧灼肛裂创面，焦痂脱落后形成一新鲜创面较易愈合，一般可采用电灼器或激光等。取侧卧位，常规消毒，局部麻醉后，用电灼器或激光器对准肛裂创面进行烧灼，使其碳化后，伤口内入油纱条，敷料固定。术后便后坐浴，肛内纳入痔栓 1 粒。

（4）**冷冻法**　多用液氮将肛裂创面冷冻，温度为 -160℃，每次冷冻 20~30 秒，反复冷冻 3~4 次，伤口纳入油纱条，敷料固定。术后便后坐浴，肛内纳入痔栓 1 粒。

（5）**化学性括约肌切开法**　现代研究证实，通过非肾上腺素能非胆碱能途径可引起肛门内括约肌松弛的介质为一氧化氮，局部使用一氧化氮供体可降低肛管压力，称之为化学性括约肌切开法。常用的方法为在肛裂局部用 0.2% 硝酸甘油软膏外敷治疗，具有较高的愈合率，且费用低廉，无造成大便失禁的后遗症，但有头痛、肛门烧灼感等不良反应。

【临床提要】肛裂的治疗原则在于缓解括约肌痉挛、止痛、通便，促进创面愈合，解除伴随的各种并发症。对经久不愈、非手术治疗无效的肛裂，可采用手术治疗。

充分有效地切断内括约肌，包括外括约肌皮下部，从而解除痉挛，松解狭窄，促进裂口愈合，是治疗肛裂必不可少的条件。肛裂切除术能去除肛管内括约肌持续性痉挛，去除损伤、溃疡等肛裂的形成因素，在临床上应用范围广，但是术后局部组织受到不同程度的手术损伤和刺激，例如肛管局部的静脉与淋巴回流障碍，常出现肛门疼痛、出血、肛缘水肿、尿潴留等并发症，使患者产生畏惧感，而不愿意接受手术治疗。防治这些并发症是一个重要的临床课题。术后并发症常是互相影响、互为因果的。术后肛门疼痛可引起肛门括约肌收缩，局部循环障碍，淋巴回流障碍，组织内渗透压增高，引起创缘组织水肿。术后一旦发生肛缘水肿，不但加重创面疼痛，而且使正常的肉芽组织及上皮细胞生长环境恶化，淋巴回流障碍，造成组织细胞坏死，严重的还会造成感染，影响切口愈合，造成恶性循环。所以，解决术后常见并发症是加速创面愈合、软化瘢痕、提高治疗效果的最好办法。西药整体治疗常予口服或静脉滴注止痛、止血、消炎药物等对症处理，具有一定局限性。例如口服止痛药无论是解热镇痛药还是麻醉性镇痛药，都会诱发便秘，排便困难、排便不畅会加重其他并发症。对于局部用药的方式，其中外用敷药最为常用，由于药物直接作用于患处，起效快，使用方便，易为患者接受，但是西药制剂作用单一，不能同时兼顾止血、止痛、消肿、促进创面愈合等作用，在临床上需要一种全面兼顾的治疗方法，这正是中医药治疗在这方面的优势所在。

肛裂是一种常见的肛肠疾病，其形成与多种因素有关，如解剖特点、外伤、感染、内括约肌痉挛、局部缺血等。其主要表现是便血、疼痛和便秘。针对其病因采取预防措施和针对症状进行保守治疗常常可治愈大多数患者。手术治疗应根据患者的情况具体分析，对于保守治疗无效、自觉症状严重的陈旧性肛裂可采取手术治疗，手术的方法较多，但尚无一种可靠的通用方法，每种方法均有其优缺点。一般来讲，早期宜采取侧切术，晚期宜采用肛裂切除术，合并肛管狭窄者可采用纵切横缝术。

第三节　肛　痈

肛痈是指肛管直肠周围间隙发生的急、慢性感染而形成的脓肿。相当于西医学的肛管直肠周围脓肿，简称肛周脓肿。按所发生的部位，可分有肛周皮下脓肿、坐骨直肠间隙脓肿、骨盆直肠间隙脓肿、直肠后间隙脓肿和黏膜下间隙脓肿。本病是一种常见的较为复杂的外科感染，一般是由于肛腺感染后，炎症向肛管直肠周围间隙组织蔓延而形成。本病可发于任何年龄，但以 20 ~ 40 岁青壮年居多，婴幼儿也时有发生，尤以男性为多见。多数发病急剧，疼痛剧烈，可伴有发热，破溃后多形成肛瘘。

本病最早见于《黄帝内经》，《灵枢·痈疽》云："痈疽发于尻，名曰锐疽，其状赤坚大，急治之，不治三十日死矣。"南宋末期陈自明在《外科精要》中首次将本病命名为"痈"。明代，薛己在校注《外科精要》中明确提出了治疗悬痈的原则与方法，确立了对本病的初起予以消散，成脓期予以托毒外出，脓成后予以及时排脓，排脓后予以补益托毒的基本原则。至清代提出了比较详尽的切开排脓的方法，《医门补要·外症用刀针法》记载了"用响铜打的铍刀"和"火针"排脓的具体方法，并在外用药方面主张"内插药捻，外帖膏药"。

【病因病机】中医认为肛痈多因嗜食肥甘、辛辣、醇酒等物，湿热内生，下注大肠，蕴阻肛门，或肛门破损染毒，致经络阻塞，气血凝滞而成。也有因肺、脾、肾亏损，湿热乘虚下注而成。

1. 饮食不节　过食肥甘、辛辣、醇酒等物，湿热内生，下注大肠，蕴阻肛门。

2. 房室失调　醉饱入房、房劳过度、肛门性交等房室失调，精气脱泄，热毒乘虚下注。

3. 情志失调　喜怒不测、忧思太过，化火生热，热毒郁结，下注大肠，蕴阻肛门。

4. 肛门破损染毒　包括寄生虫的骚扰，入里化热，热毒郁结肛门。

西医学认为，本病由于肛腺感染后炎症向肛管直肠周围间隙组织蔓延而成。

【诊断】

1. 症状特点

（1）局部症状　肛门部的肿痛，自觉肛门内隐痛、坠痛或刺痛，持续性胀痛和肛周肿块，排便时疼痛加重，病情发展迅速，症状日渐加重，一般1周左右开始出现局部跳痛，坐卧不宁。切开排脓或自行溃破后肿痛迅速减轻。结核性肛痈则肿痛较轻，发展缓慢。

（2）全身症状　有恶寒发热、全身倦怠、食欲缺乏、大便秘结等，溃后体温较快恢复正常。结核性肛痈可伴低热、盗汗、形体消瘦等症状。

2. 专科检查

（1）视诊　初起在肛门周围可触及肿硬结块，质地较硬，边界不清，随病情发展肿块增大，皮色变为红色或暗红色，局部皮温增高，触痛明显。一般约 1 周左右肿块逐渐变软，按之有波动感，为已成脓。此时患者常呈痛苦面容，被动体位，不能端坐。自行溃破或切开后可见黄白色（有时夹有绿色）脓液流出，脓液质地稠厚，带有粪臭味，脓出后局部肿胀逐渐减轻。结核性肛痈则流出脓液稀薄，可夹有败絮样物。

（2）肛管直肠指检　肛痈患者均应进行肛管直肠指检检查，特别要注意肛窦有无压痛、硬结或凹陷。一般肛痈的原发灶在肛窦部位，故常可在病变的肛窦处有明显的压痛点，局部出现硬结或凹陷，必要时可在肛管直肠指检的同时，另一手在肛外压迫肛痈波动明显处，示指感到冲击感最明显处多为肛痈的原发内口。高位脓肿由于部位深在，外部表现可不明显，此时进行肛管直肠指检常可明确脓肿的部位和大小。另外，指检对于肛痈与其他疾病如肛管直肠肿瘤等的鉴别诊断也具有重要意义。

（3）肛门镜检查　肛门镜检查可发现肛痈的肛内原发感染灶，多在肛隐窝处，可见充血、肿胀或有脓液溢出。肛门镜检查对于黏膜下脓肿的诊断也具有重要意义。

（4）探针检查　用钩状探针可检查肛痈的原发内口，多位于肛隐窝处，可发现肛隐窝深度在 0.5cm 以上。如脓肿已溃，还可以将探针自外口探入以检查脓腔的深浅、大小。

（5）脓肿穿刺　对于脓肿部位较深，难以判断是否已成脓者，可进行脓肿穿刺，如抽出脓液，即可确诊。并将脓液做细菌培养和药敏试验更有助于诊断和治疗。

3. 分类　根据发生脓肿的间隙不同，肛周脓肿可分为肛提肌以上间隙脓肿和肛提肌以下间隙脓肿。因其部位和深浅不同，症状也有差异。如肛提肌以上的间隙脓肿，位置深隐，全身症状重而局部症状轻，肛提肌以下的间隙脓肿，部位浅，局部红、肿、热、痛明显而全身症状较轻。临床上可分为以下几种类型。

（1）肛周皮下脓肿　发生于肛管皮下或肛门周围皮下组织内，常发生于肛缘，是最常见的一种。脓肿一般较小，全身感染症状不明显，局部疼痛较重，多呈持续性或搏动性疼痛。肛门旁有明显红肿，硬结，触痛。如已化脓则有波动感。如脓肿位于前侧可出现排尿困难。检查可见肛门一侧有一界限不明显的微红色突起包块，触痛明显。

（2）坐骨直肠间隙脓肿　发于肛门与坐骨结节之间，脓肿范围广而深。初期仅感肛门部不适或微痛、酸胀感。

（3）骨盆直肠间隙脓肿　位于肛提肌以上，腹膜以下。由于脓肿深隐，因此全身感染症状甚重，而肛门局部症状则不明显，常有会阴部沉重下坠感，有里急后重感，排便时加重，下腹部疼痛。由于脓肿部位深，自行破溃所需时间较长。指检可在直肠壁上触及肿块隆起，有压痛及波动感。

（4）直肠后间隙脓肿　排便不适是较早出现的症状。初期有恶寒发热，直肠内有明显坠胀感，肛门会阴部下坠及钝性疼痛并可放射至下肢。病变继续发展，全身症状可加重，在尾骨与肛门之间有明显深压痛。肛内指检可在肛管后，肛管直肠环水平面以下触及局限性硬结或肿块，并可触及波动感。

（5）直肠黏膜下脓肿　位于直肠黏膜与内括约肌之间的黏膜下间隙内。初期症状常有直肠部沉重或饱满感，排便或步行时疼痛明显。一般全身症状较明显，而肛门局部无明显症状，肛内指检在黏膜下可触及表浅之肿块，有压痛及波动感。

4.辅助检查

（1）血常规检查　根据白细胞总数及分类计数，可判断感染的程度。

（2）脓液细菌培养和药敏试验　最好同时做普通培养和厌氧培养，通过细菌培养可了解病原菌的种类以帮助诊断，通过药敏试验可为治疗提供依据。

（3）病理检查　取脓腔壁进行病理学检查可明确病变性质，如疑有特异性感染或恶性肿瘤，就更有必要进行病理学检查。

（4）X 线检查　如高位脓肿定位不准确，可先穿刺抽脓，然后向脓腔内注入造影剂进行摄片，有助于确定脓肿的位置、深浅、大小、形状和扩散途径。

（5）超声波检查　有助于了解肛痈的大小、位置及与肛门括约肌和肛提肌的关系。

【鉴别诊断】

1.化脓性汗腺炎　好发于肛周皮下，病变部位较广，多个流脓的疮口，疮口之间可彼此相通，形成皮下瘘管，但瘘管不与直肠相通。可见皮肤增厚，色素沉着，并有广泛慢性炎症和瘢痕形成。

2.肛周毛囊炎和疖肿　好发于肛周皮下，肿胀略突出，中央溃破，有溢脓，或见脓栓，肛内指检无内口。

3.骶骨前畸胎瘤　较小的畸胎瘤，其症状与直肠后脓肿早期相似。但指检直肠后肿块光滑，分叶，无明显压痛，有囊性感，X 线检查可见骶骨与直肠之间的组织增厚和肿瘤，内有不定形的散布不均钙化阴影、骨质、牙齿等。

4.子宫内膜异位症　女性肛周表浅性隆起，漫肿。肿痛多与月经周期一致，常继发感染，追问病史，结合症状，常可鉴别。

5.产气性皮下蜂窝织炎 为厌氧菌感染之脓肿，肛门旁突然发生肿块，迅速蔓延扩大，肿块内可触到捻发音是其特征。全身症状有高热、倦怠、精神委靡、白细胞急剧下降。患者可出现昏迷和极度衰弱状态。

【辨证】

1.湿热蕴结证 证候：肛门周围突然肿痛，持续加剧，伴有恶寒、发热、便秘、溲赤。肛周红肿，触痛明显，质硬，皮肤焮热。舌红，苔黄腻，脉滑数。

2.气滞血瘀证 证候：肛门局部肿起，疼痛较轻，触之硬结，皮色正常或发暗，舌暗红或有瘀斑，脉细或涩。

3.火毒炽盛证 证候：肛周肿痛剧烈，持续数日，痛如鸡啄，难以入寐，伴恶寒发热，口干便秘，小便困难。肛周红肿，按之有波动感或穿刺有脓。舌红，苔黄，脉弦滑。

4.阴虚毒恋证 证候：肛周肿痛，皮色暗红，成脓时间长，溃后脓出稀薄，疮口难敛，伴有午后潮热，心烦口干，盗汗。舌红，苔少，脉细数。

【治疗】

1.辨证治疗

（1）湿热蕴结证

治法：清热利湿、消肿止痛。

方药：黄连解毒汤合仙方活命饮。

药物组成：黄连、黄柏、黄芩、栀子、防风、当归、陈皮、白芷、金银花、甘草、穿山甲（代）、皂角刺、赤芍、乳香、没药、天花粉。

加减：热毒盛者，加生大黄、蒲公英等；湿热盛者加苍术、萆薢、泽泻等。

（2）气滞血瘀证

治法：行气活血、消肿止痛。

方药：活血散瘀汤。

药物组成：川芎、当归尾、赤芍、苏木、牡丹皮、枳壳、瓜蒌仁、桃仁、槟榔、酒大黄。

加减：热盛者，可加黄芩、栀子、金银花等；湿盛者，可加泽泻、黄柏、萆薢等；便秘者可加火麻仁、莱菔子等。

（3）火毒炽盛证

治法：清热解毒透脓。

方药：透脓散（《外科正宗》）。

药物组成：穿山甲（代）、皂角刺、生黄芪、当归、川芎。

加减：湿盛者可加苍术、黄柏、黄芩、泽泻等；热盛者可加紫花地丁、野菊花、蒲公英、栀子等；便干者可加火麻仁、大黄、枳壳等。

（4）阴虚毒恋证

治法：养阴清热、祛湿解毒。

方药：青蒿鳖甲汤合三妙丸。

药物组成：青蒿、鳖甲、牡丹皮、生地黄、知母、黄柏、苍术、牛膝。

加减：肺虚者，加沙参、麦冬；脾虚者，加白术、山药、扁豆；肾虚者，加龟甲、玄参，生地黄改熟地黄。

2. 中成药治疗　功劳祛火片、连翘败毒丸、小败毒膏等。

3. 外用治法

（1）初起　实证用金黄膏、黄连膏外敷，位置深隐者，可用金黄散调糊灌肠；虚证用冲和膏或阳和解凝膏外敷。

（2）成脓　宜早期切开引流，并根据脓肿部位深浅和病情缓急选择手术方法。

（3）溃后　用九一丹纱条引流，脓尽改用生肌散纱条。日久成瘘者，按肛瘘处理。

4. 手术治疗

（1）手术方法

①切开引流术

适应证：适用于体质虚弱或不愿住院治疗的深部脓肿。

操作方法：麻醉后，于压痛或波动明显处切开，尽可能靠近肛门，切口呈弧状或放射状，须有足够长度，用油纱条引流，以保持引流通畅。待形成肛瘘后，再按肛瘘处理。

②一次切开术

适应证：浅部脓肿。

操作方法：麻醉后，取截石位，局部消毒，于脓肿处切口，切口呈放射状，长度应与脓肿等长，使引流通畅，同时寻找齿线处感染的肛隐窝或内口，将切口与内口之间的组织切开，并搔刮清除，以避免形成肛瘘。

③一次切开挂线术

适应证：高位脓肿，如由肛隐窝感染而致坐骨直肠间隙脓肿、骨盆直肠间隙脓肿、直肠后间隙脓肿及马蹄形脓肿（即外口在3点钟、9点钟处，内口在6点钟外的半环状脓肿）等。

操作方法：麻醉后，患者取截石位，局部消毒，于脓肿波动明显处穿刺抽脓并指示部位，按其导向在肛周做放射状或弧形切口，充分排脓后，以示指分离脓腔间隔，然后用过氧化氢溶液或生理盐水冲洗脓腔，修剪切口并扩大成梭形（可切取脓腔壁送病理检查）。然后用球头探针，自脓肿切口探入并沿脓腔底部轻柔地探查内口，另一示指伸入肛内引导协助寻找内口，探通内口后，将球头探针拉出，用丝线将橡皮筋连接于球头部，通过脓腔拉出切口，切开皮肤后，将橡皮筋两端收拢，并使之有一定张力后于其基底部用丝线结扎，创口内填以红油膏纱条，外敷纱布，宽胶布固定。

（2）术后处理　酌情应用清热解毒、托里排脓的中药或抗生素，以及润肠剂。每次便后用苦参汤或 1 : 5000 高锰酸钾液坐浴，换药。挂线者，一般约 10 天自行脱落，可酌情紧线或剪除，再经换药后，创面可迅速愈合，无肛门失禁等后遗症。各种方式的手术后，须注意有无高热、寒战等，如有则应及时处理。

（3）手术中的注意事项

①定位要准确：一般在脓肿切开引流前应先穿刺，待抽出脓液后，再行切开引流。

②切口：浅部脓肿可行放射状切口，深部脓肿应行弧形切口，避免损伤括约肌。

③引流要彻底：切开脓肿后要用手指去探查脓腔，分开脓腔内的纤维间隔以利引流。

④预防肛瘘形成：术中应切开原发性肛隐窝炎（即内口），可防止肛瘘形成。

【临床提要】

1. 强调中医辨证

（1）辨部位　根据临床表现辨别脓肿的位置，是提肛肌上脓肿还是提肛肌下脓肿，辨别肛门旁皮下脓肿、坐骨直肠间隙脓肿、骨盆直肠间隙脓肿、直肠后间隙脓肿和黏膜下脓肿。

（2）辨分期　肛周脓肿临床上可分为 3 期，即初期、成脓

期和溃后期。初期主要表现为局部肿胀疼痛，可伴有不同程度
的全身症状。成脓期则症状加重，疼痛呈跳痛，坐卧不宁，出
现发热、纳呆、便秘、尿赤等明显的全身症状。脓肿经引流或
自行溃破后进入溃后期，局部肿痛及全身症状很快消失，但时
有脓水流出，往往难以收口，最终形成肛瘘。

（3）辨虚实

①实证：局部红、肿、热、痛，病情发展迅速。溃后脓
液为黄白色，质稠厚，带有粪臭味；伴有全身不适，畏寒，发
热，大便秘结，小便短赤；舌质红，舌苔黄腻，脉弦滑数。

②虚证：局部红、肿、热、痛不明显，病情发展缓慢，成
脓较慢，溃后脓液淡白稀薄或夹有败絮样物质，气味不臭或微
带粪臭味，溃口凹陷。全身倦怠乏力，一般不发热或有虚热。
舌质红或淡，舌苔薄腻，脉弦细或濡缓。如属肺虚者，可兼见
咳嗽咯血，骨蒸潮热，颧红盗汗；属脾虚者，兼见神倦纳呆，
大便溏薄。

2. 重视治疗原则

（1）一旦确诊为肛痈，应积极地进行全身及局部治疗。

（2）一旦成脓应早期切开排脓，尽量不要让其自行溃破，
防止脓液向其他间隙蔓延。

（3）脓液引流后配合中医全身辨证内服中药治疗，可明显
增强疗效。

（4）肛痈常遗留肛瘘，常需行肛瘘手术治疗。

（5）手术原则：①脓肿一旦形成，宜早期切开排脓。②引
流通畅、不留死腔。③尽量找到内口，已经找到了可靠的内
口，争取一次性手术处理，以防形成肛瘘。④分次手术原则：
发生在肛提肌以上的脓肿，尚未找到可靠的内口或内口明显，

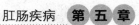

但全身症状严重者，宜先切开排脓，待形成肛瘘再行两次手术。此种手术损伤组织少，操作简单，患者痛苦小，可减少并发症，防止炎症扩散。

3. 保护肛门功能　无论是非手术治疗，还是一次性切开，或是分期手术，最重要的是保护肛门功能，防止肛门失禁。一定要根据患者的个人情况，如年龄、性别、手术史、妊娠与产后等情况，来决定治疗方法。

第四节　肛　瘘

肛瘘是直肠与肛管周围皮肤相通的异常管道。一般由原发性内口、瘘管和继发性外口三部分组成。内口为原发病灶，绝大多数在肛窦内；外口是继发病灶，在肛周皮肤上（有时不止一个）。也有的患者只有内口或外口，但应属于盲瘘或窦道范畴。肛瘘多是肛周脓肿的后遗症。临床上分为化脓性或结核性两类。其特点是以局部反复流脓、疼痛、瘙痒为主要症状，并在皮下可触及条索状物或探及瘘管通向肛内。

我国是认识"瘘"最早的国家，其病名最早见于《山海经·中山经》，如"食者不痛，可以为瘘"。以后《庄子》《淮南子》《周易》《黄帝内经》中均有"瘘"的记载。《神农本草经》首将本病命为痔瘘。肛瘘之名则见于清代《外证医案汇编》，是近百年才采用此名称的。

中医学认为，凡孔窍内生成瘘，脓水淋漓不止，久不收口称之为"瘘"，又名"瘘疮"。《医宗金鉴·外科心法要诀·痔疮》说："破溃而出脓血，黄水浸淫，淋漓久不止者，为瘘。"

瘘的最早记载，见于《素问·生气通天论》"陷脉为瘘，留连肉腠"。以后历代医家均有论述，如《神农本草经》中说：

"夫大病之主……痈肿恶疮、痔瘘、瘿瘤。"《太平圣惠方·治痔瘘诸方》中还说："夫痔瘘者，由诸痔毒气，结聚肛边……穿穴之后，疮口不合，时有脓血，肠头肿疼，经久不差，故名痔瘘也。"《古今医统》中说："至于成瘘穿肠，窜臀中，有鹅管，年久深远者……挂线治之，庶可除根。"

【病因病机】肛周脓肿溃后，余毒未尽，蕴结不散，血行不畅，疮口不合，日久成瘘；亦有虚劳久嗽，肺、脾、肾亏损，邪乘于下，郁久化热，肉腐成脓，溃后成瘘。

西医学认为，肛瘘是肛周脓肿发展的一种结局。除少数肛瘘是由外伤（如火器伤和戳伤）和盆腔化脓性炎症造成以外，绝大部分肛瘘是由肛管直肠周围脓肿破溃或切开引流后，伤口久不愈合而成。肛周脓肿形成后，经肛门周围皮肤破溃或切开引流，脓液流出后，脓腔缩小，腔壁结缔组织增生，形成直的或弯的管道，由于以下几个原因，久不愈合，形成肛瘘：①内口或原发感染病灶的存在，肠内容物可从内口进入瘘管；②因肠内容物进入瘘管，形成反复感染，长期的慢性炎症使瘘管壁结缔组织增生，管壁增厚，难以愈合；③瘘管多在不同高度穿经肛周括约肌，由于肛周括约肌的收缩使管腔内脓液引流不畅，影响瘘管的愈合。

【诊断】

1. 症状特点　本病可发生于各种年龄和不同性别，但以成年人为多见。通常有肛周脓肿反复发作史，并有自行溃破或切开引流的病史。

（1）流脓　局部间歇性或持续性流脓，久不收口。最初形成的肛瘘流脓较多，有粪臭味，色黄而稠；久之，则脓水稀少，或时有时无，呈间歇性流脓；若脓液已少而突然又增多，并出现肛周疼痛者，则可能有急性感染或有新的支管形成。

（2）疼痛 当瘘管通畅时，一般不觉疼痛，而仅有局部坠胀感。若外口自行闭合，脓液积聚，可出现局部疼痛，或有寒热；若溃破后脓水流出，症状可迅速减轻或消失。但也有因内口较大，粪便流入管道而引起疼痛，尤其是排便时疼痛加剧。

（3）瘙痒 由于脓液不断刺激肛周皮肤而引起瘙痒，有时可伴发肛周湿疹。

2. 专科检查

（1）肛周视诊 可见外口，外口凸起较小者多为化脓性；外口较大，凹陷，周围皮肤暗紫，皮下有穿凿性者，应考虑复杂性或结核性肛瘘。低位肛瘘可在肛周皮下触及硬条索，高位或结核性者一般不易触及。以探针探查，常可找到内口。

（2）直肠指检 在内口处有轻度压痛，少数可触及硬结。

（3）探针检查 只在治疗中应用，一般不能作为诊断用，防止穿破瘘管壁，造成假道。

3. 辅助检查

（1）X线造影 从外口注入 30%～40% 碘油，摄片可见瘘管分布，多用于高位肛瘘及蹄铁形肛瘘。

（2）B超检查 通过B超检查可发现是否有脓肿形成，有无瘘管甚至瘘管的走行方向。

（3）磁共振检查 对于复杂性肛瘘，必要时可行磁共振检查，确定瘘管的走行和方向，并与其他疾病鉴别。

4. 分类

（1）低位单纯性肛瘘 只有一个瘘管，并通过外括约肌深层以下，内口在肛窦附近。

（2）低位复杂性肛瘘 瘘管在外括约肌深层以下，有2个以上外口，或 2 条以上管道，内口在肛窦部位。

（3）高位单纯性肛瘘　仅有一条管道，瘘管穿过外括约肌深层以上，内口位于肛窦部位。

（4）高位复杂性肛瘘　有 2 个以上外口及管道有分支窦道，其主管道通过外括约肌深层以上，有 1 个或 2 个以上内口。

5. 肛瘘的发展规律　将肛周两侧的坐骨结节画一条横线，当瘘管外口在横线之前距离肛缘 4cm 以内，内口在齿线处与外口位置相对，其管道多为直行；如外口在距离肛缘 4cm 以外，或外口在横线之后，内口多在后正中齿线处，其瘘管多为弯曲或马蹄形。

【鉴别诊断】

1. 肛周化脓性汗腺炎　是皮肤及皮下组织的慢性炎症性疾病，常可在肛周皮下形成瘘管及外口、流脓，并不断向四周蔓延。检查时可见肛周皮下多处瘘管及外口，皮色暗褐而硬，肛管内无内口。常常被误诊为肛瘘，主要区别是化脓性汗腺炎的病变在皮肤及皮下组织，病变范围广泛，可有无数窦道开口，呈结节状或弥漫性，但窦道均较浅，不与直肠相通，切开窦道后无脓腔及瘘管。

2. 骶前畸胎瘤溃破　骶前畸胎瘤是胚胎发育异常的先天性疾病，多在青壮年时期发病，初期无明显症状，如肿瘤增大压迫直肠可发生排便困难。若继发感染，可从肛缘与尾骨之间溃破并留有外口，指诊常可触及骶前有囊性肿物感，而无内口。摄 X 线片可协助诊断。手术可见腔内有毛发、牙齿、骨质等。

3. 肛门周围皮肤疖　初起表现为局部红肿痛的小结节，渐肿大，呈锥形隆起。数日后，结节中央组织坏死而变软，出

现黄白色脓栓，红肿疼痛范围扩大，脓栓脱落，排出脓液，炎症渐消而愈，若多个疖同时发生，称为疖病，若发生瘘管，病变较浅，不与肛门相通。

4. 骶尾部囊肿 是一种先天性疾病。常为表皮囊肿或皮样囊肿。位于骶骨前直肠后间隙。多在青春期 20~30 岁发病，无感染时，常无症状，有时感觉骶尾部胀痛，若囊肿长大或继发感染，则出现发热、局部红肿、疼痛等症状。溃破或切开引流后，形成窦道，无内口。其鉴别要点是骶尾部囊肿多有患处胀痛，其瘘口多在臀中缝或其附近，距肛缘较远而离尾骨尖较近，有上皮组织向瘘口内延伸，瘘口凹陷，不易闭合。若囊肿较大，直肠指检时可发现骶前膨隆，可触到囊性肿物，表面光滑，界限清楚。探针检查可向骶骨前肛门后方深入，深者可达 10cm 左右，肠之间有囊腔，内有不定形的散在钙化阴影，可见骨质或牙齿。病理检查可确诊。

5. 肛管直肠癌 晚期溃烂后也可形成瘘管，但其特点是肿块坚硬呈菜花状，溃疡深大，分泌物为脓血、恶臭、持续性疼痛。病理检查可确诊。

【辨证】

1. 湿热下注 证候：肛周经常流脓，质地稠厚，肛管周围胀痛，肛周有溃口，局部灼热，按之有条索状物通向肛内；舌红，苔黄，脉弦或滑。

2. 正虚邪恋 证候：肛周流脓液，质地稀薄，肛门隐隐作痛，外口皮色暗淡，瘘口时溃时愈，肛周有溃口，按之质较硬，或有脓液从溃口流出，且多有索状物通向肛内；伴神疲乏力；舌淡，苔薄，脉濡。

3. 阴液亏损 证候：肛周溃口，外口凹陷，瘘管潜行，局部常无硬条索状物扪及，脓出稀薄，可伴有潮热盗汗，心烦口干。舌红，少苔，脉细数。

【治疗】

1. 辨证治疗

（1）湿热下注

治法：清热利湿。

方药：萆薢渗湿汤。

药物组成：萆薢、薏苡仁、黄柏、茯苓、牡丹皮、泽泻、滑石、通草。

加减：便秘，可加火麻仁、杏仁、酒大黄等；腹泻可加椿根皮、马齿苋、白头翁等；湿盛加苍术；热盛加黄芩、栀子等。

（2）正虚邪恋

治法：托里透毒。

方药：托里消毒散。

药物组成：人参、当归、白芍、白术、金银花、茯苓、白芷、皂角刺、甘草、桔梗、黄芪、川芎。

加减：湿热重者，加萆薢、薏苡仁、黄柏；阴虚者，加生地黄、知母、牡丹皮等。

（3）阴液亏损

治法：养阴清热。

方药：青蒿鳖甲汤。

药物组成：青蒿、鳖甲、生地黄、知母、牡丹皮。

加减：湿热重者，加萆薢、薏苡仁、黄柏等；便秘者，加当归、火麻仁等。

2. 中成药治疗

（1）实证　①连翘败毒丸口服，每次 9g，每日 2 次；②二妙丸口服，每次 6～9g，每日 2 次。

（2）虚证　①八珍丸口服，每次 6g，每日 2 次；②知柏地黄丸口服，每次 6g，每日 2 次。

3. 外治法

（1）熏洗法　可用祛毒汤、苦参汤、五倍子汤或单味药如芒硝等。

（2）敷药法　如瘘口闭合或引流不畅，局部红肿热痛时可外敷金黄膏或鱼石脂软膏等。

4. 手术治疗

（1）肛瘘挂线术　此法早在明代就已采用。《古今医统》中说："药线日下，肠肌随长，僻处即补，水逐线流，未穿疮孔，鹅管内消。"挂线疗法指利用橡皮筋或药线的机械作用（药线尚有药物腐蚀作用），使结扎处组织发生血运障碍，逐渐压迫坏死；同时结扎线可作为瘘管引流物，使瘘管内渗液排出，防止急性感染发生。在表面组织切割的过程中，基底创面同时开始逐渐愈合。此种逐渐切割瘘管的方法最大优点是肛管括约肌虽被切断，但不致因括约肌收缩过多而改变位置，一般不会造成肛管失禁。本疗法简便、经济，不影响肛门功能，具有瘢痕小、引流通畅等优点。

①适应证：适用于距离肛门 4cm 以内，有内外口的低位肛瘘；亦作为复杂性肛瘘切开疗法或切除疗法的辅助方法。

②禁忌证：肛门周围有皮肤病患者；瘘管仍有酿脓现象存在者；有严重的肺结核病、梅毒或极度虚弱者；有癌变者。

③操作要点：麻醉后，患者取侧卧位使病侧在下或截石

位。常规消毒，先在球头探针（银质或铜质）尾端缚扎一橡皮筋，再将探针从瘘管外口轻轻地向内探入，将示指伸入肛管并在齿线处找到内口，并将探针连同橡皮筋导出。提起橡皮筋，切开瘘管内、外口之间的皮肤及皮下组织，拉紧橡皮筋，并在其与组织接触部位钳夹，用粗丝线双重结扎之。松开止血钳，用油纱条填塞伤口止血、引流，外盖纱布，宽胶布固定。若以药线挂线时，将药线收紧后，打一两扣活结，以备以后紧线；也可将药线的一端穿入另一段药线内，由肛门牵出，使线在瘘管周围成为双股线，然后收紧，打一活结，每隔1~2天紧线1次，直至挂线脱落。

（2）肛瘘切开术

①适应证：低位单纯性肛瘘和低位复杂性肛瘘；对高位肛瘘切开时，必须配合挂线疗法，以免造成肛门失禁。

②禁忌证：同挂线疗法。

③操作要点：麻醉后，患者取截石位或侧卧位。常规消毒，铺治疗巾，轻度扩肛，将有槽探针（或圆头探针）从瘘管外口轻轻插入，从内口穿出，沿探针走行切开皮肤和皮下组织及瘘管外壁，使瘘管部分敞开，再将有槽探针插入瘘管残余部分，同样方法切开探针的表面组织，直到整个瘘管完全切开为止。瘘管全部敞开后用刮匙将瘘管壁上的坏死组织和肉芽组织刮除，修剪创口两侧的皮肤和皮下组织，形成一口宽底小的创面，使引流通畅，仔细止血，创面填塞油纱条，纱布覆盖固定。

（3）肛瘘切除术

①适应证：管道已经纤维化的低位肛瘘。

②禁忌证：同挂线疗法。

③操作要点：先从瘘管外口注入 1% 亚甲蓝，继用探针从外口轻轻插入，经内口穿出。用组织钳夹住外口的皮肤，切开瘘管外口周围的皮肤和皮下组织，再沿探针方向用电刀或剪刀剪除皮肤、皮下组织、染有亚甲蓝的管壁、内口和瘘管周围的所有瘢痕组织，使创口完全敞开。仔细止血后，创口内填以油纱条，纱布覆盖固定。

（4）肛瘘切除缝合术

①适应证：适用于单纯性或复杂性低位肛瘘，如触到瘘管呈硬索状，则效果更好。

②禁忌证：同挂线疗法。

③操作要点：术前需做肠道准备，手术开始同肛瘘切除术，要尽量切除干净瘘管组织，确信无任何肉芽组织及瘢痕组织遗留，皮肤及皮下脂肪不能切除过多，然后用丝线做全层间断缝合，伤口要完全缝合对齐，不留死腔。

（5）高位挂线、低位切开（缝合）术

①适应证：单纯性或复杂性高位肛瘘。

②禁忌证：同挂线疗法。

③操作要点：术前需做肠道准备，手术开始同肛瘘切除术。沿探针切除肛缘 1.5cm 以外至外口的管道及瘢痕组织，肛缘 1.5cm 以内至内口间仅切开皮肤，然后抽紧橡皮筋并结扎。充分止血后，将挂线以外的切口全层缝合，外盖敷料，包扎固定。

（6）肛瘘截根术

①适应证：多发性外口的肛瘘，数个外口通于一个内口者。

②禁忌证：同挂线疗法。

③操作要点：选择距肛门最近的一个外口纳入探针，寻找

内口，并切开挂线（方法同挂线术）。分别于其他外口纳入探针，探明无另外的内口后，以刮匙搔扒管壁，清除腐肉后，放置油纱条引流，外盖敷料，包扎固定。也可将其他分支瘘管切开。

5.肛瘘术后的处理

（1）保持大便通畅，必要时可给予润下剂。

（2）术后疼痛者可给予止痛药或采用其他止痛疗法，如耳针、针灸等。

（3）每天便后用苦参汤或其他方药坐浴、换药。

（4）橡皮筋一般在7天左右脱落；若10天以后不脱落，并证实结扎橡皮筋较松时，需要再紧线一次，若证实不是，可将结扎的坏死组织剪开引流。

（5）伤口必须从基底部开始生长，防止表面过早粘连封口，形成假愈合。

（6）管道切开或挂开后，改用生肌散纱条或生肌玉红膏纱条换药至收口。

（7）肛瘘在切开或挂开后，可有少量脓水流出，四周肿胀逐渐消散，如仍有较多脓水，应检查有无支管或残留的管道。

（8）如有局部感染，应及时予以治疗。

第五节 便 秘

便秘是指排便不顺利的状态，包括粪便干燥排出不畅或者粪便不干亦难排出两种情况，或者每周排便少于2~3次。

便秘是一个症状，作为疾病时西医称之为功能性便秘，中医的便秘也是一种疾病，或称之为便秘病。

便秘在《素问》称为"后不利"和"大便难"。《内经》首创便秘的治疗原则，《素问·阴阳应象大论》曰："其下者，引而竭之"，"中满者，泻之于内"，"其实者，散而泻之"。

汉代张仲景在《伤寒论·辨阳明病脉证并治》中称便秘为"脾约""不更衣"。在病因病机方面认为是过度发汗、泻下、利小便，导致肠道津液亏虚，胃肠干燥，粪便内结。并根据辨证提出了峻下、缓下、润下的不同治法，及大承气汤、小承气汤、麻子仁丸及《金匮要略》中的厚朴三物汤等方剂。

唐·孙思邈《备急千金要方》中除提到"大便难"以外，又有"大便不通"之称。唐·昝殷在《经效产宝·经效产宝续编》中提出了产后便秘的病因病机："产卧水血俱下，肠胃虚竭，津液不足，故大便秘涩。"宋·朱肱《类证活人书》载有"大便秘"，此名即与目前所称的"便秘"很接近。这一时期提出气虚、血虚所致便秘的病因病机，治法方药有了进一步的发展。

金元时期称便秘为"秘""大便涩滞""大便秘涩"等，如《素问玄机原病式》曰："闷，俗作秘，大便涩滞也。热耗其液，则粪坚结，而大肠涩紧敛故也。"张元素指出了虚秘与实秘的概念及治法，如其在《医学启源·六气方治》谓："凡治脏腑之秘，不可一例治疗。有虚秘，有实秘。有胃实而秘者，能饮食，小便赤，当以麻仁、七宣丸之类主之，胃虚而秘者，不能饮食，小便清利，厚朴汤宜之。"李东垣提出了润下、泻下、温下及和血的治法，如《兰室秘藏·大便结燥门》记载："肾主大便，大便难者取足少阴，夫肾主五液，津液盛则大便如常，若饥饱失节，劳役过度，损伤胃气及食辛热味浓之物，而助火邪伏于血中，耗散真阴，津液亏少，故大便结燥。然结燥之病不一，有热燥，有风燥，有阳结，有阴结，又有年老气虚津液不足而结燥者，治法云：肾恶燥，急食辛以润之，结者散之，如少阴不得大便以辛润之，太阴不得大便以苦泄之，阳结者散之，阴结者温之。"

明、清时期，对便秘的论述更加详尽。指出了风秘、气秘、冷秘、虚秘等病因病机及治法方药。清·吴谦《医宗金鉴·外科心法要诀·烫火伤》最早有"便秘"一词。目前引用最多的是清·沈金鳌《杂病源流犀烛》之"便秘"，并沿用至今，成为临床公认的病名。

【病因病机】

1. 西医病因病理 慢传输型便秘的病因比较复杂，常见的有以下几个方面。

（1）饮食因素 进食量过少、饮水量不够、纤维摄入不足、其他饮食因素等。

（2）生活因素 不良排便习惯、生活起居变化、缺乏体育锻炼等。

（3）精神心理因素 精神过度紧张、心理因素、惧怕排便等。

（4）滥用泻药 是当前便秘发病与治疗中的一个严重问题，必须引起注意。

（5）药物因素 临床上有多种药物影响排便过程中的各个环节，引起便秘，如抑制或损害肠壁自主神经、干扰肠道平滑肌运动、成团反应、改变肠道内环境等。

（6）神经激素因素 神经的损伤、神经系统疾患、消化道激素、类固醇激素。

（7）疾病因素 ①肠道疾病：如先天性巨结肠、老年性巨大结肠症、大肠肿瘤、大肠憩室、慢性结肠炎。②腹腔内疾病：腹腔的炎症如阑尾炎、胰腺炎、胆囊炎、腹膜炎等；内脏疼痛性疾病，如胆石症、尿石症等；内脏下垂性疾病，如胃下垂等；其他，如卵巢囊肿、腹腔内肿瘤、腹水等。③肛管直肠疾病：如痔、肛周脓肿、肛瘘、肛裂、肛管直肠脱垂等。④肠道外疾病：代谢性疾病如低钾血症、糖尿病、尿毒症、卟啉病、癌原性神经病变等；内分泌性疾病，如甲状腺功能低下、甲状旁腺功能亢进、垂体功能低下等；神经肌肉性疾病，如帕金森病、脑血管意外、多发性硬化、肌强直性肌营养不良、脊髓肿瘤和损伤、多发性神经纤维瘤、硬皮病、皮肌炎、系统性红斑狼疮等。

　　西医学认为其病因病理目前尚未完全明了，可能与肠神经系统及间质细胞、中枢神经及自主神经系统调节功能障碍、激素水平异常等有关。

2. 中医病因病机

（1）病因

①体质偏异：素体阴阳气血的偏盛偏衰是形成便秘的重要因素，并影响其他致病因素的转化。素体阳盛，易于化热，常致肠胃积热而伤津。素体阴虚，如女子行经量多或素体阴血不足，肠道失润而干涩，易致便秘。素体虚弱，阳气不足，或年老体弱，肾气渐衰，气虚阳微，肠道传化无力，津液失于温化，也容易发生便秘。

②饮食不当：饮食不当是导致便秘最常见病因。长期过用辛热、香燥、炙煿之品，偏嗜醇酒厚味，或过用某些燥热药物，均可导致肠胃积热，耗伤津液，以致肠道干涩，大便燥结难以排解，饮食过量，积于肠胃，蕴而化热，则津伤肠燥，腑气失于通降而便秘。恣食生冷之品，过用寒凉药物，以致阴寒

内盛，凝滞肠胃，损伤阳气，引起传导失常而便秘。

③情志失调：长期情志抑郁，沉闷不乐，肝失条达，气机郁滞，或忧愁思虑过度，脾郁气结，升降失调，均致肠腑气滞，失于通降，发生便秘。气郁日久，化火伤阴，津伤阴亏则便秘。尚有久坐少动者，气机运行不畅，也可引起肠腑气滞，通降失调而便秘。

④劳欲过度：过劳伤气，李东垣强调"劳役过度，损伤胃气"，脾胃气虚则大肠传导无力。过劳汗出过多，又易于伤津，肠道津亏，导致便秘。房劳过度，耗伤阴精，精亏血少，肠道失润，亦致便秘。

⑤病后体虚：罹患他病，久伤正气，或伤气，或伤阳，或伤阴血。温热病日久，余热留恋，阴津耗伤。肠道津亏，失于润降，则大便燥结而秘。多汗、呕吐、泄泻、多尿等病变，津液亡失过多，妇女崩漏、产后，以及各种原因所致的出血性病变，均可导致血虚，阴血亏少，津液不足，以致肠道失润而干涩，引起便秘。久病伤气，寒性病变伤阳，气虚大肠传导无力，阳虚肠道失于温润，可致排便困难而便秘。久病及血，血行不畅，或失血之后，血积不行，或跌仆损伤，均致血瘀停积，津停失润，亦可发生便秘。

⑥感受外邪：外感温热病邪，邪犯于肺，移热于肠；或内传阳明，肠胃热盛，耗伤津液。外感寒邪，内袭肠胃，阴寒结聚，凝滞气机，均可发生便秘。

（2）病机

①大肠的传导功能失职：是便秘的根本所在。大肠居于腹中，其上口在阑门处紧接小肠，其下端紧接肛门。大肠的主要功能是传化糟粕，大肠接受经过小肠泌别清浊后所剩下的食物

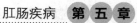

残渣，再吸收多余的水分，形成粪便，由肛门排出体外。正如《素问·灵兰秘典论》所说："大肠者，传导之官，变化出焉。""传导"，即接上传下之意，"变化"，即变食物残渣为粪便的意思。所以说，便秘是大肠的传导功能失职的主要表现之一，治疗便秘的根本在于改善或恢复大肠的传导功能。当然，导致大肠传导功能失常有多种多样的原因，如大肠传导无力、大肠燥热内结、大肠气滞不畅、大肠津液不足等。

②五脏六腑皆可影响大肠传导而致便秘：如前所述，便秘的根本在于大肠传导失常，但大肠的生理功能与五脏六腑的关系非常密切，如肺的宣发肃降、肝的疏泄条达、脾的转输运化、肾的温煦濡养等，因此，除大肠本身的病变，五脏六腑任何一个脏器的病变，都可影响大肠的传导功能而发生便秘。

与肺相关：《灵枢·经脉》曰："肺手太阴之脉，起于中焦，下络大肠，还循胃口，上膈属肺。"又曰："大肠手阳明之脉……络肺，下膈属大肠。"肺与大肠构成了脏腑阴阳表里的络属关系。肺主宣发，是大肠得以濡润的基础，使大肠不致燥气太过；肺主肃降，是大肠传导功能的动力。肺藏魄，肛门又称"魄门"，为肺气下通之门户，可见肺与大肠的关系尤为密切，所以肺气肃降则大便通畅，出入有常，肺气上逆可致大肠腑气壅滞，而见大便秘结，腹痛腹胀。

与肝相关：肝主疏泄，具有调节全身气机，推动血和津液的正常运行的功能，肝的疏泄有助于促进脾胃的运化功能及大肠的传导功能。肝失疏泄，肝气郁结则大肠气滞可致便秘。肝藏血，血虚肠道失润亦可致便秘。

与肾相关：肾开窍于前后二阴，大肠的传导功能有赖于肾气的温煦和肾阴的滋润，便秘的发生与肾的功能正常与否关系密切。李东垣云："肾主五液，津液盛则大便如常。"《杂病源流犀浊·大便秘结源流》曰："大便秘结，肾病也。"《养生四要·却疾》曰："肾虚则津液不足，津液不足则大便干涩不通。"

与脾胃相关：脾主运化，运即转运传输，化即消化吸收，运化即把水谷化为精微，供应滋养全身。同时亦运化水津，促进水液代谢。胃主受纳腐熟水谷，并主通降，由此可见脾胃与大肠的关系最为密切，只有脾胃功能正常，大肠才能发挥其正常功能。

③气、血、津液与便秘的形成相关：气、血、津液是构成人体的基本物质，是脏腑、经络等组织器官进行生理活动的物质基础，是维持人体生命活动的必要因素。便秘的形成与气、血、津液亦有密切的关系。

气虚便秘：气具有推动和激发运动的作用，大肠的运动，有赖于气的推动，才能发挥其正常的传导作用。如气虚推动无力，大肠运行不畅，则可出现便秘。

气滞便秘：大肠的运动功能不仅依赖气的推动，而且要有正常的气机运行，如肺气的宣发与肃降，脾气的升发与胃气的下降等各种气机的运动形式来协同大肠的传输功能，如果各种原因导致全身或局部的气机不调，则会引起各种各样的病变，如各种原因而致大肠的气滞，则会发生便秘。

血虚便秘：全身的脏腑器官都依赖于血的滋养濡润，大肠的运动功能亦然，如血虚不能滋润大肠，则会致肠道失润，形成便秘。

血瘀便秘：瘀血的形成有多种原因，瘀血一旦形成，又会阻滞气机，引起各种各样的病证，如瘀血阻滞肠道，大肠运行不畅，亦可引起便秘。

津亏便秘：大肠的传导功能有赖于津液的濡润滑利，如津液亏损，则肠道干枯，可致便秘。

【诊断】

1.临床表现

（1）排便次数少 每周少于 3 次，自然排便间隔时间延长，并逐渐加重。

（2）大便干结 参考 Bristol 粪便形态，见图 5-1。

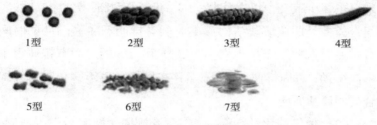

1型　　　　　2型　　　　　3型　　　　　4型

5型　　　　　6型　　　　　7型

图 5-1 Bristol 粪便形态

（3）排便困难 粪便干硬，难以排出，用力努挣，大汗淋漓，排便时间较长，一般 >5 分钟。

（4）伴随症状 常见的有腹胀、腹痛、口苦、口渴、头晕、恶心、会阴胀痛、肛门下坠、心情烦躁、皮疹。少数患者伴有神经质或焦虑症。

2.专科检查 多无特殊体征，部分患者可在左下腹触及肠管形。

3.辅助检查

（1）结肠镜或钡灌肠检查可除外结肠器质性病变。

（2）结肠传输试验为慢传输型便秘首选的检查方法。80% 标志物在 72 小时以上不能排出可认为结肠传输减慢，标志物可弥漫分布全结肠或聚在左半结肠及直肠乙状结肠区。

（3）排粪造影和直肠肛管测压检查可了解是否合并出口梗阻型便秘。

4. 诊断标准

（1）罗马Ⅲ标准：历经5年的努力，在2006年5月的美国消化疾病周（DDW）会议上，来自18个国家87名国际知名学者推出新的FGIDs诊断标准——罗马Ⅲ标准。慢性便秘的标准如下：具备在过去6个月中，至少12周连续或间断出现以下2个或2个以上症状：1/4的时间有排便费力；1/4的时间有粪便呈团块或硬结；1/4的时间有排便不尽感；1/4的时间有排便时肛门阻塞感或肛门直肠梗阻；1/4的时间有排便需用手法协助；每周排便 <3 次。不存在稀便，也不符合肠易激综合征的诊断标准。

（2）中华消化学会标准：①常有排便次数减少，少便意，粪质坚硬，因而排便困难；②肛直肠指检时无粪便或触及坚硬的粪便，而肛门外括约肌的缩肛和力排功能正常；③全胃肠或结肠通过时间延长；④缺乏出口梗阻型便秘的证据，如气球排出试验正常，肛门直肠测压显示正常。

【鉴别诊断】

1. 与结肠器质性病变相鉴别，如结直肠肿瘤、先天性巨结肠症、肠梗阻等。可通过立位 X 线腹平片除外肠梗阻，如通过结肠镜或钡灌肠检查除外结直肠肿瘤。

2. 与常见内科疾病引起的继发性便秘相鉴别，如糖尿病、甲状腺功能减退、帕金森综合征、卒中后遗症、精神性疾病等。根据情况做相应的检查。

3. 与出口梗阻性便秘相鉴别，一般出口梗阻性便秘多表现为排便困难，有的患者大便不干，或排便次数也正常，仍有排便困难，或排便不尽的感觉，有时便次反多，便量较少，甚至用手协助排便，或用开塞露或灌肠洗肠排便。可通过传输功能检查及排粪造影和肛管压力测定来确诊。

【辨证】

1. **肝脾不调证** 欲便不下，肛门坠胀，腹部胀痛，用力排便时尤著，甚则矢气亦费力；伴嗳气频作，胸脘痞闷，纳食减少；苔薄脉弦。

2. **肺脾气虚证** 临厕无力努挣，挣则汗出气短，便后疲乏；大便质软，腹无胀痛，面色㿠白，神疲气怯；舌淡边有齿痕，苔薄，脉虚。

3. **气阴两虚证** 大便干结如栗，形体消瘦，面色萎黄无华，长期依赖泻药；舌偏红少苔上有裂纹，脉细。

4. **脾肾两虚证** 粪蓄肠间而无便意，便出艰难，排时汗出短气，便后疲乏不堪；伴有头眩耳鸣，气喘心悸，腰酸背痛，腹胀喜暖，渴喜热饮，小便清长，纳呆食少，面色㿠白，长期依赖泻药，不服泻药则数日不行，舌淡苔厚腻，脉沉迟。

【治疗】

1. **辨证治疗**

（1）肝脾不调证

治法：疏肝解郁，扶土抑木。

方药：六磨汤合四逆散加减。

加减：若气郁化火，症见口苦咽干，可加黄芩、栀子、牡丹皮；两胁刺痛者，加桃仁、红花；纳食减少，加山楂、神曲。

可选用四磨汤口服液，每次 2mL，每日 2 次。

（2）肺脾气虚证

治法：补益肺脾，润肠通便。

方药：黄芪汤加减。

加减：若伴有肛门坠胀或脱肛，加柴胡。

可选用补中益气丸，每次 6g，每日 2 次。

（3）气阴两虚证

治法：益气养阴，调补肝肾。

方药：增液汤合润肠丸加减。

加减：伴心烦口干，脉细数者，加党参、知母、玉竹。

可选用滋阴润肠口服液合苁蓉口服液，每次各 10mL，每日 2 次。

（4）脾肾两虚证

治法：补益脾肾，培本通便。

方药：济川煎加减。

加减：偏脾气虚者，重用白术，加肉苁蓉、威灵仙；偏肾阴虚者，加玄参、生地黄、麦冬、女贞子；腹胀甚者加半夏、薤白。

可选用附子理中丸，每次 1 丸，每日 2 次。

2. 中成药治疗　治疗便秘的中成药很多，大体上可以分为两类，一类是含有大黄类药物，一类是不含有大黄类药物。所谓的大黄类包括大黄、番泻叶、芦荟、决明子等具有依赖性和引起结肠黑变病的药物。含有大黄类的中成药不宜久服，中病即止，不含大黄类的药物相对来说，可以运用较长时间。

3. 外治法

（1）敷脐疗法　敷脐疗法同中医学其他疗法一样有着悠久的历史，我国最早的医书《五十二病方》中就有敷脐疗法的记载，之后历代医家均有论述。脐在经络系统中是一个重要的穴位，属于任脉，任脉为阴脉之海，与督脉、冲脉"一源而三歧"，联系周身经脉，故中医有"脐通百脉"之说。西医学研究表明，脐部皮肤表皮角质层较薄，屏障功能较差，并且脐下无脂肪组织，皮肤筋膜和腹膜直接相连，故渗透性较强，药物分子较易透过脐部皮肤的角质层，进入细胞间质，迅速弥散入血到达全身。根据不同的疾病，选用不同的药物治疗。

我们运用敷脐疗法治疗便秘多年，具有良好效果。方剂选沉香通便散（药物组成：沉香、生白术、莱菔子各等份研细末）。具体应用方法：患者仰卧，用75%乙醇消毒肚脐及肚脐周围皮肤，将上药取5g兑温水调成糊状敷于肚脐，其上敷纱布固定。每天更换1次。2周为1个疗程。

（2）中药灌肠　具有良好效果，方剂可选大承气汤，每次煎取100mL，每日灌肠1次，每次灌50～100mL。

4.针刺治疗　主穴：第1组天枢、气海、上巨虚、足三里、百会；第2组中髎、下髎、大肠俞、肾俞、脾俞。配穴：肝脾不调加支沟、合谷、太冲、肝俞、三阴交；肺脾气虚灸神阙、气海、百会；气阴两虚加三阴交、照海、太溪；脾肾两虚灸关元、命门、腰阳关。两组穴位隔日交替使用，留针30分钟。

5.穴位埋线治疗　①将无菌包装的羊肠线取出，用生理盐水冲洗干净，消毒剪刀剪成1cm的线段，置于无菌盘内，将其穿入埋线针内备用。②选用穴位：根据中医辨证可选取不同的穴位，常用的有天枢、足三里、大肠俞等。如合并出口梗阻，可加长强穴。③取合适体位，显露所取穴位，常规消毒，将放置肠线的针穿刺入所选穴位，出现针感后，边推针芯，边退针管，将肠线注入穴位中，出针后，压迫止血，无菌敷料固定。

6. 耳穴贴压 根据病情选取特定的主穴和配穴, 将耳郭常规消毒后, 把粘有王不留行的 0.8cm×0.8cm 的胶布, 贴于穴位上, 常用的穴位有肺、脾、大肠、直肠、皮质下、便秘点、胃、腹、三焦等。采用轻柔按摩法: 用指腹轻轻将压贴的穴位压实贴紧, 然后轻轻按压顺时针方向旋转, 以患者有酸胀或胀痛或轻微刺痛为度。并嘱患者照此法, 每天自行按压耳穴 3～5 次。两耳交替治疗, 隔天更换 1 次, 治疗 5 次为 1 个疗程。

7. 西药治疗 选用通便药时应考虑药效、安全性与药物依赖性以及费效比, 以无不良反应, 不产生药物依赖性为原则, 具体运用时参考药物说明书。

恺司尔: 每次 1 包, 成年人每天 1～3 次。

非比麸: 每次 1 袋, 成年人每日 2～3 次。

聚乙二醇 4000: 每次 10～20mL, 每日 1～2 次。

莫沙比利: 每次 5mg, 每日 2 次。

普卢卡必利: 每次 2mg, 每日 1 次。

8. 心理治疗 部分结肠慢传输患者存在不同程度的心理障碍, 除了上述的治疗方法外, 一定要详细了解患者的病史、一般情况, 分析压力源和心理障碍类型, 给予合理的心理治疗。

9. 手术治疗 若保守治疗无效, 手术是最后的选择。尽管手术存在一些并发症, 但有一定疗效。只是手术治疗时机的选择尚有争议。常用的手术方法有以下几种。

（1）全结肠切除回肠直肠吻合 适合于全结肠动力障碍的患者。需要注意的是直肠保留长度的问题, 如果确定直肠是正常的, 则应尽量保证直肠的完整性, 也就是保留直乙交界处以下的直肠，这样做能保留正常的排便反射、减少术后腹泻发生的程度以及防止肛门失禁的发生；如果确定直肠也存在动力障碍，则应少保留直肠，以免术后便秘不缓解。

（2）次全结肠切除升结肠直肠吻合　适合于右结肠无动力障碍的患者。由于回盲瓣的保留，有效地减慢了小肠的排空速度，既有利于营养物质的吸收，也减少了术后的排便次数。需要注意的是至少 3 次以上的检查确定右结肠无动力障碍，术中探查盲肠、升结肠无扩张、肠壁无变薄；升结肠保留 3～5cm即可，以免术后便秘不缓解。

（3）结肠肠段切除　适合于一段结肠无动力的患者。需要注意的是至少 3 次以上的检查确定存在动力障碍的结肠肠段，术中探查其余结肠无扩张、肠壁无变薄，方可切除病变肠段；但由于缺乏确定存在动力障碍的结肠肠段的精确检查手段，即使手术也难免术后便秘不缓解或远期疗效不佳，故此术式应慎用。

（4）结肠起搏器　目前已开始使用起搏器治疗结肠慢传输便秘，但是疗效尚不确切，因为结肠的起搏点是多源的。相信随着结肠起搏点研究的完善和起搏技术的成熟，起搏器可能成为治疗本病的手段之一。

【预防与康复】

1. 合理饮食"三多三少"

（1）多进食　只有足够的进食量，才能增加粪便数量，促进肠蠕动，促进排便。

（2）多饮水　晨起喝杯温开水（快速喝水效果更好），有助于清洁和刺激肠道蠕动，使大便变软而易于排出。每天饮水量须不少于 8 杯（1500mL），最好喝些绿茶，有利粪便排出。

（3）多吃富含膳食纤维的食物　如新鲜蔬菜水果、麦麸或全麦面粉。膳食纤维可减少结肠对水分的吸收使粪便变软、变粗，刺激结肠运动而防治便秘。必要时可以每天服 1～2 次膳食纤维制剂。

（4）少食辛辣刺激性食物　某些刺激性食物对肠道有抑制麻痹作用，从而影响排便，如浓茶、辣椒、咖啡等。

（5）少食零食　有些人不正常饮食，吃饭没有规律，见饭就饱，以吃零食为主，天长日久，则会损伤肠胃功能，引起便秘。

（6）少抽烟饮酒　抽烟饮酒也会刺激肠道，引起便秘。

2. 正常排便"三要三忌"

（1）要定时排便　早晨起床后，一般人结肠会产生集团运动，将粪便推入直肠而引起便意（称起立反射），故每天起床后排便 1 次最好。但每个人的排便习惯不一样，有的在餐后容易排便（称胃结肠反射），无论什么习惯，定时每天 1 次最好。

（2）忌强忍大便　生活中，许多人早已习惯了方便时才上厕所，而不是依照体内的反应。然而，忍便会逐渐使结肠对便意的反射弱化，导致便秘。因此，千万不要强行抑制便意（忍大便），要做到有便意就排。

（3）要"速战速决"　实际上排便动作所需时间极短，2～3 个排便动作约 1 分钟，如果超过 3～5 分钟后，仍无便意，应停止大便。

（4）忌蹲厕过久　坐在马桶上不要读书看报，便时不应分散注意力。

（5）要轻松排便　排便时首先酝酿便意，然后随其自然，轻松排出。如无便意，也不以强行排便。

（6）忌过度擤便 否则会使直肠或盆底出现病变。要按照排便动作规律进行排便，即前一个排便动作完成后，稍事休息，等产生第二次排便感时，再做第二个排便动作，切不可在两次排便动作的间歇期强行排便。

3. 生活起居"三常三戒"

（1）常欢笑 长期的忧郁哀愁可以引起胃肠功能紊乱和便秘。中医学有怒伤肝，思伤脾，忧伤肺，恐伤肾，喜伤心之说，长期不良的情绪可引起五脏六腑的疾病。笑是调节情绪的最好方法，可以帮助治疗包括便秘在内的许多疾病。笑虽不能代替药的作用，但它可以有效地调节情绪的稳定，在良好情绪的影响下，既能使机体各系统功能得到改善，又能提高药物在体内的效力，从而达到祛病的白的。

（2）常洗澡 沐浴不但可清洁身体，还可以促进全身细胞的新陈代谢，改善内分泌，亦可消除神经紧张和疲劳。日常洗澡的水温以 40℃为宜，太热易使皮脂过多脱落；入浴的时间以 10 分钟最适合，至于入浴的次数因身体条件和环境而不同，但每天可以入浴 1 次。

（3）常运动 运动可增加腹肌张力和胃肠道蠕动，改善排便动力不足。

（4）戒熬夜 保证适度的睡眠时间，长时间熬夜，身体的生理节奏会被打乱，造成自主神经失调，从而引起肠道功能紊乱，导致便秘。因此，保持规律的生活、充足的睡眠，早起早睡，不能熬夜太久。

（5）戒劳累 避免疲劳过度，安排好生活与工作，避免过于紧张和劳累，要做到劳逸结合，起居有常；生活轻松，精神愉快。尽量避免久坐、久卧、久坐、久立等，这对预防便秘也很重要。中医认为，过度疲劳包括3个方面：劳力过度、劳心过度、房劳过度，这3个方面均可导致便秘的发生。

（6）戒劣习　戒除一些不良的生活习惯和不良嗜好，也是防治便秘的一个重要因素，例如吸毒者或运用兴奋药等均会引起严重的便秘，嗜酒也会引起便秘，还有如赌博者，长时间忍便等也是便秘的一个原因。还有男同性恋，过度手淫等这些习惯也是便秘的原因，一定要戒掉。

【医案精选】

1.汤食不咽，嗳噫不已，不饥不食，大便干坚若弹丸。大凡受纳饮食，全在胃口。已经胃逆为病，加以嗔怒，其肝木之气，贯膈犯胃，斯病加剧，平常似有形骨梗。脉得左部弦实，气郁血结甚肖，进商辛润方法。

桃仁、冬葵子、皂荚、郁李仁、大黄、降香、郁香。

（清·叶桂《临证指南医案》）

2.虞恒德治一妇，年五十余，身材瘦小，得大便燥结不通，饮食少进，小腹作痛。虞诊之，六脉昏沉，伏而结清涩，作血虚治，用四物汤加桃仁、麻仁、煨大黄等药，数服不通，反加满闷，予东垣枳实导滞丸及备急丸等药，下咽片时即吐出，盖胃气虚而不能久留性速之药耳。遂以备急大黄丸，外以黄蜡包之，又以绸针穿一窍，令服三丸。益以蜡匮者，制其不犯胃气，故得出幽门达大小肠也。明日下燥屎一升许，继以四物汤加减作汤，使吞润肠丸，如此调理月余，得大便如常，饮食进而安。

（明·江瓘《名医类案》）

【结语】

1.便秘主要包括排便次数少、大便干结、排便困难和排便不尽 4 个主要症状，如有其中的一个症状或多个症状均称之为便秘。临床上实际有两种表现，一个是排便次数少或称排便间隔时间延长，一般来说大便干结，也可以不干。另一种表现为排便困难，粪便可干结也可不干，排便次数也可正常。当然也可以两种表现同时并见。

2. 便秘可以单独出现，也可以并发在其他疾病中，引起便秘的原因很多。中医和西医均有较多的论述。

3. 便秘的治疗要根据患者的发病原因，体质因素和临床表现来辨证论治。先辨虚实，一般分为实秘和虚秘。实证有热结、气滞；虚证有气虚、血虚、阴虚虚和阳虚。但是临床上也能见到虚实夹杂的，如肝郁脾虚、气虚血瘀、脾虚气滞、脾虚痰阻等证，要根据标本缓急，偏实偏虚等来论治。

4. 便秘的治疗在辨证论治的同时要进行必要的西医学检查，要明确诊断，确定便秘的原因和分型，重要的是除外器质性疾病，特别是结、直肠癌，有部分的结、直肠癌可能以便秘为主诉的。

5. 对于便秘的治疗除了内服药外，中医外治法也有良好的效果，尤其对老年患者和合并病多的患者，已经有了许多口服的药了，外治更能体现其优势。诸如针灸、耳穴、埋线、中药敷脐、中药灌肠等。临床上可以单独运用和配合运用。

6. 本章病案较为复杂，既有辨证也有辨病，大多虚实夹杂，标本同治。其用药各有特色，但临床上仍要辨证分析，灵活运用，要学习掌握其精髓，用药的原则，不可完全照搬。

第六章　泌尿男科疾病

第一节　子　痈

　　子痈是指睾丸及附睾的化脓性疾病。中医称睾丸及附睾系统为"肾子""睾"或"卵子"，故以名之，又名"外肾痈"。子痈临证分为急性与慢性，两者都有睾丸或附睾肿胀疼痛的特点。

　　子痈之名最早出自《外科证治全生集·阴证门》："子痈，肾子作痛而不升上，外观红色者是也。迟则成患，溃烂致命；其未成脓者，用枸橘汤一服即愈。"

　　根据子痈的症状，中医对此病早有认知，《灵枢·经脉》云："……丈夫㿗……足厥阴之别名蠡沟……其别者，经胫上睾结于茎。其病气逆则睾肿卒疝。"

　　隋·巢元方《诸病源候论·卷三十四》："㿗病之状，阴核肿大……此病由于损肾也……足少阴之经，肾之脉也，其气下通于阴。阴，宗脉之所聚积阴之气也……"

　　唐·王焘《外台秘要·卷二十六》："男子卵大癞病……男子阴肿大如斗，核痛……"

　　至明清时期，随着中医外科学的发展，对子痈的认识更加全面，确立了的子痈的病名，并提出了相应的辨证论治的方法。

　　【病因病机】肝脉循会阴，络阴器，肾子属肾。子痈的发病与肝肾有关。

1.**湿热下注** 久处湿热之地，外感湿热邪气；或过食辛辣炙煿，湿热内生，下注肝肾之络，结于肾子，发为子痈。或因不洁房事，外染湿热秽毒，跌仆损伤，损伤肾子，经脉不通，气血瘀滞，郁久化热，经精道逆传肾子，浊毒壅结而成子痈。

2.**气滞痰凝** 长期忧思恚怒，情志不畅，郁怒伤肝，肝郁气结，疏泄不利，气滞血瘀，血瘀痰凝，发于肾子，则为慢性子痈。

【诊断】

1.**急性子痈** 附睾或睾丸肿大疼痛，发病急骤，疼痛程度不一，轻者仅有不适，重者痛如刀割，行动或站立时加重。可沿输精管放射至腹股沟及下腹部。有恶寒发热，口苦，口干欲饮，尿黄，便秘等伴随症状。附睾或睾丸疼痛拒按，触摸时可触及肿块，痛觉敏锐。化脓性子痈化脓后脓毒波及阴囊，可引起阴囊红肿，甚至化脓，可有波动感，脓肿自溃或切开引流后，脓出毒泄，症状消退迅速，疮口容易愈合。

疖腮并发的子痈（腮腺炎性睾丸炎），多在疖腮消退后又突然发热，同时睾丸肿痛，一般不会化脓，病程多为7～10天。

2.**慢性子痈** 临床较为多见。起病缓慢，大部分慢性子痈无急性子痈病史，但常伴有邻近性腺的慢性感染，如慢性前列腺炎、慢性精囊炎。患者常有阴囊隐痛、坠胀感，疼痛可放射到下腹部及同侧的大腿根部。触诊时可触及附睾增大，变硬，有结节，伴轻度压痛，同侧输精管增粗。

【鉴别诊断】

1.**睾丸扭转** 所引起的阴囊内剧烈疼痛，并放射至腹股沟或下腹部，局部压痛，与急性子痈很类似，但睾丸扭转的发病过程更为急骤，常有剧烈运动或阴囊损伤的诱因，疼痛剧烈，甚至可出现休克，一般无发热。阴囊触诊检查发现睾丸上移或呈横位，附睾移位至睾丸的前方、侧面或上方，可扪及精索呈麻绳状扭曲。托起阴囊可使疼痛加剧（子痈则减轻）。

2. 子痰　发病缓慢，附睾有可触及结节，但自觉疼痛轻微，触摸时轻度隐痛。同时常有结核病史，输精管增粗，或形成串珠状结节，易出现局灶性冷性脓肿，溃破后窦道形成，有干酪样分泌物，不易愈合。

【辨证】

1. 辨证要点　厘清阴阳属性，辨明寒、热、虚、实。一般而言，急性子痈多属实热证，属阳；慢性子痈多为本虚标实证，属阴。疼痛剧烈，痛有定处，伴有红肿灼热，或脓液稠厚腥膻，属实证热证；疼痛不显，肿大缓慢，皮色不变，皮温正常无热，或脓液稀薄无味，属虚证寒证。

2. 辨证候

（1）湿热下注证

证候：多见于成年人。起病急骤，睾丸或附睾肿大疼痛，阴囊皮肤红肿，皱褶消失，焮热疼痛，少腹抽痛，局部触痛明显，脓肿形成时，按之应指；伴恶寒发热，恶心呕吐，头痛口渴，尿黄便干；舌红，苔黄腻，脉滑数。

病机分析：外感湿热或寒湿郁久化热，或肝郁气结，疏泄不利，湿热内生，侵犯肝经，下注肾子，气血壅阻，经络不畅，热胜则肿，不通则痛，故见睾丸或附睾肿大疼痛，阴囊皮肤红肿，皱褶消失，焮热疼痛，少腹抽痛，局部触痛明显；热盛肉腐，肉腐成脓，则局部形成脓肿，按之应指；正邪相争，营卫不和，故见恶寒发热；肝火横逆犯胃，则见恶心呕吐；头痛口渴，尿黄便干，舌红，苔黄腻，脉滑数为湿热俱盛之象。

（2）气滞痰凝证

证候：多见于慢性子痈。附睾结节，子系粗肿，轻微触痛，或牵引少腹不适；多无全身症状；舌淡，苔薄白或腻，脉弦滑。

辨证分析：肝气郁结，痰凝阻滞，局部经络不畅，气血阻滞，痰瘀互结，于肾子处凝结成块，故见附睾结节，局部触痛；病变波及子系，而见子系粗肿，牵引少腹不适；苔薄腻，脉弦滑为气滞痰凝之象。

【治疗】

1. 治疗要点 本病多以实热证及本虚标实证多见，治疗上以祛邪及扶正祛邪为主，同时必须注意因时、因地、因人制宜。

2. 分证论治

（1）湿热下注证

治法：清热利湿，解毒消痈。

方药：龙胆泻肝汤加减。

药物组成：龙胆草、黄芩、栀子、泽泻、木通、车前子、当归、生地黄、柴胡、生甘草。

加减：高热者，可加羚羊角（代）、金银花、蒲公英；疼痛剧烈者，加延胡索、金铃子、川楝子、三棱、莪术；已成脓者，加透脓散。

（2）气滞痰凝证

治法：疏肝理气，化痰散结。

方药：橘核丸加减。

药物组成：橘核、海藻、昆布、海带、川楝子、桃仁、厚朴、木通、枳实、延胡索、肉桂、木香。

加减：结节不散者，可加王不留行、穿山甲（代）、三棱、莪术；气血两虚者，可加十全大补汤。

3. 外治法

（1）急性子痈　未成脓者，可用金黄散或玉露散水调匀，冷敷。病灶有波动感，穿刺有脓者，应及时切开排脓引流。脓稠、腐肉较多时，可选用九一丹或八二丹药线引流；脓液已净而溃口未愈时，外用生肌白玉膏。

（2）慢性子痈　葱归溻肿汤坐浴，或冲和膏温敷。温热药液的局部应用，如时间较长，对睾丸曲细精管的生精功能有一定影响，因此，未生育患者不宜采用。

4. 单验方

（1）海藻 30g，炒橘核 12g，炒小茴香 10g，水煎服，每日 1 剂。

（2）鱼腥草 6g，水煎乘热外洗，每日 1～2 次，适用于急性期。

（3）小茴香 60g，大青盐 120g，炒热置于布袋中热敷，适用于慢性期。

（4）鲜酢浆草 100g，油松节 15g，水 1500mL，煎至 600mL，每日 1 剂，适用于急性期。

肿块日久，治疗无效，尤其是诊断不明者，应考虑手术治疗。

5. 针灸　针灸取气海、关元、三阴交、归来、曲泉、中封、合谷等穴，用泻法，留针 15～20 分钟，隔日 1 次。

【转归及预后】本病治疗及时，辨证用药得当，正气不虚，饮食起居有节，邪散痛消，是为痊愈，预后良好。但若失治误治，或正气素虚，或为痰湿、湿热体质，饮食起居不节，则易转为慢性，迁延难愈，甚至引起睾丸、附睾坏死，影响生育能力。

【预防与调摄】

1.外生殖器部位有包茎、龟头炎、尿道狭窄，以及炎性疾患，应及时治疗。

2.急性期应卧床休息，托起阴囊。对已切开排脓者，要注意引流通畅。

3.急性期禁止性生活，慢性期节制性生活。

4.饮食清淡，忌食辛辣油腻食品，忌烟忌酒。

【临床提要】本病临床特点是睾丸或附睾肿胀疼痛。其中，急性子痈，发病急，睾丸或附睾红肿热痛，伴全身热证表现，应与睾丸扭转相鉴别；慢性子痈仅表现为睾丸或附睾硬结，微痛或微胀，轻度触痛，应与子痰相鉴别。急性子痈湿热下注证，治宜清热利湿，解毒消肿，方用龙胆泻肝汤加减；慢性子痈气滞痰凝证，治宜疏肝理气，化痰散结，方用橘核丸加减。

第二节　男性不育症

男性不育是指育龄夫妇同居 2 年以上，性生活正常，未采取任何避孕措施，女方有受孕能力，由于男方原因而至女方不能怀孕的一类疾病。

不育之名起于《周易》："……妇孕不育，失其道也……"《内经》中系统地论述了男性的生殖生理功能，首次提出了以"肾"为中心的男科学理论，并论述了许多可致男性不育的病证，如"精少""阴痿""白淫"等。

汉·张仲景《金匮要略·血痹虚劳病脉证并治》"……男子脉浮弱而涩，为无子，精气清冷"，认为男性不育症属于虚劳范畴。

南齐·褚澄《褚氏遗书·精血篇》谓："男子精未通而遇女以通其精，则五体有不满之处，异日有难状之疾。阴已痿而思色以降其精，精不出。"认为早婚伤精是男性不育的原因之一。

隋·巢元方《诸病源候论·虚劳无子候》："泄精、精不射出，但聚于阴头，亦无子。"认为失精、不能射精均是男性不育的原因。

唐·孙思邈认为男性不育的病因是"五劳七伤，虚劳百病所致"。

至明清时期，中医对男性不育的病因、病机认识以及辨证论治有了极大的发展，出现许多相关的论著，如叶天士的《秘本种子金丹》、徐春甫的《螽斯广育》、俞桥的《广嗣要语》等。

【病因病机】男性不育与肝、心、脾、肾等脏相关，其中与肾关系最为密切，《素问·上古天真论》说："丈夫……二八，肾气盛，天癸至，精气溢泻，阴阳和，故能有子……七八……天癸竭，精少，肾脏衰……"肾是先天之本，是发育生殖之源。

1. **肾气虚弱**　先天禀赋不足，或房事过度，肾气虚弱，命门火衰，射精无力；病久耗伤精血，精气内耗，则精少精弱；肾阴不足，阴虚火旺，相火亢盛，精热黏稠不化，以致不育。

2. **肝郁气滞**　情志不畅，恚怒伤肝，肝郁气结，疏泄失职，气滞精瘀，宗筋痿而不举，或气郁化火，肝火亢盛，煎灼肾水，肝木失养，宗筋拘急，精窍不通，发为不育。

3.湿热下注　过食肥甘厚腻，偏嗜辛辣醇酒，熬夜少眠，损伤脾胃，脾失健运，痰湿内生，郁久化热，下注精室，精室被扰，或精窍阻滞，发为不育。

4.气血两虚　劳倦太过，思虑伤心，或大病久病之后，元气大伤，心气不足，心血亏耗，气血两虚，后天之精不足，先天之精无以充养，甚或无精，发为不育。

【诊断】对男性不育症的诊断，应了解患者病史，查明确切病因，如此方可对因、对症治疗。

1.了解病史　详细了解患者的职业工种、婚姻史、性生活史、儿童时期生殖系统发育及患病史、既往病史、手术史、感染病史、化学药品接触史以及配偶健康情况等。还应了解患者有无放射线、有毒物品接触史及长期高温作业史，有无腮腺炎并发睾丸炎病史，是否长期食用棉籽油，有无嗜烟酗酒史等。

2.体格检查　男性不育症患者的体格检查要做到既全面，又具有针对性。一般检查包括身高、体型，发育营养状况，第二性征，胡须、腋毛、阴毛的分布，乳房发育等情况。专科检查包括阴茎的发育，睾丸的位置、体积、质地、有无肿物或压痛，附睾、输精管有无压痛、结节、缺如，精索静脉有无曲张等。

3.实验室检查　主要包括精液分析、精液生化测定、精子凝集试验、精子穿透宫颈黏液试验、抗精子抗体测定、内分泌激素检查、尿液检查、性传播疾病的相关检查、睾丸活体组织检查、输精管造影等检查。精液常规分析 WHO 规定标准为：

精液量≥1.5mL，液化时间 <60 分钟，pH 7.2～7.8，精子密度≥15×10^6/mL，精子总计数一次射精≥39×10^6，成活率≥58%，A 级精子（快速直线前进）≥32%，或 A 级精子 +B 级精子（缓慢直线前进）≥40%，正常形态精子≥4%，白细胞 <1×10^6/mL。

【辨证】

1. 辨证要点　本病以肾虚为主，肾阳亏虚，命门火衰，久则脾失温煦，而致脾肾亏虚；肾阳虚衰，则阴寒内生，凝滞肝经，致血脉瘀阻不通，出现虚实夹杂。此外湿热下注，精室受扰，则以湿热为主。

2. 辨证候

（1）肾阳虚衰证

证候：精冷不育，精子数少，活率低，活力弱，伴见性欲减退，阳痿早泄，畏寒肢冷，腰酸腿软，疲乏无力，小便清长，夜尿频多。舌淡，苔薄白，脉沉细。

病机分析：肾阳虚衰，气化失司，故精冷不育，精子数少，活率活力低下；肾阳虚衰不能化气行水，故夜尿多，小便清长；肾阳虚，肢体不能温煦，故畏寒肢冷；肾阳虚则作强失职，腰膝酸软；肾虚精关不固，则阳痿早泄；舌淡，苔薄白，脉沉细均为肾阳不足之征。

（2）肾阴不足证

证候：遗精滑泄，精液量少，精子数少，精子活动力弱或精液黏稠不化，畸形精子较多；伴有耳鸣盗汗，五心烦热，失眠健忘；舌质红，少苔，脉沉细。

病机分析：阴虚则火旺，相火亢盛，灼精炼液，故精液量少，黏稠不化，发为不育；肾开窍于耳，肾阴虚，则阴精不足发为耳鸣；虚热蒸腾，破液外出，故盗汗；阴虚火旺，则五心烦热；肾阴不足，肾水不能涵养心火，兼之虚热上扰，阳不入阴，故失眠健忘；舌质红，少苔，脉沉细，均为阴虚火旺之候。

（3）肝郁气滞证

证候：情志抑郁，性欲低下，精子稀少、活力下降，不育；伴有阳痿不举，或性交时不能射精，精神抑郁，胸胁胀痛，嗳气泛酸；舌质暗红，苔薄，脉弦细。

病机分析：肝郁气结，疏泄失职，气滞血瘀，精道不畅，发为不育；肝经气机不畅，气滞血瘀，不通则通，故胸胁胀痛；又肝经络阴器，肝郁气滞，则气血运行不畅，发为阳痿不举，或不射精；舌暗红，苔薄，脉弦细均为肝郁气滞之象。

（4）湿热下注证

证候：精子数少或死精子较多，或黏稠不化，不育，伴有胸胁、少腹或会阴部不适，小便短赤；舌红，苔黄或黄腻，脉弦滑。

病机分析：湿热下注，灼精炼液，至精子数少而黏稠不化，婚久不育；湿热之邪阻遏气机，气机不畅，故胸胁胀满，少腹或会阴部不适；舌红，苔黄或黄腻，脉弦滑，均为湿热下注之象。

（5）气血两虚证

证候：精子数少、成活率低、活动力弱，不育；伴有性欲减退，阳事不兴，面萎黄，神疲倦怠，心悸气短，食少便溏；舌质淡，边有齿痕，苔薄白，脉沉细无力。

病机分析：气血两虚，后天乏源，肾精得不到充养，故精子数少、成活率低、活动力弱，发为不育；气血亏虚，充养无源，故神疲乏力，面色萎黄；气血亏虚，心无所养，故心悸气短；脾气虚热，运化无权，故食少便溏；舌质淡，边有齿痕，苔薄白，脉沉细无力均为气血两虚之象。

【治疗】

1. **治疗要点** 男性不育症的治疗应注重调整脏腑之阴阳，其中以肾之阴阳为主，补充肾精，畅通精道。虚证以补肾为主，兼顾肝脾；实证以疏导为主；虚实夹杂则应攻补兼施。

2. **分证论治**

（1）肾阳虚衰证

治法：温补肾阳，益肾填精。

方药：金匮肾气丸合五子衍宗丸加减。

药物组成：地黄、山药、山茱萸、茯苓、牡丹皮、泽泻、桂枝、附子、牛膝、车前子、枸杞子、菟丝子、覆盆子、五味子。

（2）肾阴不足证

治法：滋补肾阴，益精养血。

方药：左归丸合五子衍宗丸加减。

药物组成：熟地黄、菟丝子、牛膝、龟甲胶、鹿角胶、山药、山茱萸、枸杞子、车前子、覆盆子、五味子。

（3）肝郁气滞证

治法：舒肝解郁，温肾益精。

方药：柴胡疏肝散合五子衍宗丸加减。

药物组成：陈皮、柴胡、川芎、香附、枳壳、芍药、甘草、车前子、枸杞子、菟丝子、覆盆子、五味子。

（4）湿热下注证

治法：清热利湿。

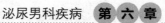

方药：龙胆泻肝汤合知柏地黄汤加减。

药物组成：龙胆、栀子、黄芩、木通、泽泻、车前子、柴胡、甘草、当归、生地黄、知母、熟地黄、黄柏、山茱萸、山药、牡丹皮、茯苓。

（5）气血两虚证

治法：补益气血。

方药：十全大补汤加减。

药物组成：人参、肉桂、川芎、地黄、茯苓、白术、甘草、黄芪、川芎、当归、白芍。

3. 其他治疗方法　根据病情选用人绒促性素、氯米芬、左旋肉碱＋乙酰左旋肉碱、精氨酸、睾酮等药物治疗。因精索静脉曲张所致不育，保守治疗无效时，可选择手术治疗。另弱精症久治无效，可选择辅助生殖技术，如夫精人工授精、试管婴儿等。

【转归及预后】该症经中医中药系统辨证论治，结合西医学治疗手段，能使大部分患者恢复生育能力。关键在于不能讳疾忌医，诊治要及时、彻底。病程长短与疗效成正相关，病程长者，治疗棘手，疗程较长。先天生殖系统发育异常的疗效较差。

【预防与调摄】

1. 普及性教育，宣传生殖生理方面的有关知识，科学地指导患者正确认识两性关系，夫妻和睦，性生活和谐，消除心理上的顾虑，积极配合治疗。

2. 戒烟戒酒，忌食肥甘厚腻之品。不食棉籽油。

3. 尽可能避免有害因素的影响，对接触放射线、有毒物品或高温环境而致不育者，可适当调动工作。

4.适度性生活。性交生活次数不宜过频，也不宜相隔时间太长，否则可影响精子质量。如果能利用女方排卵的时间进行性交，往往可以提高受孕的机会。

5.积极治疗附属性腺原发性疾病。

第三节　精　浊

精浊相当于西医学的慢性前列腺炎，因病位在精室，故名之"精浊"，又称"白浊"，是好发于中青年男性生殖系统的一种常见疾病。据统计约40%男性一生中会患有本病1～2次，占泌尿外科男性就诊患者的25%左右。主要表现以会阴、小腹胀痛，排尿不适，尿道灼热为主，甚者会出现精神症状。其特点是发病缓慢、病情顽固、反复发作、缠绵难愈。

古代医学由于解剖的局限性，把男性内生殖系统归于精室范畴，随着医学的逐渐发展，至明清时期，已清楚认识到溺窍与精窍，溺道与精道之不同。明·王肯堂《证治准绳》云："……溺与精，所出之道不同，淋病在溺道……浊病在精道……"清·林佩琴《类证治裁》曰："肾有两窍，一溺窍，一精窍。淋在溺窍，病在肝脾；浊在精窍，病在心肾。"

【病因病机】本病的特点为湿热郁久不清，脉络瘀阻，久病阴阳俱损，虚实错杂。

1.**饮食不节**　平素嗜食肥甘厚味，脾失健运，酿生湿热，注于下焦。

2.**外感湿热邪气**　外感湿热，壅聚于下焦，发为本病。

3.**忍精不泄**　相火妄动，所愿不遂，忍精不泄，肾火郁而不散，离位之精，化成白浊。

4.**房劳过度**　房劳过度，精室空虚，湿热从精道内侵，湿热壅滞，气血瘀滞而成。病久伤及肾阴，肾阴暗耗，可出现阴虚火旺证候；亦有体质偏阳虚者，久则火势衰微，易见肾阳不足之象。

【诊断】

1. 症状 临床症状表现不一，复杂且无特异性，起病缓慢，患者可出现尿频、尿急、尿痛、尿道灼热、尿有余沥、排尿不畅或尿不尽之感；有的在晨起排便时，有尿道滴白。部分患者可伴有腰骶、腹股沟、肛门、后尿道、下腹及会阴部等处坠胀隐痛，有时可牵扯到耻骨上、阴茎、睾丸及大腿内侧。部分患者因病程较长可出现阳痿、早泄、血精、遗精或射精痛等，或伴精神不振、焦虑、烦躁、头晕、耳鸣、失眠多梦等症状，严重者有自杀倾向。

2. 体征 直肠指检前列腺多为正常大小，或稍肿大或稍小，触诊可有轻度压痛，质地可表现为软、韧、不均等异常现象。

3. 实验室检查

（1）前列腺液检查 白细胞 >10/HP，或成堆聚集，而卵磷脂小体减少。

（2）前列腺液培养 有利于病原菌诊断。但要注意慢性非细菌性前列腺炎细菌培养多呈阴性。

（3）前列腺 B 超 慢性前列腺炎时，B 超下前列腺包膜多不光滑，回声不均匀。

【病证鉴别】

1. 慢性子痈（附睾炎） 两者均可见阴囊、腹股沟部隐痛不适。但慢性子痈附睾部可触及结节，并伴轻度压痛。

2. 精癃 大多在老年人群中发病；尿频且伴排尿困难，尿线变细，残余尿增多；B超、肛检可进行鉴别。

【辨证】

1.辨证要点 本病病机特点是肾虚为本、湿热为标、瘀滞为变。但应注意湿热为病，易遏阳伤阴，故还应辨清寒热虚实。

2.辨证候

（1）湿热蕴结证

证候：尿频、尿急、尿痛，尿道灼热，尿有余沥，尿色黄赤，排尿终末或大便时尿道口滴白，会阴、肛门、腰骶、睾丸、少腹坠胀疼痛；舌红，苔黄腻，脉滑数。

病机分析：湿热之邪聚于下焦，故尿频、尿急、尿痛，尿道灼热，尿有余沥，尿色黄赤；湿热阻滞，精窍不畅，疏泄失常，故排尿终末或大便时尿道口滴白；湿热入络，气机不畅，不通则痛，故会阴、肛门、腰骶、睾丸、少腹坠胀疼痛；舌红，苔黄腻，脉滑数均为湿热之象。

（2）气滞血瘀证

证候：病程较长，少腹、会阴、睾丸、腰骶部坠痛明显，有排尿不净、排尿刺痛感；舌暗或有瘀斑，苔白或薄黄，脉沉涩。

病机分析：湿热之邪阻滞气机，气血运行不畅，不通则痛，故少腹、会阴、睾丸、腰骶部坠痛，排尿刺痛；舌暗或有瘀斑，苔白或薄黄，脉沉涩俱为气滞血瘀之象。

（3）阴虚火旺证

证候：排尿或大便时偶有滴白，尿道不适，遗精或血精，腰膝酸软；五心烦热，失眠多梦；舌红少苔，脉细数。

病机分析：久病湿热，耗气伤阴，阴虚则火旺，五心烦热；肾阴不足，水火不济，兼之虚热上扰，阳不入阴，故腰膝酸软，失眠多梦；舌红少苔，脉细数均为阴虚火旺之候。

（4）肾阳虚损证

证候：多见于中年人，尿频，淋漓不尽，腰膝酸痛，阳痿早泄；畏寒肢冷，足心发凉；舌淡胖，苔白，脉沉细。

病机分析：久病湿热，阻遏阳气，失于温煦，故畏寒肢冷，足心发凉；肾阳虚衰不能化气行水，故尿频、淋漓不尽；肾阳虚则作强失职，腰膝酸软；肾虚精关不固，则阳痿早泄。舌淡胖，苔白，脉沉细均为肾阳不足之证。

【治疗】

1.治疗要点 根据本病肾虚为本、湿热为标、瘀滞为变的病机特点，治疗上根据辨证情况，或以补肾为主，或以清利湿热为主，或以活血祛瘀为主，分清主次，因时、因地、因人制宜。

2.分证论治

（1）湿热蕴结证

治法：清热利湿。

方药：龙胆泻肝汤加减。

药物组成：龙胆、栀子、黄芩、木通、泽泻、车前子、柴胡、甘草、当归、生地黄。

（2）气滞血瘀证

治法：活血祛瘀，行气止痛。

方药：前列腺汤加减。

药物组成：丹参、泽兰、赤芍、桃仁、红花、乳香、没药、王不留行、青皮、川楝子、小茴香、白芷、败酱草、蒲公英。

（3）阴虚火旺证

治法：滋阴降火。

方药：知柏地黄丸加减。

药物组成：知母、熟地黄、黄柏、山茱萸（制）、山药、牡丹皮、茯苓、泽泻。

（4）肾阳虚损证

治法：补肾助阳。

方药：济生肾气丸加减。

组成：熟地黄、山茱萸、牡丹皮、山药、茯苓、泽泻、肉桂、附子、牛膝、车前子。

3. 外治法

（1）温水坐浴，每次 20 分钟，每日 2 次。温热药液的局部应用，如时间较长，对睾丸曲细精管的生精功能有一定影响，因此未生育患者注意保护阴囊，避免长时间受热。

（2）野菊花栓或前列安栓 1 粒，塞入肛门内 3～4cm，每次 1 枚，每日 2 次。

4. 单验方

（1）三七粉 3g，每天 2 次冲服，适用于有刺痛症状的慢性前列腺炎。

（2）当归 10g，浙贝母 10g，苦参 10g，滑石 15g，水煎服，每日 1 剂，适于尿道灼热的慢性前列腺炎。

5. 针灸　前列腺穴（会阴穴与肛门之间的中点），重刺激，不留针，每日 1 次。

6. 理疗　理疗、局部超短波透入治疗。

【转归及预后】本病及早发现，及时恰当地治疗，大多可以治愈。但本病易反复，反复发作易对患者造成心理精神伤害，出现精神抑郁症，精神抑郁反过来又加重病情，因此预后尚难满意。

【预防与调摄】

1. 少食辛辣刺激食物。

2. 避免酗酒。

3. 规律性生活，戒除手淫。

4. 避免久坐或骑车。

5. 注意局部保暖。

第四节 精 癃

精癃是老年男性常见的泌尿生殖系疾病。其特点是夜尿频、排尿困难和尿潴留，属"癃闭"范畴。相当于西医学的前列腺增生症。

古代医学因解剖的局限性，对前列腺增生描述较少。"癃闭"之名首见于《灵枢·本输》："三焦者……实则癃闭，虚则遗溺。"后世唯有张景岳有"或以败精，或以槁血，阻塞水道而不通"，认为精室病变亦可导致小便不通。

【病因病机】男子进入"七八"之年，肾气虚衰，肾之阴阳不足，气化不利，血行不畅所致。病位在膀胱、精室，与肺、脾、肝、肾密切相关。

1. **脾肾气虚** 素体气虚，进入"七八"之年，天癸竭，肾气虚衰，不能温养脾土，推动乏力，不能运化水湿，酿生痰湿，痰湿凝聚，阻于尿道而发为本病。

2. **气滞血瘀** 男子"七八"，肝气衰，筋不能动，肝气疏泄失常，气机不畅，气滞则血瘀，终致气血瘀滞，阻塞尿道；或肾气虚衰，不能运气行血，久之气血不畅，聚而为痰，痰血凝聚于水道而发为本病。

3. 湿热蕴结　水湿内停，蕴而化热，或饮食不节，恣食肥甘厚味，酿生湿热，或外感湿热，均可致湿热下注，蕴结不散，阻于下焦，诱发本病。

【诊断】

1. 临床表现　本病多见于老年男性患者。逐渐出现夜尿频，进行性加重，并伴排尿困难，尿前等待，排尿时间延长，尿线变细、弱、中断，排尿无力，射程变近。尿液长期不能排尽，则膀胱残余尿增多而出现假性尿失禁，逐渐发展出现肾积水，肾功能不全甚至出现尿毒症。在发病过程中，常因受寒、劳累、饮酒、憋尿、便秘等而发生急性尿潴留。有些患者可并发尿路感染、膀胱结石、疝气或脱肛等。

2. 辅助检查　直肠指检前列腺常有不同程度的增大，表面光滑，中等硬度而富有弹性，中央沟变浅或消失。正常前列腺大小似栗子，重量 10～20g，表面光滑，质地中等，有弹性，中央沟存在。前列腺增生时，腺体可在长度或宽度上增大，或二者均有增大，中央沟变浅或消失。通常以鸡蛋般大小为Ⅰ度增生，估重为 20～50g，中央沟可能消失；鸭蛋般大小为Ⅱ度增生，估重为 50～70g，指检刚能触及前列腺底部，中央沟消失；鹅蛋般大小为Ⅲ度增生，估重为 75g 以上，指检已不能触及前列腺底部。

此外，可进行 B 超、CT、磁共振、膀胱尿道造影、膀胱镜及尿流动力学等检查以协助诊断。

【鉴别诊断】

1. 前列腺癌　两者发病年龄相似，且可同时存在。但前列腺癌有早期发生骨骼与肺转移的特点。直肠指检前列腺多不对称，表面不光滑，可触及不规则、无弹性的质硬硬结。前列腺特异抗原（PSA）增高。前列腺磁共振或前列腺穿刺活体组织检查可确定诊断。

2. 神经源性膀胱功能障碍　部分脑神经系统疾病、糖尿病患者可发生排尿困难、尿潴留或尿失禁等，且多见于老年人，需注意与前列腺增生症鉴别。神经系统检查常有会阴部感觉异常或肛门括约肌松弛等。此外，尿流动力学、膀胱镜检查可协助鉴别。

3. 膀胱结石　均可出现排尿困难、尿潴留，但膀胱结石发病更为急骤，通过腹部平片多能明确诊断。但膀胱结石多为前列腺增生的并发症，仍要注意仔细检查。

【辨证】

1. 辨证要点　"七八"之年，天癸竭，精少，肾衰。但由于体质不同，可表现为肾阴虚、肾阳虚。肾气虚，不能化气行水，运气行血，导致水湿内停，酿生湿热，或气血不运，气滞血瘀。

2. 辨证候

（1）脾肾气虚证

证候：尿频，排尿时间延长，滴沥不畅，尿线细，甚或尿闭不通；神疲乏力，纳谷不香，面色无华，便溏脱肛；舌淡，苔薄白，脉细无力。

病机分析：素体气虚，"七八"之年，肾衰，肾气虚不能温运脾土，致脾肾气虚，膀胱气化无权，而见尿频，排尿时间长，尿线细，溺后余沥不尽；脾虚生化乏源，故面色无华，神疲乏力，便溏脱肛；严重者，气虚乏力，推动无能，故尿闭不通；舌淡，苔薄白，脉细无力均为脾肾气虚之象。

（2）湿热下注证

证候：小便频数黄赤，尿道灼热或刺痛，排尿不畅，尿线细，甚或点滴不通；伴有口干口苦，口渴欲饮，大便干燥；舌红，苔黄腻，脉滑数或弦数。

病机分析：水湿停聚，蕴而化热，或饮食不节，湿热下注，或外感湿热邪气，湿热之邪内侵，阻于尿道，故小便频数黄赤，尿道灼热或刺痛，排尿不畅，尿线细，甚或点滴不通；口干口苦，口渴欲饮，大便干燥，皆湿热蕴结，耗伤津液所致；舌质红，苔黄腻，脉弦数或滑数为湿热蕴结之象。

（3）气滞血瘀证

证候：小便不畅，尿线变细、中断或点滴而下，或尿道涩痛，排尿不尽，甚或小便闭塞，小腹胀满隐痛；舌质暗或有瘀点瘀斑，苔白或薄黄，脉弦涩。

病机分析：肾气虚衰，不能运气行血，久之气血不畅，聚而为痰，痰血凝聚于水道，故小便不畅，尿线变细，中断或点滴而下；不通则痛，故尿道涩痛；气机不畅，气血瘀滞，阻塞尿道，故小便闭塞，小腹胀满隐痛；舌质暗或有瘀点瘀斑，苔白或薄黄，脉弦涩均为气滞血瘀之象。

（4）肾阴亏虚证

证候：小便频数不爽，尿少热赤，尿程短，或闭塞不通；耳鸣盗汗，腰膝酸软，五心烦热，大便秘结；舌红少津，苔少，脉细数。

病机分析：素体阴虚，阴虚则火旺，则五心烦热；肾阴虚，则阴精不足发为耳鸣；虚热蒸腾，迫液外出，故盗汗；肾阴不足，虚热上扰，阳不入阴，故腰膝酸软，失眠多梦；舌红少津，少苔，脉细数均为肾阴亏虚之候。

（5）肾阳不足证

证候：小便频数，夜间尤甚，排出无力，尿线细弱，尿程缩短，余沥不尽，点滴不爽，甚或尿闭不通；或伴有精神委靡，面色无华，畏寒肢冷；舌淡，苔薄白，脉沉细。

病机分析：肾阳虚衰，不能化气行水，膀胱气化无力，见小便频数，夜间尤甚，排出无力；肾阳虚，气化无力，故尿线细，射程短，甚至滴沥不爽、小便不通；面色无华，畏寒肢冷，精神委靡，舌淡，苔薄白，脉沉细均为肾阳不足之象。

【治疗】

1. **治疗要点**　遵急则治标、缓则治本原则，以通为用，温肾益气、活血利尿，调和阴阳，软坚散结为主。

2. **分证论治**

（1）脾肾气虚证

治法：补脾益气，温肾利尿。

方药：补中益气汤加减。

药物组成：黄芪、白术、陈皮、升麻、柴胡、人参、甘草、当归。

（2）湿热下注证

治法：清热利湿，消癥通闭。

方药：龙胆泻肝汤加减。

药物组成：龙胆、栀子、黄芩、木通、泽泻、车前子、柴胡、甘草、当归、生地黄。

（3）气滞血瘀证

治法：行气活血，通窍利尿。

方药：桂枝茯苓丸加减。

药物组成：桂枝、茯苓、牡丹皮、赤芍、桃仁。

（4）肾阴亏虚证

治法：滋补肾阴，通窍利尿。

方药：知柏地黄丸加减。

药物组成：知母、熟地黄、黄柏、山茱萸（制）、山药、牡丹皮、茯苓、泽泻。

（5）肾阳不足证

治法：温补肾阳，通窍利尿。

方药：金匮肾气丸加减。

药物组成：地黄、山药、山茱萸、茯苓、牡丹皮、泽泻、桂枝、附子、牛膝、车前子。

3. 外治法

（1）脐疗法　艾叶 60g，石菖蒲 3g，炒热，或以食盐 250g 炒热，布包熨脐腹部，冷后再炒再熨。用于急性尿潴留患者。

（2）贴敷法　甘遂 9g，冰片 6g，研末，温水或醋或黄酒调成糊状，敷于中极穴，适用于急性尿潴留患者。

（3）灌肠法　大黄 15g，泽兰、白芷各 10g，肉桂 6g，煎汤 150mL，保留灌肠，每日 1 次。

4. 单验方

（1）虎杖 100g，水煎服。

（2）新鲜垂柳根 500g，红参 10g，煎水服。

5. 针灸

主要用于急性尿潴留患者，可针刺合谷、关元、中极、归来、三阴交、膀胱俞、足三里等穴，强刺激，反复捻转提插，留针 15～20 分钟。

【转归及预后】本病初起症状较轻，进行性加重，病程长，甚至伴随终身。初期经有效治疗，部分患者病情可以得到有效控制。但若患者就诊太晚，治疗期间又没有有效监控，则可出现关格（慢性肾功能不全各期症状），预后不良。因此，精癃患者应定期随诊，监测病情变化，调整治疗方案。

【预防与调摄】

1. 注意不要憋尿，及时排空尿液，避免膀胱过度充盈。

2. 少食辛辣刺激性食品。

3. 忌酒戒烟。

4. 慎用感冒药。

5. 适量多饮水。

6. 避免久骑久坐。

6. 慎起居，避风寒。

第七章　周围血管病

第一节　股　肿

　　股肿是指血液在深静脉血管内发生异常凝固，而引起静脉阻塞、血液回流障碍的疾病。其主要表现为肢体肿胀、疼痛、局部皮温升高和浅静脉怒张四大症状，好发于下肢髂股静脉和股腘静脉，可并发肺栓塞和肺梗死而危及生命，相当于西医学的下肢深静脉血栓形成。

　　【病因病机】本病的病因主要是创伤或产后长期卧床，以致肢体气血运行不畅，气滞血瘀，瘀血阻于脉络，脉络滞塞不通，营血回流受阻，水津外溢，聚而为湿，而发本病。

　　1. **血脉损伤**　跌仆损伤、手术等可直接伤害人体，使局部气血凝滞，瘀血流注于下肢发生本病。

　　2. **久卧伤气**　产后或因长期卧床，肢体气机不利，气滞血瘀于经脉之中，营血回流不畅，而发本病。

　　3. **气虚血瘀**　多因年老、肥胖、瘤岩等，致使患者气虚，无力推动营血运行，下肢又为血脉之末，故易发生血脉阻塞。

　　西医学认为血流滞缓、静脉管壁结构改变和血液成分变化是静脉血栓形成的三大因素。而外伤、手术、分娩、肿瘤等可直接诱发本病。

　　【诊断】

　　1. **临床表现**　绝大多数股肿发生在下肢。多见于肢体外伤、长期卧床、产后、肿瘤和其他血管疾病及各种手术、血管内导管术后。发病较急，主要表现为单侧下肢突发性广泛性粗肿、胀痛，行走不利，可伴低热。后期可出现浅静脉扩张、曲张，肢体轻度水肿，小腿色素沉着，皮炎、臁疮等。由于阻塞的静脉部位不同，临床表现不一。

（1）小腿深静脉血栓形成 又称为周围型深静脉血栓形成，肢体疼痛是最主要的临床症状之一。肢体肿胀一般较局限，以踝及小腿部为主，行走时加重，休息或平卧后减轻，腓肠肌压痛，一般无全身表现。下肢伸直并略抬高，检查者用手握住患者的足背部用力使踝关节背屈，使跟腱拉紧，腓肠肌紧张，患者感到小腿部后方出现似绳索样拉痛，即为霍曼斯征（Homans sign）阳性。

（2）髂股静脉血栓形成 又称为中央型深静脉血栓形成，突然性、广泛性、单侧下肢粗肿是本病的临床特征。一般患肢的周径可较健侧增粗 5～8cm。疼痛性质为胀痛，部位可为全下肢，以患肢的髂窝、股三角区疼痛明显，甚至可连及同侧腰背部或会阴部。平卧时减轻，站立时加重。深静脉血栓形成的全身反应并不十分严重，体温可在 37℃～38℃。疾病初期主要是表浅静脉的网状扩张，后期可在患肢侧的下腹部、髋部、会阴部都见到曲张的静脉。

（3）混合性深静脉血栓形成 是指血栓起源于小腿肌肉内的腓肠静脉丛，顺行性生长、蔓延扩展至整个下肢静脉主干，或由原发性髂股静脉血栓形成逆行扩展到整个下肢静脉者。临床上此被称为混合型。以前者较为多见，常发于手术后。临床表现兼具小腿深静脉和髂股静脉血栓形成的特点。

另外，本病早期可出现急性股动脉痉挛（疼痛性股蓝肿）

和肺动脉栓塞两种危重性的并发症，应引起高度重视。

（4）深静脉血栓形成后遗症　是指深静脉血栓形成后期，由于血液回流障碍或血栓机化再通后，静脉瓣膜被破坏，血液倒流，回流不畅，引起的肢体远端静脉高压、淤血而产生的肢体肿胀、浅静脉曲张、色素沉着、溃疡形成等临床表现。

2. 实验室及辅助检查　放射性纤维蛋白原试验、核素静脉造影、多普勒血流和体积描记仪检查，为无创性检查方法，有助于明确患肢血液回流和供血状况。静脉造影能使静脉直接显影，可判断有无血栓及其范围、形态及侧支循环状况，不仅有助于明确诊断，亦有助于直接观察治疗效果。

【鉴别诊断】

1. 原发性下肢深静脉瓣膜功能不全　本病多发于成年人，多为从事较长期的站立性工作和重体力劳动者；发病隐匿，进展较缓慢，以双下肢同时发病为特征；患者双小腿水肿、沉重感，站立位肿胀明显，抬高患肢后则肿胀明显减轻或消失；后期可见较明显的浅静脉曲张及其并发症，如色素沉着、血栓性浅静脉炎、小腿溃疡等；应用肢体多普勒超声血流检测和深静脉血管造影，可明确诊断。

2. 淋巴水肿　下肢肿胀常见的另一个原因是淋巴水肿。但淋巴性肿胀并非指陷性，状似橡胶海绵，肿胀分布范围多自足背开始，逐渐向近心侧蔓延；皮肤和皮下组织增生变厚；慢性淋巴功能不全发展至后期形成典型的象皮肿，皮肤增厚、粗糙而呈苔藓状，色素沉着和溃疡形成者罕见。

【治疗】

1. 治疗要点　本病一般采用中西医结合方法进行治疗。中医治疗早期多采用清热利湿、活血化瘀法，后期则重视健脾利湿、活血化瘀。

2. 分证论治

（1）湿热下注证

证候：发病较急，表现为下肢粗肿，局部发热、发红，疼痛，活动受限；舌质红，苔黄腻，脉弦滑。

治法：清热利湿，活血化瘀。

方药：四妙勇安汤加味。患肢疼痛重者，重用金银花，加蒲公英；便秘者，加大黄、芒硝（冲服）；全身发热明显者，加生石膏、知母、漏芦；急性期患肢粗肿胀痛严重者，重用活血化瘀药物。

（2）血脉瘀阻证

证候：下肢肿胀，皮色紫暗，固定性压痛，肢体青筋怒张；舌质暗或有瘀斑，苔白，脉弦。

治法：活血化瘀，通络止痛。

方药：活血通脉汤加减。疼痛严重者，加王不留行、乳香、没药；局部压痛拒按者，加三棱、莪术、水蛭等。

（3）气虚湿阻证

证候：表现为下肢肿胀日久，朝轻暮重，活动后加重，休息抬高下肢后减轻，皮色略暗，青筋纡曲；倦怠乏力；舌淡边有齿印，苔薄白，脉沉。

治法：益气健脾，祛湿通络。

方药：参苓白术散加味。

以上三证均可用丹参注射液 20～30mL，加入 0.9% 生理盐水 250～500mL 中静脉滴注，每日 1 次，15 日为 1 个疗程。

3. 外治

（1）急性期　可用芒硝加冰片外敷：芒硝 500g，冰片 5g

共研成粉状，混合后装入纱布袋中，敷于患肢小腿肚及小腿内侧，待芒硝结块干结时更换。发病后连用数日，可减轻患肢疼痛等症状。

（2）慢性期　可用中药煎汤趁热外洗患肢，可选用活血止痛散，每日 1 次，每次 30～60 分钟。

4. 西医治疗　主张早期（72 小时内）手术取栓和溶栓及抗凝、祛聚、降黏、扩血管等疗法。

对于急性肺栓塞和疼痛性股蓝肿应采用中西医结合方法积极抢救。

【预防与调摄】

1. 高血脂患者，饮食宜清淡、富含维生素及低脂食物，忌食油腻、肥甘、辛辣之品。严格戒烟，积极参加体育锻炼，肥胖者应减轻体重。

2. 对高危患者（血液呈高凝状态）应适当服用活血化瘀中药或抗凝药物。

3. 术后患者应慎用止血药物，可适当垫高下肢或对小腿进行按摩，使小腿肌肉被动收缩，或尽量早期下床活动，以利静脉血回流。

4. 患血栓性深静脉炎后，应卧床休息，略抬高患肢，发病 1 个月内不宜做剧烈活动，以防栓子脱落引起并发症。对长期卧床的患者应鼓励其做足背屈活动，必要时可对小腿肌肉进行刺激以使小腿肌肉收缩，防止静脉血栓形成。

5. 发病后期可使用弹力绷带，以压迫浅静脉，促进静脉血回流。

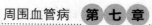

第二节 血栓性浅静脉炎

血栓性浅静脉炎是发生于肢体浅静脉的血栓性、炎性病变。临床表现以肢体浅静脉呈条索状突起，色赤、形如蚯蚓、硬而疼痛为特征，多发于青壮年，以四肢为多见，次为胸腹壁。属于中医"赤脉""青蛇毒""恶脉""黄鳅痈"等范畴。本病是一种多发病、常见病，与季节无关，男女均可罹患。

【病因病机】本病多由湿热蕴结，寒湿凝滞，痰浊瘀阻，脾虚失运，外伤血脉等因素致气血运行不畅，留滞脉中而发病。清《医宗金鉴·外科心法要诀》称本病为"黄鳅痈"，谓："此证生在小腿肚里侧，疼痛硬肿，长有数寸，形如泥鳅，其色微红，由肝、脾二经湿热凝结而成。"

1. **外伤筋脉** 长期站立、跌仆损伤、刀割针刺、外科手术等，均可致血脉受损，恶血留内，积滞不散，致生本病。

2. **湿热蕴结** 饮食不节，恣食膏粱厚味、辛辣刺激之品，脾胃功能受损，水湿失运，火毒内生，湿热积毒下注脉中，或由寒湿凝于脉络，蕴久生热而成。

3. **肝气郁滞** 情志抑郁，恚怒伤肝，肝失条达，疏泄不利，气郁日久，由气及血，脉络不畅，瘀血停积。

总之，本病外由湿邪为患，与热而蕴结，与寒而凝滞，与内湿相合困脾而生痰，是病之标；经脉受损，气血不畅，络道瘀阻，为病之本。

【诊断】

1. **临床表现** 发病多见筋瘤后期，部位则以四肢多见（尤多见于下肢），次为胸腹壁等处。

初期（急性期）在浅层脉络（静脉）径路上出现条索状柱，

301

患处疼痛，皮肤发红，触之较硬，扪之发热，按压疼痛明显，肢体沉重。一般无全身症状。

后期（慢性期）患处遗有一条索状物，其色黄褐，按之如弓弦，可有按压疼痛，或结节破溃形成臁疮。临床上常见以下几种类型。

（1）肢体血栓性浅静脉炎　临床最常见，下肢多于上肢。临床主要累及一条浅静脉，沿着发病的静脉出现疼痛、红肿、灼热感，常可扪及结节或硬索状物，有明显压痛。当浅静脉炎累及周围组织时，可出现片状区域性炎块结节，则为浅静脉周围炎。患者可伴有低热，站立时疼痛尤为明显。患处炎症消退后，局部可遗留色素沉着或无痛性纤维硬结，一般需1～3个月后才能消失。

（2）胸腹壁浅静脉炎　多为胸腹壁出现条索状硬物，长10～20cm，皮肤发红、轻度刺痛。肢体活动时，局部可有牵掣痛，用手按压条索两端，皮肤上可现一条凹陷的浅沟，炎症消退后遗留皮肤色素沉着。一般无全身表现。

（3）游走性血栓性浅静脉炎　多发于四肢，即浅静脉血栓性炎症呈游走性发作，当一处炎性硬结消失后，其他部位的浅静脉又出现病变，具有游走、间歇、反复发作的特点。可伴有低热、全身不适等。若全身反应较重者，应考虑全身血管炎、结缔组织病、内脏疾病及深静脉病变等。

2. 实验室及辅助检查　血常规检查一般正常，少数可有白细胞计数增高，部分患者可出现血细胞沉降率加快。如鉴别诊断困难时，可做活体组织病理检查。

【鉴别诊断】

1. 瓜藤缠（结节性红斑）　多见于女性，与结核病、风湿

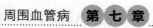

病有关；皮肤结节多发生于小腿，伸屈侧无明显区别，呈圆形、片状或斑块状，一般不溃烂；可有疼痛、发热、乏力、关节痛；血细胞沉降率及免疫指标异常。

2. 结节性脉管炎 多见于中年女性；小腿以下伸侧面多发性结节，足背亦常见，可双侧发病；结节多呈小圆形，表面红肿，后期可出现色素斑、点，结节可以破溃；病程较长，反复发作，肢端动脉搏动可减弱或消失。

【治疗】

1. 治疗要点 本病早期以清热利湿为主，后期以活血散结为主。同时，应积极治疗静脉曲张等原发疾病，并配合外治以提高疗效、防止复发。

2. 分证论治

（1）湿热证

证候：患肢肿胀、发热，皮肤发红、胀痛，喜冷恶热，或有条索状物；或微恶寒发热；苔黄腻或厚腻，脉滑数。

治法：清热利湿，解毒通络。

方药：二妙散合茵陈赤豆汤加减。病在上肢者，加桑枝；病在下肢者，加牛膝；红肿消退，疼痛未减者，加赤芍、泽兰、地龙、忍冬藤。

（2）血瘀证

证候：患肢疼痛、肿胀、皮色红紫，活动后则甚，小腿部挤压刺痛，或见条索状物，按之柔韧或似弓弦；舌有瘀点、瘀斑，脉沉细或沉涩。

治法：活血化瘀，行气散结。

方药：活血通脉汤加鸡血藤、桃仁、忍冬藤。上肢，加桂枝；下肢，用牛膝，兼服四虫丸。

（3）肝郁证

证候：胸腹壁有条索状物，固定不移，刺痛，胀痛，或牵掣痛；伴胸闷、嗳气等；舌质淡红或有瘀点、瘀斑，苔薄，脉弦或弦涩。

治法：疏肝解郁，活血解毒。

方药：柴胡清肝汤或复元活血汤。疼痛重者，加三棱、鸡血藤、忍冬藤等。

3. 外治

（1）初期　可用消炎软膏或金黄散软膏外敷，每日换药1次。局部红肿渐消，可选用拔毒膏贴敷。

（2）后期　可用熏洗疗法。当归尾12g，白芷9g，羌活9g，独活9g，桃仁9g，红花12g，海桐皮9g，威灵仙12g，生艾叶15g，生姜60g。水煎后熏洗。有活血通络，疏风散结之功。

4. 其他疗法　本病抗生素治疗无效，少数病例可采取手术切除病灶及物理疗法。针灸疗法有一定疗效。

【预防与调摄】

1. 急性期患者应卧床休息，以减轻疼痛，促使消退。适当抬高患肢，如下床则可穿弹力袜，以减轻下肢水肿。

2. 病变早期不宜久站、久坐。

3. 忌食辛辣、鱼腥之品，戒烟。

第三节　筋　瘤

筋瘤是以筋脉色紫、盘曲突起如蚯蚓状、形成团块为主要表现的浅表静脉病变。《外科正宗》云："筋瘤者，坚而色紫，垒垒青筋，盘曲甚者结若蚯蚓。"筋瘤好发于下肢，相当于西医学的下肢静脉曲张等疾病。

【病因病机】由于长期从事站立负重工作，劳倦伤气，或多次妊娠，气滞血瘀，筋脉纵横，血壅于下，结成筋瘤；或骤受风寒或涉水淋雨，寒湿侵袭，凝结筋脉，筋挛血瘀，成块成瘤；或因外伤筋脉，瘀血凝滞，阻滞筋脉络道而成。

西医学认为，下肢静脉曲张是由于静脉瓣膜缺陷、静脉瓣膜功能不全、静脉壁薄弱和静脉内压力持续升高所引起。

【诊断】好发于长久站立工作者或怀孕的妇女，多见于两小腿。

早期感觉患肢酸胀不适和疼痛，站立时明显，行走或平卧时消失。患肢静脉逐渐怒张，小腿静脉盘曲如条索状，色带青紫，甚则状如蚯蚓，瘤体质地柔软，抬高患肢或向远心方向挤压，可缩小，但患肢下垂放手顷刻充盈回复。有的在肿胀处发生红肿、灼热、压痛等症状，经治疗后则条索状肿胀较为坚韧。瘤体如被碰破，流出大量淤血，经压迫或结扎后方能止血。病程久者，皮肤萎缩，颜色褐黑，易伴发湿疮和臁疮（慢性溃疡）。

【鉴别诊断】血瘤　常在出生后即被发现，随年龄增长而长大；瘤体小如豆料，大如拳头，正常皮色，或呈暗红或紫蓝色，形成瘤体的血管一般为丛状的血管或毛细血管。而筋瘤则由管径较粗的静脉曲张而形成，瘤体沿主干静脉走向而纡曲，状如蚯蚓。

【治疗】

1.治疗要点　症状轻者，可用绑腿疗法或辨证论治，重症或有合并症者宜手术治疗。

2. 分证论治

（1）劳倦伤气证

证候：久站久行或劳累时瘤体增大，下坠不适感加重；常伴气短乏力，脘腹坠胀，腰酸；舌淡，苔薄白，脉细缓无力。

治法：补中益气，活血舒筋。

方药：补中益气汤加减。

（2）寒湿凝筋证

证候：瘤色紫暗，喜暖，下肢轻度肿胀；伴形寒肢冷，口淡不渴，小便清长；舌淡暗，苔白腻，脉弦细。

治法：暖肝散寒，益气通脉。

方药：暖肝煎合当归四逆汤加减。

（3）外伤瘀滞证

证候：青筋盘曲，状如蚯蚓，表面色青紫，患肢肿胀疼痛；舌有瘀点，脉细涩。

治法：活血化瘀，和营消肿。

方药：活血散瘀汤加减。

3. 外治　患肢用弹力绷带包扎，长期使用有时能使瘤体缩小或停止发展。并发湿疮、臁疮者，参考有关章节治疗。

4. 其他疗法　西医学认为手术是治疗筋瘤的根本办法。凡是有症状的筋瘤，无手术禁忌证者，都应手术治疗，可行大隐静脉高位结扎和曲张静脉剥离术。

【预防与调摄】

1. 长期站立工作或分娩后，适当加强下肢锻炼，配合按摩等以促进气血流通，改善症状。

2. 患筋瘤者经常用弹力护套或绷带外裹，防止外伤；并发湿疮者，积极治疗，避免搔抓感染。

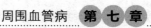

第四节 臁 疮

臁疮是指发生小腿臁骨部位的慢性溃疡。在古代文献里还有裤口疮、裙风（《证治准绳》）、烂腿（《外科证治全书》）等名，俗称老烂脚。本病多见于久立、久行者，常为筋瘤的后期并发症。主要发于双小腿内、外侧的下 1/3 处，与季节无关。相当于西医学的慢性下肢溃疡。

【病因病机】本病多由久站或过度负重，而致小腿筋脉横解，青筋显露，瘀停脉络，久而化热，或小腿皮肤破损染毒，湿热下注而成，疮口经久不愈。《疮疡经验全书》云："生此疮渐然溃烂，脓水不干，盖因湿热风毒相搏而致然也。"《证治准绳·疡医》云："……此因湿热下注，瘀血凝滞于经络，以致肌肉紫黑，痒痛不时。"

西医学认为下肢深、浅静脉及穿通支血管的结构异常，静脉压力增高是小腿皮肤营养性改变和溃疡发生的解剖病理基础，长期深静脉瓣膜功能不全或深静脉血栓形成后遗症造成的下肢深静脉血液回流不畅是溃疡形成的主要原因。而长期站立、腹压过高和局部皮肤损伤是溃疡发生的诱发因素。

【诊断】

1.临床表现 本病多见于久立、久行者，常为筋瘤病的后期并发症之一。

初起小腿肿胀、色素沉着、沉重感，局部青筋怒胀，朝轻暮重，逐年加重，或出现浅静脉炎、淤积性皮炎、湿疹等一系列静脉功能不全表现，继而在小腿下 1/3 处（足靴区）内臁或外臁持续漫肿、苔藓样变的皮肤出现裂缝，自行破溃或抓破，糜烂、滋水淋漓，溃疡形成，当溃疡扩大到一定程度时，边缘趋稳定，周围红肿，或日久不愈，或经常复发。

后期疮口下陷，边缘高起形如缸口，疮面肉色灰白或秽暗，滋水秽浊，疮面周围皮色暗红或紫黑，或四周起湿疹而痒，日久不愈。继发感染则溃疡化脓，或并发出血。严重时溃疡可扩大上至膝下到足背、深达骨膜。少数患者可因缠绵多年不愈，蕴毒深沉而导致癌变。

2. 实验室及其他辅助检查　血常规检查一般正常，少数可有白细胞计数增高。本病的物理检查是为了进一步了解小腿溃疡的发病原因，临床常用的有深静脉通畅试验（Perthes 试验）、浅静脉和穿通支瓣膜功能试验（Brodle-Trendelemburg 试验）等。临床上多用下肢静脉血管造影、超声多普勒血流检测等方法检查其下肢静脉情况。

【鉴别诊断】临床上臁疮比较容易确诊，无须鉴别，主要应明确发生臁疮的原因、性质、病情等。

1. 结核性臁疮　常有其他部位结核病史；皮损初起为红褐色丘疹，中央有坏死，溃疡较深，呈潜行性，边缘呈锯齿状，有败絮样脓水，疮周色紫，溃疡顽固，长期难愈；病程较长者，可见新旧重叠的瘢痕，愈合后可留凹陷性色素瘢痕。

2. 臁疮恶变　可为原发性皮肤癌，也可由臁疮经久不愈，恶变而来；溃疡状如火山，边缘卷起，不规则，触之觉硬，呈浅灰白色，基底表面易出血。

3. 放射性臁疮　往往有明显的放射线损伤史；病变局限于放射部位；常由多个小溃疡融合成一片，周围皮肤变有色素沉着，或夹杂有小白点，损伤的皮肤或肌层明显僵硬，感觉减弱。

【治疗】

1. 治疗要点　中医认为臁疮是本虚标实证，气虚血瘀为

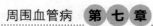

基本病机，益气活血消除下肢瘀血是治疗的关键。

2. 分证论治

（1）湿热下注证

证候：小腿青筋怒张，局部发痒、红肿、疼痛，继则破溃，滋水淋漓，疮面腐暗；伴口渴便秘，小便黄赤；苔黄腻，脉滑数。

治法：清热利湿，和营解毒。

方药：二妙丸合五神汤加减。红肿疼痛重者，加赤芍、丹参；肢体肿胀明显者，加茯苓、泽泻。

（2）气虚血瘀证

证候：病程日久，疮面苍白，肉芽色淡，周围皮色黑暗、板硬；肢体沉重，倦怠乏力；舌淡紫或有瘀斑，苔白，脉细涩无力。

治法：益气活血，祛瘀生新。

方药：补阳还五汤合四妙汤加减。

3. 外治

（1）初期　局部红肿，溃破渗液较多者，宜用洗药。如马齿苋 60g，黄柏 20g，大青叶 30g，煎水温湿敷，每日 3～4 次。局部红肿，渗液量少者，宜金黄膏薄敷，每日 1 次。亦可加少量九一丹撒布于疮面上，再盖金黄膏。

（2）后期　久不收口，皮肤乌黑，疮口凹陷，疮面腐肉不脱，时流污水，用七层丹麻油调，摊贴疮面，并用绷带缠缚，每周换药 2 次，夏季可换勤些。还可用白糖胶布疗法。

腐肉已脱，露新肉者，用生肌散外盖生肌玉红膏，隔日一换或每周 2 次。周围有湿疹者，用青黛散调麻油盖贴。

4. 其他疗法　西医治疗小腿溃疡主要采取手术和局部治

疗。包括大隐静脉高位结扎剥脱和曲张静脉及结扎交通支切除术，深静脉血栓后遗症采用静脉转流、股浅静脉瓣膜代替、静脉瓣环缩手术等；局部控制感染、半暴露疗法、植皮术、患肢抬高和弹力绷带的应用等。

【预防与调护】改善肢体瘀血状态是本病预防和护理的核心任务。

1. 患足宜抬高，不宜久立久行。

2. 疮口愈合后，宜经常用弹性护套保护之，避免损伤，预防复发。

第五节 脱 疽

脱疽是指发于四肢末端，严重时趾（指）节坏疽脱落的一种慢性周围血管病，又称脱骨疽。其临床特点是好发于四肢末端，以下肢多见，初起患肢末端发凉、怕冷、苍白、麻木，可伴间歇性跛行，继则疼痛剧烈，日久患趾（指）坏死变黑，甚至趾（指）节脱落。在《灵枢·痈疽》中即有关于本病的记载："发于足趾，名脱痈，其状赤黑，死之治；不赤黑，不死。治之不衰，急斩之，不则死矣。"相当于西医学的血栓闭塞性脉管炎、动脉硬化性闭塞症和糖尿病足等。

【病因病机】主要由于脾气不健，肾阳不足，又加外受寒冻，寒湿之邪入侵而发病。脾气不健，化生不足，气血亏虚，气阴两伤，内不能荣养脏腑，外不能充养四肢。脾肾阳气不足，不能温养四肢，复受寒湿之邪，则气血凝滞，经络阻塞，不通则痛，四肢气血不充，失于濡养则皮肉枯槁，坏死脱落。若寒邪久蕴，则郁而化热，湿热浸淫，则患趾（指）红肿溃脓。热邪伤阴，阴虚火旺，病久可致阴血亏虚，肢节失养，坏

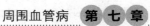

疽脱落。

本病的发生与长期吸烟、饮食不节、环境、遗传及外伤等因素有关。

总之，本病的发生以脾肾亏虚为本，寒湿外伤为标，而气血凝滞、经脉阻塞为其主要病机。

【诊断】

1. 临床表现　血栓闭塞性脉管炎多发于寒冷季节，以20~40岁男性多见；常先一侧下肢发病，继而累及对侧，少数患者可累及上肢；患者多有受冷、潮湿、嗜烟、外伤等病史。动脉硬化性闭塞症多发于老年人，常伴有高脂血症、高血压和动脉硬化病史，常累及大、中动脉。糖尿病足多伴有糖尿病病史，尿糖、血糖增高，可累及大动脉和微小动脉。根据疾病的发展过程，临床一般可分为3期。

一期（局部缺血期）：患肢末端发凉、怕冷、麻木、酸痛，间歇性跛行，每行走500~1000m后觉患肢小腿或足底有酸胀疼痛感而出现跛行，休息片刻后症状缓解或消失，再行走同样或较短距离时，患肢酸胀疼痛出现。随着病情的加重，行走的距离越来越短。患足可出现轻度肌肉萎缩，皮肤干燥，皮色变灰，皮温稍低于健侧，足背动脉搏动减弱，部分患者小腿可出现游走性红硬条索（游走性血栓性浅静脉炎）。

二期（营养障碍期）：患肢发凉、怕冷、麻木，酸胀疼痛，间歇性跛行加重，并出现静息痛，夜间痛甚，难以入寐，患者常抱膝而坐。患足肌肉明显萎缩，皮肤干燥，汗毛脱落，趾甲增厚，且生长缓慢，皮肤苍白或潮红或紫红，患侧足背动脉搏动消失。

三期（坏死期或坏疽期）：二期表现进一步加重，足趾紫红肿胀，溃烂坏死，或足趾发黑，干瘪，呈干性坏疽。坏疽可先为一趾或数趾，逐渐向上发展，合并感染时，则红肿明显，患足剧烈疼痛，全身发热。经积极治疗，患足红肿可消退，坏疽局限，溃疡可愈合。若坏疽发展至足背以上，则红肿疼痛难以控制，病程日久，患者可出现疲乏无力，不欲饮食，口干，形体消瘦，甚则壮热神昏。

根据肢体坏死的范围，将坏疽分为 3 级：一级坏疽局限于足趾或手指部位；二级坏疽局限于足跖部位；三级坏疽发展至踝关节及其上方。

本病发展缓慢，病程较长，常在寒冷季节加重，治愈后又可复发。

2. 辅助检查　肢体超声多普勒、血流图、甲皱微循环、动脉造影及血脂、血糖等检查，可以明确诊断，有助于鉴别诊断（表 7-1），了解病情严重程度。

表 7-1　3 种脱疽的临床鉴别

项　目	血栓闭塞性脉管炎	动脉硬化性闭塞症	糖尿病足
发病年龄	20 ~ 40	40 以上	40 以上
浅静脉炎	游走性	无	无
高血压	极少	大部分有	大部分有
冠心病	无	有	可有可无
血脂	基本正常	升高	多数升高
血糖尿糖	正常	正常	血糖高，尿糖阳性
受累血管	中、小动脉	大、中动脉	大、微血管

【**鉴别诊断**】雷诺现象（肢端动脉痉挛症）　多见于青年女性；上肢较下肢多见，好发于双手。每因寒冷和精神刺激双手出现发凉苍白，继而发绀、潮红，最后恢复正常的三色变化

（雷诺现象）。患肢动脉搏动正常，一般不出现肢体坏疽。

【治疗】

1. **治疗要点** 本病轻症可单用中、西药治疗，重症应中西医结合治疗。中医以辨证论治为主，但活血化瘀法贯穿始终，常配合静脉滴注活血化瘀药物，以建立侧支循环，改善肢体血运。

2. **分证论治**

（1）寒湿阻络证

证候：患趾（指）喜暖怕冷，麻木，酸胀疼痛，多走疼痛加剧，稍歇痛减，皮肤苍白，触之发凉，跌阳脉搏动减弱；舌淡，苔白腻，脉沉细。

治法：温阳散寒，活血通络。

方药：阳和汤加减。

（2）血脉瘀阻证

证候：患趾（指）酸胀疼痛加重，夜难入寐，步履艰难，患趾（指）皮色暗红或紫暗，下垂更甚，皮肤发凉干燥，肌肉萎缩，跌阳脉搏动消失；舌暗红或有瘀斑，苔薄白，脉弦涩。

治法：活血化瘀，通络止痛。

方药：桃红四物汤加炮穿山甲（代）、地龙、乳香、没药等。

（3）湿热毒盛证

证候：患肢剧痛，日轻夜重，局部肿胀，皮肤紫暗，浸淫蔓延，溃破腐烂，肉色不鲜；身热口干，便秘溲赤；舌红，苔黄腻，脉弦数。

治法：清热利湿，活血化瘀。

方药：四妙勇安汤加连翘、黄柏、丹参、川芎、赤芍、牛膝等。

（4）热毒伤阴证

证候：皮肤干燥，毫毛脱落，趾（指）甲增厚变形，肌肉萎缩，趾（指）呈干性坏疽；口干欲饮，便秘溲赤；舌红，苔黄，脉弦细数。

治法：清热解毒，养阴活血。

方药：顾步汤加减。

（5）气阴两虚证

证候：病程日久，坏死组织脱落后疮面久不愈合，肉芽暗红或淡而不鲜；倦怠乏力，口渴不欲饮，面色无华，形体消瘦，五心烦热；舌淡尖红，少苔，脉细无力。

治法：益气养阴。

方药：黄芪鳖甲煎加减。

3. 外治

（1）未溃期　可选用冲和膏、红灵丹油膏外敷；亦可用当归15g，独活30g，桑枝30g，威灵仙30g，煎水熏洗，每日1次；亦可用附子、干姜、吴茱萸各等份研末，蜜调，敷于患足涌泉穴，每日换药1次，如发生药疹即停用；亦可用红灵酒少许揉擦患肢足背、小腿，每次20分钟，每日2次。

（2）已溃期　溃疡面积较小者，可用上述中药熏洗后，外敷生肌玉红膏；溃疡面积较大，坏死组织难以脱落者，可先用冰片锌氧油（冰片2g，氧化锌油98g）软化创面硬结痂皮，按疏松程度依次清除坏死痂皮，先除软组织，后除腐骨，彻底的清创术必须待炎症完全消退后方可施行。

4. 其他疗法

（1）手术

①坏死组织清除术：待坏死组织与健康组织分界清楚，近

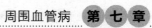

端炎症控制后，可行坏死组织清除，骨断面宜略短于软组织断面。

②坏死组织切除缝合术：坏死组织与正常组织分界清楚，且近端炎症控制，血运改善，可取分界近端切口，行趾（指）切除缝合术或半足切除缝合术。

③截肢术：当坏死延及足背及踝部，可行小腿截肢术，坏疽发展至踝以上者，可行膝关节截肢术。

（2）剧烈疼痛的处理　脱疽最主要的自觉症状就是疼痛，严重者剧痛以至彻夜难眠，因此，有效的止痛治疗成为治疗脱疽的重要措施，除使用哌替啶等止痛药物外，可选用以下止痛方法。

①中药麻醉：中麻Ⅰ号 2.5～5mg（或中麻Ⅱ号 2～3mg）加氯丙嗪 25mg，用生理盐水 20mL 于晚 21：00 缓慢静脉推注，患者可入睡 6～8 小时，隔 2～3 天使用 1 次。治疗时，患者应平卧，头侧位，去掉枕头。施术后应密切观察，注意护理。

②持续硬膜外麻醉：在病室内，常规实施低位硬膜外麻醉，最好只麻醉患肢，可持续麻醉 2～3 天，能消除疼痛，改善患肢肿胀，对全身情况的改善和实施手术均能起到良好作用。

（3）单方验方

①每日用毛冬青（毛披树根）100～200g 煎水 400mL，分 2 次口服。

②复方丹参注射液 2～4mL 肌肉注射，每日 1～2 次；或复方丹参注射液 20mL 加入 10% 生理盐水 500mL 中，静脉滴注，每日 1 次，2～4 周为 1 个疗程。

（4）病因治疗

①动脉硬化性闭塞症：针对动脉粥样硬化危险因素，采用

降脂、抗血小板、降压等治疗措施。

②糖尿病足：积极控制血糖，规范治疗，防治感染，促进肢体血液循环的恢复。

【预防与调摄】

1.禁止吸烟，少食辛辣炙煿及醇酒之品。

2.冬季户外工作时，注意保暖，鞋袜宜宽大舒适，每天用温水泡洗双足。

3.避免外伤。

4.患侧肢体运动锻炼，可促进患肢侧支循环形成。方法是患者仰卧，抬高下肢45°～60°，持续20～30分钟，然后两足下垂床沿4～5分钟，同时两足及足趾向下、上、内、外等方向运动10次，再将下肢平放4～5分钟，每日运动3次。坏疽感染时禁用。

第八章　中医皮肤保健与美容

第一节　常用中药保健与美容方法

中医药学与美容之间有着密不可分的关系，自古至今，中医药学以其简、便、廉、验的特点，为我国人民的健康事业做出了重要贡献。随着社会的发展、经济的进步，人们对美容、保健的需求愈发迫切，中医药用于美容保健不仅有翔实的理论基础，又有数千年的实践经验，并且一般认为中草药用于美容保健具有天然、温和、不良反应少的特点，深受民众的喜爱。

早在几千年前的夏朝，就有使用大米研磨成粉敷面的记载。《淮南子》云："漆不厌黑，粉不厌白。"描述了古人对肌肤美白的向往。《神农本草经》已记载了许多具有美容功效的药物，如白芷"长肌肤润泽，可作面脂"，"白瓜子，味甘平，主令人悦泽，好颜色"，又如灵芝有"坚筋骨、好颜色"的功效。至盛唐时期，我国出现了美容专著《妆台方》，可惜未能流传至今。发展到金元明清时期，不仅涌现出大量美容、美发的方剂，还有丰富的外治方、食疗方，配合针灸、按摩等方法，提高了美容保健的疗效。

一、常用中药方剂美容法

中医学认为，肾为先天之本，其华在发，肾精充足毛发才能乌黑浓密有光泽，肾精不足则容易毛发早白，枯槁易脱；脾乃后天之本，主运化，脾胃虚弱，无力运化水谷，饮食物之精微不能充养肌肤，故肌肤焦枯发黄、失去润泽与弹性。"血为气之母，气为血之帅"，"气行则血行，气滞则血瘀"。气血充足、运行和畅，则面色红润、肌肤紧弹，气血亏虚、运行不畅，则面色晦暗、肌肤松弛。所以认为，脾肾不足、气血失和是损容性疾病发生的基本病机，中医美容的基本治法是健脾益肾、调和气血，这也和现代美容抗衰老治疗不谋而合。值得指出的是，实践工作中必须从整体观念和辨证论治出发，根据具体情况随症加减，但健脾益肾、调和气血的基本治法应贯穿治疗的始终。

此外，中医药美容还有一些独到的理论。用作皮肤的美白时往往选用一些药名中含有"白"字的药物，如白僵蚕、白芍、白术、白芷等；某些中草药如陈皮、牡丹皮等植物的外皮也被认为有保养皮肤的功效。

1. 美白玉容汤

药物组成：珍珠母 30g，白僵蚕 10g，红景天 15g，当归10g，月季花 10g，菟丝子 10g，沙苑子 10g，女贞子 12g，墨旱莲 15g，玫瑰花 10g，陈皮 10g，牡丹皮 10g，青蒿 10g。

功效主治：活血祛风、调补肝肾，适用于黄褐斑、褐青色痣等颜面部色素性损容性皮肤病。

2. 神应养真汤

药物组成：木瓜 10g，天麻 10g，白芍 10g，菟丝子 10g，熟地黄 15g，川芎 10g，当归 10g。

功效主治：滋补肝肾、活血祛风、养血生发，适用于男性型脱发、斑秃等毛发疾病。

3. 五花凉血汤

药物组成：白花蛇舌草 15g，凌霄花 10g，玫瑰花 10g，野菊花 15g，生槐花 15g，紫花地丁 10g，生山楂 10g，生侧柏叶 10g，土贝母 10g，牡丹皮 10g，赤芍 10g，当归 10g。

功效主治：凉血解毒，适用于痤疮、面部脂溢性皮炎等颜面部损容性皮肤病。

4. 逍遥散

药物组成：柴胡 10g，白芍 10g，当归 10g，茯苓 10g，牡丹皮 10g，栀子 10g，生姜 6g，甘草 6g。

功效主治：疏肝理气健脾，适用于面部黄褐斑等颜面部损容性皮肤病。

5. 当归饮子

药物组成：当归 10g，川芎 10g，生地黄 15g，熟地黄 15g，赤芍 10g，荆芥穗 10g，防风 6g，生黄芪 15g，白蒺藜 10g，忍冬藤 15g，首乌藤 15g，珍珠母 30g，白僵蚕 10g。

功效主治：养血祛风，适用于慢性皮炎等证属血虚风燥型损容性皮肤病。

6. 消风散

药物组成：生石膏 25g，荆芥 10g，防风 10g，苍术 10g，蝉蜕 6g，苦参 6g，知母 6g，牛蒡子 10g，胡麻 10g，当归 10g，生地黄 10g，甘草 6g。

功效主治：疏风除湿、清热解毒，适用于急性湿疹等证属风湿热盛型损容性皮肤病。

二、具有美容功效的单味中药

1. 珍珠 具有安神定惊、明目、解毒生肌的功效。珍珠自古就是养颜佳品，《本草纲目》记载："用珍珠粉涂面，可令润泽好颜色，涂于手足，除面斑。"目前认为珍珠具有美白、延缓皮肤衰老的作用，适合美容使用。

2. 白芷　具有祛风燥湿、消肿止痛的功效。因其色白味辛，性温气厚，故可除阳明湿热，排脓生肌止痛，治疗头面部疖肿效果良好。

3. 白僵蚕　具有祛风解痉、化痰散结的功效。现代药理研究认为，本品维生素 E 含量高，有抗氧化抗衰老的作用，并可以调节性激素分泌，延缓衰老。

4. 丹参　具有活血化瘀、通经止痛、清心除烦、凉血消痈的功效。中医学认为，皮肤上的各种斑片的形成与瘀血有关，瘀血既是各种色素斑片形成的原因，又是形成斑片的病理产物。本品活血化瘀力强，适合美容使用。

5. 红花　具有活血通经、祛瘀止痛的功效。本品属名贵药材，活血祛瘀力强，对各种斑片、色素沉着都有较好的治疗作用。

6. 玫瑰花　具有柔肝醒胃、活血调经的功效。本品轻清上浮，可调和气血，常服可预防皱纹生成，又可祛斑，适合美容使用。同时，本品又可以润肠通便，丰胸调经，尤其适合女性使用。

7. 菟丝子　具有滋补肝肾、固精缩尿、安胎止泻、明目的功效。现代药理研究认为，本品主要有调节内分泌的作用，对机体免疫功能有一定的改善。这与中医学通过调节机体气血阴阳平衡来达到美容效果不谋而合。

8. 当归　具有补血活血、调经、润燥通便等功效。现代药理学研究认为，本品除了有抗血栓、改善冠脉循环、保护心血管系统等作用外，还具有抗衰老、调节免疫等多种功效，可保持皮肤弹性、光泽度，具有美容养颜的效果。

9. 人参　具有大补元气、复脉固脱、补脾益肺、生津、安神的功效。人参自古被认为是滋补佳品，百草之王。《神农本草经》云，本品"久服，轻身延年"。现代药理学研究证实，本品含有多种皂苷和多糖类成分，具有促进机体血液循环、扩张皮肤毛细血管、抑制黑色素还原作用，故规律服用可令皮肤光滑紧致，细腻洁白。所以说本品为中医美容学中一味好药、要药。

10. 沙苑子　具有补肾固精、清肝明目的功效。中医学认为，肾阳虚的患者面色无华，虚浮憔悴，沙苑子可温补肾阳，肾阳虚衰者服用可丰肌悦肤，乌须明目，焕发青春活力。现代药理学研究也发现，本品含有丰富的锌、硒、维生素 A，对抗皮肤衰老，保持皮肤光滑都有较好的作用。

11. 山药　具有健脾补肺、益胃固肾、敛虚汗、止泻的功效。《本草纲目》记载本品可"润毛皮"，中医学认为，本品平补肺脾肾、气阴双补，为滋补佳品。现代药理学研究也发现，本品可增加人体 T 淋巴细胞，增强免疫，又富含多种微量元素、维生素、矿物质，其热量又相对较低。经常食用本品，不但可使肌肤润泽光滑，毛发黑亮，而且有减肥健美的功效。

12. 黄芪　具有补气升阳、益气固表的功效。《医学启源》云本品可"补肺气，实皮毛"。中医学认为，本品通过补益肺脾、扶正固本来达到美容养颜的功效。现代药理学研究认为，本品所含黄芪多糖可增强细胞免疫和体液免疫，其多种氨基酸、皂苷、黄酮等可促进机体代谢，故适合美容使用。

13. 黑芝麻　有滋补肝肾、益血润肠等功效。民间常用黑芝麻制成糊食用，可乌须黑发。研究发现，本品含丰富维生素E，维生素E是良好的抗氧化剂，食用本品可减少自由基的产生，清除有害代谢产物，达到延缓皮肤、毛发衰老的功效。

三、常用中药美容外治法

1. 中药面膜 适用于黄褐斑等色素性皮肤病、痤疮等炎症性皮肤病。

黄褐斑面膜：红景天20g，当归10g，川芎10g，白芷10g，珍珠粉30g，白茯苓10g，桃花20g。以上中药，共研细末，过100目筛，加入250g生石膏中，混匀后加温水调成糊状，洁面后涂于面部，保留20分钟后洗净。每周2次，4周为1个疗程。配合手法按摩及针刺疗法可取得更好的疗效。

2. 中药熏蒸疗法 适用于颜面部色素性损容性皮肤病。

如黄褐斑熏蒸，可用红景天20g，当归10g，川芎10g，桂枝10g。以上中药，加入500mL蒸馏水中煎煮，取药液置于喷雾仪中加热熏蒸，每次熏蒸15分钟，1周2~3次，4周为1个疗程。中药熏蒸疗法可配合中药湿敷疗法，每次治疗后可外用玉容膏等具有美白功效的中药膏剂，以增强疗效。

第二节 常用药膳美容法

老百姓常说"药食同源"，中医学药膳疗法正是通过食物的四气五味，以中医学理论为基础将各种食物进行搭配，达到保健、美容、养生的功效。药膳美容疗法为中医学独具特色的内容，群众认识度高，值得推广使用。

中医学认为，食物与药物一样，具有酸、苦、甘、辛、咸五味，另有淡、涩两种味。一般认为，酸味的食物具有收敛的功效；苦味的食物具有泻火解毒、清热燥湿的功效；甘味的食物具有补益的功效，并可以缓急止痛；辛味的食物具有发散、活血的功效；咸味的食物具有软坚散结的功效；淡味的食物具有渗水利湿的功效；涩味的食物具有收敛固涩的功效。

一、常用的具有美容作用的食物

1. 补气类 小米、大枣、龙眼肉、香菇、牛肉、山药等。

2. 补血类 桑椹、黑芝麻、荔枝、海参、鸽肉等。

3. 温阳类 羊肉、狗肉、虾子、枸杞子、刀豆、韭菜等。

4. 滋阴类 梨、银耳、百合、干贝、乌鸡等。

5. 活血化瘀类 山楂、酒、桃仁等。

6. 清热类 苦瓜、丝瓜、西瓜、冬瓜、绿豆、莲藕、豆腐、蟹等。

7. 祛湿化痰类 木瓜、薏苡仁、荞麦、生姜、陈皮等。

二、常用食疗美容方举例

1. 当归生姜羊肉汤

原料：羊肉 500g，当归 15g，生姜 3 片。

做法：先将砂锅内放入清水适量，羊肉入砂锅后大火烧开，去除血沫后加入当归、生姜，调小火炖煮 1 小时，出锅前加适量盐调味即可。

功效：具有温阳活血的功效，尤其适合血虚寒凝型妇女食用。

2. 银耳莲子粥

原料：银耳 50g，莲子 50g，大米 500g。

做法：将以上原料加适量水共煮成粥。每晚食用一碗。

功效：本方具有滋阴清热的功效，适用于阴虚内热型人群食用。

3. 百合乌鸡汤

原料：鲜百合 12g，乌鸡 1 只。

做法：先将乌鸡清洗干净，将乌鸡放入砂锅中，大火煮开后转小火炖煮 1 小时，加入鲜百合再炖煮 15 分钟，出锅前加适量盐调味即可。

功效：本方具有滋阴润燥的功效，适用于阴虚火旺的人群食用，更年期妇女规律食用对围绝经期诸症都有较好的调节作用。

4. 杜仲爆羊腰

原料：鲜羊腰 1 对，杜仲 10g，葱姜适量。

做法：羊腰切片备用，锅内加适量植物油，葱姜爆香，下羊腰翻炒，烹少量料酒，下杜仲继续翻炒后加适量盐调味即可出锅。

功效：本方具有温阳补肾、强筋骨的功效，适合于肾阳虚损人群食用。

5. 枸杞蒸鸡

原料：仔鸡 1 只，枸杞子 10g，小葱一把，鲜姜 3 片。

做法：仔鸡清洗干净后腹内塞入小葱、鲜姜，淋适量植物油，加入枸杞子及少量清水，上锅大火蒸制 10 分钟，出锅前加入适量盐调味。

功效：本方具有滋补肝肾、明目的功效，尤其适合于肝肾不足的小儿及老年人食用。

6. 黄芪补肺饮

原料：黄芪 15g，麦冬 9g，五味子 3g，乌梅 3g。

做法：以上4味，置于大茶杯中，热水冲开后盖上杯盖自然冷却至室温，加入适量蜂蜜调味即可。

功效：本方具有养阴润肺的功效，适合气虚阴伤、久咳不止的人群服用。此外本茶也是一道防霾养肺的保健茶。

7. 黑芝麻黑豆糊

原料：黑芝麻500g，黑豆200g。

做法：将以上原材料共同打成粉末，取适量加温水成米糊食用，可加入适量蜂蜜调味，每晚食用一小碗为佳。

功效：本方具有补肝肾、祛风除湿、滋润强壮的功效，适合于须发早白、肠燥便秘、虚风眩晕、病后羸弱者食用。

第三节　常用针灸按摩保健与美容方法

针灸、按摩是中医美容的一大特色，主要通过对不同穴位施以不同的针灸技术和不同的按摩手法，发挥疏通经络、调和气血的作用，从而促进皮肤新陈代谢，延缓皮肤衰老，使皮肤紧致、亮泽，肌肉有弹力，让皮肤保持良好的状态。

随着时代的发展，人们越来越意识到自然疗法的重要性。针灸、按摩保健美容几乎无痛苦，且免去了服药、手术的种种不良反应，规律进行针灸按摩，人们在得到返璞归真的享受的同时，也达到对美丽的追求，值得推广使用。

一、针灸美容法

针灸美容法包括针法和灸法两种。针刺法使用针具刺激一定穴位，并运用多种手法激发经气，疏通经络，促进气血运行，调节脏腑功能，达到美容养颜、延缓衰老的功效。灸法是将艾炷等置于选定穴位，并用火点燃，通过局部温热效应及艾炷等的药物作用刺激穴位，调节气血运行，恢复脏腑正常功能，从而达到美容的效果。

操作技术：

1. 患者在温暖舒适的环境内选择合适的体位，如无特殊要求取卧位为佳。

2. 将选择的穴位严格消毒，医师的手部也需消毒。

3. 选取适合的针具或艾灸，进行针刺或艾灸，并辅以手法刺激。

4. 针刺完成后应仔细核对有无漏针，艾灸时防止局部烫伤。

5. 凡身体、精神状况不稳定时，如过饥过饱、过度疲劳紧张者不宜针灸；孕妇禁针；月经期禁针；皮肤感染处、肿瘤处禁针；外伤后出血不止者禁针。

二、按摩美容法

按摩美容法是对不同穴位施以不同手法进行按揉，使经络通畅，气血调和，脏腑功能和顺，同时局部刺激皮脂腺、毛囊等皮肤附属器，使皮肤光泽，肌肉坚实有弹力，延缓衰老。

操作技术：

1. 按摩应遵循一定次序，一般按头面、肩颈、胸腹部、背腰部、上肢、下肢、足的顺序进行。

2. 局部应顺肌肉、经络的走行按揉。以头面部为例，按额部、眉、眼、口周、面颊、颈部、头皮的顺序，顺着肌肉走行施以手法。

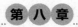

3.按摩手法应轻柔、匀速，不可使用蛮力，力道应由轻到重，开始应使用放松、舒缓性的手法，根据情况逐渐加强，不可按摩之初就使用强刺激的手法。

4.按摩环境应温暖适宜，每次按摩时间以 15 分钟左右为宜。